苏州大学
放射医学和预防医学
发展史

SUZHOU DAXUE

FANGSHE YIXUE HE YUFANG YIXUE

FAZHAN SHI

主　编　柴之芳　王成奎

副主编　曹建平　陈　赞

苏州大学出版社
Soochow University Press

图书在版编目(CIP)数据

苏州大学放射医学和预防医学发展史 / 柴之芳，王
成奎主编. -- 苏州：苏州大学出版社，2024. 9.
ISBN 978 - 7 - 5672 - 4955 - 4

Ⅰ. R81 - 40；R1 - 40

中国国家版本馆 CIP 数据核字第 2024MA5453 号

书　　名：苏州大学放射医学和预防医学发展史

- -

主　　编：柴之芳　　王成奎
责任编辑：王晓磊
助理编辑：何　睿
装帧设计：吴　钰

- -

出版发行：苏州大学出版社(Soochow University Press)
社　　址：苏州市十梓街 1 号　邮编：215006
印　　装：苏州工业园区美柯乐制版印务有限责任公司
邮购热线：0512-67480030
销售热线：0512-67481020

- -

开　　本：700 mm×1 000 mm　1/16　印张：19.5　字数：320 千
版　　次：2024 年 9 月第 1 版
印　　次：2024 年 9 月第 1 次印刷
书　　号：ISBN 978 - 7 - 5672 - 4955 - 4
定　　价：80.00 元

- -

若有印装错误，本社负责调换
苏州大学出版社营销部　电话：0512-67481020
苏州大学出版社网址　http://www.sudapress.com
苏州大学出版社邮箱　sdcbs@suda.edu.cn

序

一

放射医学与防护学院源自 1964 年苏州医学院的放射卫生系,是肩负国家任务和历史使命的学系,建立之初服务于我国"两弹"研发所必需的辐射防护科学研究、专业知识培训和人才培养,放射医学学科也因此在国内具有一定的知名度和办学基础。学院为国家培养了大批的放射医学专业人才,留下了"学放医,要留苏"的美誉,这里的"留苏"就是指到苏州医学院学习放射医学。大批毕业生成为了国内相关科研院所、医院、疾控部门的骨干力量。

2012 年,受朱秀林校长诚心相邀,我做出一个重要的决定,加盟苏州大学。我郑重地从苏州大学校长朱秀林手中接过聘书、佩戴上校徽徽章,希望依靠学校领导的支持和全体师生的团结努力,把放射医学学科做大、做强。我提出了"民主办院、开放兴院、人才强院、与'实'俱进"的指导思想,同时成立放射医学及交叉学科研究院,在放射医学国家重点学科建设的基础上,发挥苏州大学综合性大学的多学科优势和苏州市社会经济发展的领先优势,集中国内外放射医学、核医学、核物理与核技术、放射化学等多学科的高端人才,并与国际著名研究机构开展实质性合作,协同创新以解决放射医学领域目前面临的重大科学问题和关系国家社会经济发展的重大民生问题,将研究重点放在放射生物效应基础研究、放射诊断和治疗以及辐射防护三方面。经过全院教职员工共同努力,2014 年放射医学入选江苏高校协同创新中心,2017 年获批国防特色学科,2018 年获批省部共建放射医学与辐射防护国家重点实验室。2020 年放射医学专业入选国家一流本科专业建设点。2023 年在核能放射化学方面发表了第一篇 *Nature*

文章。

凡是过往，皆为序章。

放射医学正处于一个迅速发展期，创新诊疗方式、新的医疗设备层出不穷，如质子刀、重离子刀、中子刀等高传能线密度（linear energy transfer，LET）辐射治疗等。放射医学在肿瘤治疗中的比例日益增高，在发达国家已经达到三分之二甚至更高。需要指出的是，放射医学的一些重大基础科学问题还有待探索。在临床应用上，亟待解决精准、实时等问题。为了实现更精准杀伤肿瘤、保护正常组织的科学目标，放射医学领域需要研制出辐射细胞定位系统和分子定位装置等"重器"。此外，放射性同位素特别是医用同位素与人民健康息息相关，医用同位素在治疗肿瘤、心血管系统疾病以及神经退行性疾病等方面都有着独特作用。然而现实中我国医用同位素大部分依赖进口。为了实现"双碳"国家目标，我国的核能事业正进入新的发展期，为此，认真做好核环保是核能发展必须解决的重大问题。

总之，放射医学与辐射防护学院任重而道远。路漫漫其修远兮，我们必须不忘初心，牢记使命，顽强拼搏，奋勇向前！

最后以一首小词结尾。

忆秦娥·核科技

核科技，保家安邦国重器。国重器，马兰花开，中华展翅。　　两弹精神岂能忘，新征程上重雄起。重雄起，扬我国威，高擎核旗。

柴之芳

中国科学院院士、苏州大学苏州医学院

放射医学与防护学院院长

2024 年 7 月 16 日于苏州

序

二

"遥遥归途远，绵绵思念长，夜半钟声醉美了我的梦乡。淡淡轻愁涌，再闻涛声响，涛声依旧呼唤心中的渴望。"母校一直是我魂牵梦绕的地方。在每个人内心深处，总有一处清澈透亮的清泉，有一处幸福的港湾。于我而言，这处清泉和港湾就是母校苏州医学院。

1977年我考入苏州医学院放射医学专业。1982年毕业后留校在放射医学系工作两年。苏州医学院的求学和工作经历成为我此后科学研究和个人发展的重要基础。回首青春的求学时代，放射医学专业基础知识的学习，放射医学大楼整洁的学习环境，已经成为心中永远的一股清泉，始终滋养着我的人生。转眼间，放射医学与防护学院已走过六十载春秋，在教书育人的道路上，成果斐然。六十载风雨兼程，六十载春华秋实，作为曾经在这里逐梦的学子，我满怀感慨，向母校致以诚挚的祝贺和深切的感谢。

母校，这座我人生道路上坚实的"桥梁"，当年引领我走向更广阔的天地，如今依旧伫立在那里，迎接我回到梦开始的地方。2021年我又回到青春逐梦的起点——苏州大学苏州医学院。与此同时，苏州医学院迎来了"四方共建"这一关键的历史机遇期。"四方共建"对苏州医学院而言是历史性的节点，也是发展的新契机，它符合健康中国时代发展要求，符合医学发展规律，符合苏州大学建设世界一流大学的目标需要，符合苏州建设世界名城的发展需求，符合广大医学学子和校友的意愿。我相信，苏州医学院将开启更加辉煌的篇章，为培养更多优秀的医学人才、推动医学科技进步、服务人民健康福祉作出更大贡献。

1964辰龙启运，2024甲辰焕新。新的甲子起始，放射医学与防护学院要坚持创新发展、内涵发展、特色发展、融合发展、协同发展的理念，不断推进科技创新和学科交叉，努力实现里程碑式的重大突破。很高兴可以看到如今的放射医学与防护学院拥有放射生物学研究中心、分子影像与核医学研究中心、辐射纳米毒理学研究中心、辐射防护与安全研究中心、多模态辐射技术研究中心、核能环境化学研究中心、靶向放射药物创新和转化中心等七个研究中心，师资队伍涵盖医学、物理、化学、生物医学工程、原子能科学技术、纳米材料和计算生物学等不同学科，具有多学科交叉融合、协同创新的优势。展望未来，我坚信放射医学与防护学院将继续秉持初心，坚定建设一流学科的目标，推动"医学 +X"交叉与融合，在生物医药创新领域，特别是在肿瘤防治及核药、核技术研究方面，不断突出学科特色，强化平台支撑，坚持人才引培，依托科研和人才培养优势，服务苏州生物医药产业，助力健康中国建设。

　　"与未来赴约，带着憧憬和理想，万事须自为，拥抱灿烂的诗和远方。"六十年来，苏州医学院放射医学与防护学院清泉汩汩滋学子，清泉涓涓润英华。接下来，让我们携手并进，见证放射医学与防护学院在未来的岁月里，继续乘风破浪，再创辉煌，为祖国的卫生健康事业书写更加绚丽的篇章！

詹启敏

中国工程院院士、

苏州大学苏州医学院院长

2024 年 7 月 16 日于苏州医学院

目　录

第一章
核聚英才　姑苏初建（1964—1976 年）

1955 年，为了推动核工业发展需要，教育部成立核教育领导小组，由副部长胡松龄负责，中国科学院钱三强协助。1958 年，北京大学、清华大学和兰州大学的核专业开始招收高中毕业生。1962 年，经国务院批准，苏州医学院划归第二机械工业部管理，以培养放射医学和各类医疗人才。苏州医学院放射医学系正是应国家原子能事业建设和发展的需要，尤其是原子弹研发工程即"596 工程"的建设人才需要而成立。1964 年，第二机械工业部在苏州医学院成立了以放射医学和防护为主的"卫生系"——放射医学系，创办了我国第一个放射医学专业。苏州大学的放射医学从这里起航。

第一节　创办缘起

　　1956 年起，苏联专家多次受邀来华做原子能在工业、农业、医学上应用的报告，受此启发，很多医学院校都有开办放射医学的计划。国家还选派了一批科技人员去苏联进修学习，苏州医学院的朱寿彭、郑惠黎、章仲候、李召华等老一辈科学家也在当时被选送到苏联留学。1957 年，教育部和卫生部从医学院建设和发展布局的需要出发，将南通医学院整体搬迁至苏州，更名为苏州医学院。1962 年底，经国务院批准，苏州医学院划归第二机械工业部（后改为核工业部、核工业总公司），在国家层面开始着手我国最早的放射医学和辐射防护高等教育的前期部署。

　　1959 年 3 月，佘桂枝老师被派到当时的军事医学科学院参加学习，课程内容有核物理、放射毒理学、急性放射病、慢性放射病等，还做了动物实验，观看钴–60 照射造成的损伤等。整个培训历时 4 个月左右，结束时获得卫生部颁发的培训结业证书。1960 年，苏州医学院开始筹建放射医学系，最早建立的是生物组、防护组和临床组 3 个教研组，并组织教师队伍到北京、吉林、山西的放射医学相关单位与医院进行学习调研，开始了在放射医学基础理论和科研方面的教学和实验研究。建立初期，教研组在碘–131 临床治疗方面取得的科研成果，得到了江苏省科技大会的大会表扬。

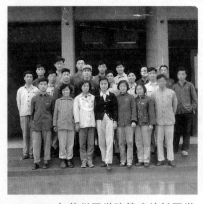

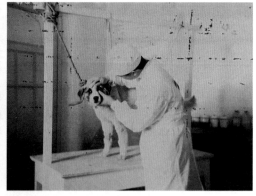

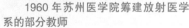

1960 年苏州医学院筹建放射医学系的部分教师　　20 世纪 60 年代，佘桂枝在北京某单位做动物实验

　　1962 年，时任卫生部副部长钱信忠来苏州医学院考察和调研。钱信忠副部长在调研之后提出了关于苏州医学院的建设方案，并报请国务院批准。该方案中非常重要的两点：（1）将苏州医学院划归第二机械工业部领导；

　　（2）设立放射医学系。提出该方案的目的是，尽快为我国国防和核工业系统培养国家急需的放射医学与辐射防护专业人才。

　　1962 年 12 月，经国务院批准，苏州医学院正式移交至第二机械工业部领导，成为第二机械工业部的部属院校。第二机械工业部根据国务院的指示精神，要求苏州医学院在继续培养医疗卫生人才的同时，在最短的时间内克服困难、创造条件，努力实现以下目标：（1）建立一个较完整的防护剂量教研室；（2）不定期开办放射病医疗班、放射卫生班、放射剂量测量等各种专业班；（3）负责第二机械工业部南方各厂、矿的职业病和职业中毒的治疗，以及负责指导解决南方各厂、矿疑难病症的诊治；（4）在苏州医学院附属医院设立血液病床，收治患者；（5）探索放射病的诊断和治疗方法等。

　　1963 年 1 月起，根据第二机械工业部的要求，苏州医学院在院党委书记刘铁珊领导下积极筹建放射医学系（为保密起见，当时称“卫生系”）。第二机械工业部为了协助苏州医学院筹建放射医学系，将当时所属西北203 所的放射医学研究所移交给苏州医学院的放射医学系，并从北京、上海等地的科研机构、防疫部门等抽调了一批政治素质高、管理经验丰富、业务能力过硬、年富力强的专业人员来院工作，如抽调第二机械工业部的刘林来院担任放射医学系副主任，抽调第二机械工业部上海理化所张家骅教授担任系主任，任命宗洛讲师担任放射卫生学教研室副主任，任命刚从苏联留学回国的朱寿彭讲师担任放射毒理学教研室主任，任命郑惠黎讲师任核物理教研室主任等；抽调严荣芬、王瑾讲师来系担任非放专业教研室的主任等；抽调当时苏州医学院附属第一医院同位素室和基础医学系的部分教师和技术人员一起组建相关教研室；同时吸收了一批北京大学、清华大学、复旦大学、南京大学、吉林大学等重点高校的核物理、放射化学、放射卫生、辐射防护、放射生物等专业的毕业生，充实放射医学系的师资队伍。这些年轻的毕业生中的许多人从此将自己的一生奉献给了放射医学教育事业，他们在后来的事业发展中做出了骄人的成绩，成为了骨干和专家，为奠定放射医学及公共卫生事业的基础作出了重要贡献。这些老师有：李士骏、赵经涌、江家贵、石洪福、董奎先、王瑾、李淑珑、李召华、刘兴亚、周立人等。

　　1964 年 8 月 1 日，第二机械工业部下发了第 193 号文件，该文件对苏州医学院的办学方向、任务和发展规模等作了明确规定：学院的方向、任务是以教学为主，开展相关的科学研究与医疗工作。并就放射医学专业的建设作了以下明确规定：（1）教学方面，为核工业部培养具有社会主义觉悟、体魄健全、掌握现代科学专门知识和技能的医疗、卫生防护干部；（2）专业设置方面，设卫生防护系本科，分2个专业，每年招生80名（卫生专业50名，六年制，辐射防护专业30名，暂定五年制，1966年开始招生）；（3）科学研究方面，解决矿、队提出的医疗、卫生防护问题；（4）设立4个研究室，编制共130人，其中，卫生防护室的任务是研究核工业部矿、队存在的劳动卫生、毒理、环境卫生、物理测量等卫生防护问题，职业病室的任务是研究有关矽肺、铀中毒、慢性放射病等职业病的实验治疗、临床诊断和治疗，血液病学室的任务是研究职业病的血液学方面的问题，放射医学基础室的任务是开展放射医学基础理论的研究。

1964年10月正式成立苏州医学院放射医学系。苏州市人民路48号苏州医学院二号楼为建系时的学系所在地。当时建系的目标是"清华"加"白求恩"，即既要有辐射防护的专业知识，还要有放射医学的基础知识。

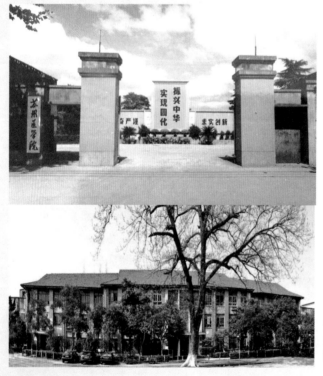

苏州市人民路48号
苏州医学院校门（上）、
放射医学系所在的二号楼
（下）（1964—1984年）

1964 年 10 月 12 日，第二机械工业部在苏州医学院举办了第一期"放射卫生防护专业训练班"，在二号楼东首阶梯教室举行开班仪式，时任卫生部副部长兼第二机械工业部副部长钱信忠出席开班仪式并致辞。放射医学系的第一届领导班子组成：张家骅任系主任、刘林任系副主任、扶曲辰任系党总支副书记。

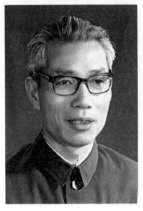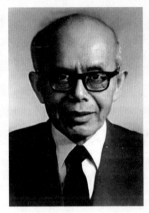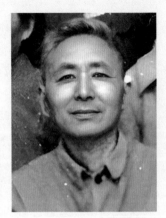

放射医学系第一届领导班子［扶曲辰（左）任系党总支副书记，张家骅（中）任系主任，刘林（右）任系副主任］

1964 年 12 月 16 日，苏州医学院就卫生防护、职业病、血液病学、放射医学基础这 4 个研究室的负责人任命，向第二机械工业部提交了书面请示报告。具体包括：（1）卫生防护研究室由刘林（系副主任）、郑惠黎兼任副主任；（2）职业病研究室由冯致英兼任主任、熊重廉兼任副主任；（3）血液病学研究室由陈悦书副教授兼任主任；（4）放射医学基础研究室由朱寿彭兼任主任、印其章兼任副主任。

苏州医学院关于研究室负责人任命的请示报告（1964 年 12 月 16 日）

第二节 汇聚英才

一、教师队伍建设

放射医学系成立之初，有教职员工 70 余人（其中教授 1 人，讲师 6 人）。设有放射卫生、放射毒理、核物理、放射化学、放射生物、劳动卫生与职业病、环境卫生、营养卫生、保健组织与统计学等教研室。

教师来源一是苏州医学院医疗系、放射、公共卫生、劳动卫生等教研组，如张孟茂、佘桂枝、江一民、包加兴、郑惠黎、苏燎原、李士骏、江家贵、赵经涌等老师。二是第二机械工业部通过卫生部直接调拨，如西北 203 所四室（中国科学院近代物理研究所四室）整建制划给苏州医学院，包括朱寿彭、刘克良、马祥瑞、汪涛、苏昆源、王国林、高鲜花等 17 位老师从兰州来到苏州医学院；从北京七所调来的俞政、沈如华夫妇；刘林、宗洛、高玉棠 3 位老师从第二机械工业部十七局调入；还有从苏联留学回来以及来系后又被派往苏联留学的，包括朱寿彭、郑惠黎、章仲候、李召华。三是一大批来自全国重点大学的毕业生，如毕业于北京大学的赵经涌老师；清华大学的宋妙发、石洪福、肖春新、胡海山老师；复旦大学的李士骏、江家贵、张沪森、钱君贤、陈伯忠、史继安、陈希贤老师；上海第一医学院的朱子辉、郭锡仓老师；中国科学技术大学的于孝忠老师；长春医学院的章仲侯老师；上海第二医学院的郑惠黎老师；四川医学院的米志苏、张家明、张亚兰、谢素芳、胡世洪等老师；分配来的大学生还有曹金山、张觐、程绍山、钱声远、虎银秀、姜德芝、周焕庚等。四是建系后其他地方调入的部分老师，如从当时的北京医学院调入的严荣芬，从太原七所调入的常自持、吕国刚，

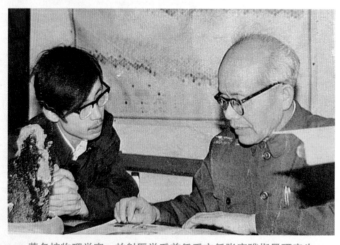

著名核物理学家、放射医学系首任系主任张家骅指导研究生

从无锡防疫站调入的黄宗湘及江苏军区转业干部朱峰；1974 年从江西 721 矿调入苏州医学院的陆治钊；1975 年从第二机械工业部 2 院调入苏州医学院的吴瑞森；1979 年分别从西北核工厂、酒泉原子能基地调入苏州医学院的朱南康、强亦忠；等等。此时的师资队伍更加壮大了，这个时候是放射医学系建系初期的黄金时期。

在初建放射医学系时，为了培养师资力量，苏州医学院将新分配来的大学毕业生分别派往北京 401 所、上海 230 所等地进修，包括黄宗琪、林义琨、钱居贤、史继安、陈希贤、于孝忠、吕国刚、王思康等。

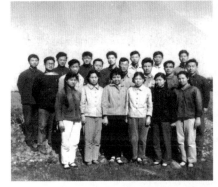
建系之初核物理与放射化学教研室部分教师

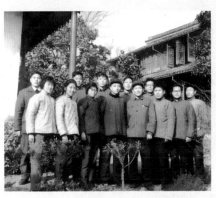
1964 年组织教师赴上海理化所进修

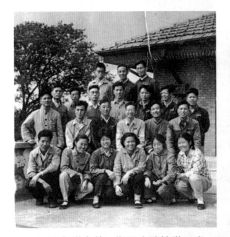
1964 年举办第一期卫生防护学习班

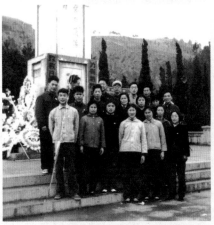
1967 年共青团支部活动合影

当时，放射医学系开设了一门"三防"教学课，即防核、防化及防生物武器教学课，这是公共课程，宗洛主任、佘桂枝书记负责防核、防化教学，流行病学教研组负责防生物武器教学。

1966年"文化大革命"开始，系里仅剩30多人，大多数教师去向大致包括：（1）新分配来的大学毕业生，先去光福劳动，后去常熟莫城搞社会主义教育；（2）组成医疗队，去广东某铀矿做实地调研，了解粉尘、氡气的危害，以及对氡子体的防护研究；（3）留在附一院同位素室工作。有一段时间，苏州医学院和放射医学系的正常教学和科研工作受影响，处于完全停顿状态。就是在最困难的时期，仍然有一部分同志克服重重困难，坚守岗位，努力完成一定的教学和科研任务，并在一些工作中取得进展。

二、学生培养

在学生培养方面，1973—1976年期间，与全国所有高校一样，放射医学系主要通过"工农兵大学生"的方式，从各条战线（不同岗位）选拔推荐优秀青年录取学生。1973—1976年，放射医学系每年招收三年制工农兵大学生一个班（60人），学生来自除台湾省外的几乎全国所有省市。1974级是1974年10月入学，1978年1月25日毕业。1973级与1974级同步入学，1977年1月毕业。1975级与1976级是当年8月入学，分别于1978年7月、1979年7月毕业。学习的专业课程包括辐射物理学、放射化学、辐射剂量学、放射卫生学、放射损伤学、放射损伤临床、辐射遗传学，学生所使用的教材都是油墨印刷，全部是由放射医学系的教师自己组织编写的。放射损伤学教学课时数为72学时。1973级和1974级毕业实习是到放射病治疗的临潼417医院实习基地。而到了1975级，由于经费等原因就没有安排去外地实习。这几届大学生的培养，为我国放射医学领域输送了早期的专业人才。

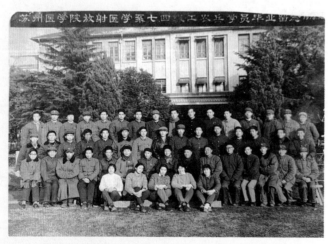

苏州医学院放射医学系1974级工农兵学员毕业留念

　　1973—1976 年，10 位优秀的毕业生留校任教，充实教师队伍，他们是：1973 级的江骥、宋振铎、王顺利，1974 级的张成柱，1975 级的张占英、薛智谋、刘芬菊、兰旅宾、卢中燕，1976 级的曹根发。经过他们自身努力和组织的培养，他们中有的成为了我国著名的核医学专家、放射生物学教授；有的走上了领导岗位，担任苏州医学院的副院长、放射医学系书记、教务处处长、动物中心主任；还有的出国深造。他们为放射医学系、苏州医学院，甚至我国放射医学事业的发展作出了应有的贡献。

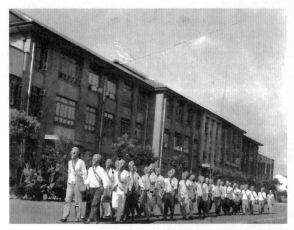

1964 年"三防"演习

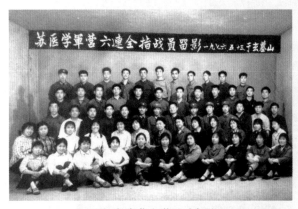

1976 年玄墓山学军时合影

第三节　核爆监测

一、参加我国原子弹爆炸后放射性落下灰监测工作

1964 年 10 月 16 日 15 时，我国第一颗原子弹在新疆罗布泊成功试爆。根据第二机械工业部的指示精神，放射医学系及时组织并迅速开展了核爆后苏州地区放射性落下灰的监测工作，在苏州医学院（苏州市人民路 48 号）二号楼东侧的阳台上设立落下灰收集点，每天收集落下灰并测量，取得了珍贵的第一手数据，并及时准确地上报了核爆后苏州地区落下灰监测数据，得到了第二机械工业部的高度评价。1965 年我国第二颗原子弹试爆，放射医学系又组织部分人员开展了该项工作。

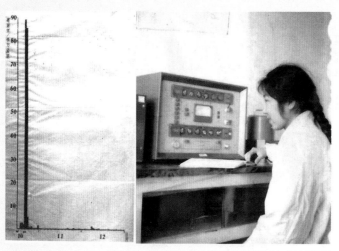

1964 年 10 月 16 日，我国第一颗原子弹地爆后苏州落下灰辐射监测

二、解决急需解决的"放射性职业病"问题

根据第二机械工业部关于加强"放射性职业病"研究的工作安排，1965 年、1966 年放射医学系组织了科研和医疗相结合的医疗队两次直接下厂、矿，解决氡子体的放射性监测、矽肺防治、废水排放监测和传染病预防等急需解决的影响核工业系统职工身体健康的职业危害和辐射防护等问题，收

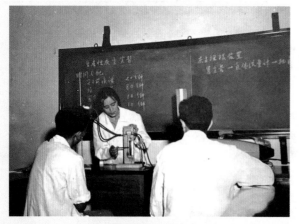

开展生产性粉尘实验

到良好效果，圆满完成了第二机械工业部关于"负责第二机械工业部南方各厂、矿的职业病和职业中毒的治疗，以及负责指导解决南方各厂、矿疑难病症的诊治"的目标任务。

据李士骏等老师回忆，第一次去的是广东韶关某厂矿，1965 年 8 月出发，苏州医学院教务处陈荣处长担任队长。医疗队设 6 个小组：科研组由郑惠黎、高玉棠、章仲候、李士骏、江家贵、郭锡仓、黄政等十几位教师组成；医疗组由过中方、倪镇等几位教师组成；另外，还有体检组、护理组和化验组。章仲候老师带领大家到坑道采样，一天三班，主要采集粉尘和氡气样，由于采样后需要及时检测，在山上采完样后就要跑去山下检测。经过一段时间的紧张工作，医疗队完成了各项任务，成果丰硕，年轻教师也在实际现场调查和研究中打下了扎实的科研基础。

三、在艰难的环境中坚持科研工作

放射医学系的教师在艰难的环境中仍然坚持开展科研工作。承担了1971 年 7 月江苏省革委会卫生办下达的包括"研制放射性测量仪器"在内的多个研究项目。1973 年黄宗祺老师承接并完成了"数码打印医用同位素扫描仪"的样机研制及临床应用研究工作，黄宗祺作为该项目负责人出席了 1978 年江苏省科学大会。1970 年苏州医学院的放射医学小分队集体撰写了《接触放射性物质工人所受内照射剂量和健康状况调查报告》等 3个调查报告，为我国制定剂量防护标准提供了重要的依据。

此外，朱寿彭、苏燎原等教师同时开展了开创性的工作。朱寿彭教授参与筹建放射医学系，创建了放射毒理学教研室，创建了放射毒理学这门新兴内照射学科体系，填补了该领域的国内外空白，多次获国家科技进步奖和多项省部级奖，被国家教委授予全国优秀教师称号，被国务院批准为有突出贡献的专家。苏燎原教授参与筹建放射医学系，是我院研究辐射对淋巴细胞生物学效应的奠基人，出版专著《淋巴细胞及其辐射效应》，荣获多项成果奖、江苏省先进科技工作者、全国优秀教师、中华医学会医学教育奖、江苏省教委园丁奖金奖等荣誉和称号。

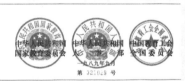

1989 年，朱寿彭被评为全国优秀教师

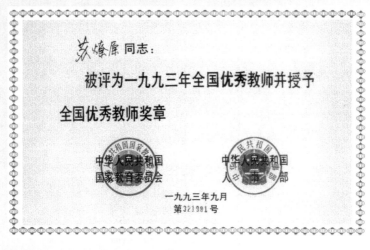

1993 年，苏燎原被评为全国优秀教师

第四节　"留苏"培训

"不定期开办放射病医疗班、放射卫生班、放射剂量测量等各种专业班"是第二机械工业部规定的放射医学系一项十分重要的教学任务，是我国六七十年代重要的人才培养方法。放射医学系自建立起，即根据第二机械工业部的指示要求，克服教材缺乏、师资不足等各种困难，顺利开办了各类训练班，如放射卫生训练班（包括放射毒理班）、放射医疗班（包括高级检验训练班）、放射剂量测量班等，取得了较好的社会效益。

特别需要提到的是，1964 年 10 月 12 日至 1965 年 1 月 17 日，第二机械工业部在苏州医学院举办了第一期"卫生防护专业训练班"，历时 3 个月，学员近 200 人，主要来自第二机械工业部系统铀矿山、铀矿选矿厂、水冶厂、浓缩铀冶炼厂、铀矿地质勘探队，所属各大医院、企业卫生所的医务人员以及当年毕业分配到第二机械工业部各研究所的毕业生等。为了提高培训质量，根据学员的专业、工作特点的不同，训练班被分成了 4 个小班，实行分班培训，甲班学员来自铀矿山；乙班学员来自铀矿选矿厂、水冶厂、浓缩铀冶炼厂；丙班学员来自铀矿地质勘探队；丁班学员来自核工业所属各大医院、企业卫生所的医务人员以及当年毕业分配到第二机械工业部研究所的毕业生。第二机械工业部和苏州医学院的领导高度重视，时任卫生部副部长兼第二机械工业部副部长钱信忠出席开班仪式并致辞，苏州医学院黄文锦副院长出席开班仪式。培训班课程分别由来自华北工业卫生研究所（七所）、401 所、203 所和苏州医学院放射医学系的教师共同讲授，包括李德平、潘自强、张家骅、胡遵素、王悦明等十余位国内著名专家，培训的课程包括放射医学、放射卫生学、辐射防护学、放射损伤学，以及到横山地质勘探铀矿床残迹处进行相关实习。学员均是来自于基层第一线、具有丰富实践经验的放射工作人员、放射防护人员和临床医务人员等，通过训练班的学习，学员们掌握了开展辐射相关工作必备的辐射防护专业知识，达到了第二机械工业部所提出的培训目的，该批学员在后来的工作中均成为了核工业系统各安全防护部门的业务骨干和管理人员。

由于第一期"卫生防护专业训练班"效果很好，在 1965 年下半年又办了一次，这两次训练班的顺利举办，不仅培养了大量第二机械工业部基层单位辐射防护的技术骨干，解决了当时我国放射医学和辐射防护人才严重短缺的重大困难，为我国核工业的建设和发展培养了第一批具有放射医学和辐射防护专业知识的人才队伍，还为我国放射医学人才培养找到了一条新的途径，也为放射医学系年轻教师的成长提供了宝贵的学习机会。参与讲课的教师编写了讲义，在正式招收放射医学专业学生时，走上讲台讲课的就是这批年轻的教师。也正因为这个原因，苏州医学院放射医学与防护的人才培养成效得到国家和社会各界认可，获得了"学放医，要留苏"的美誉（"苏"指苏州医学院）。

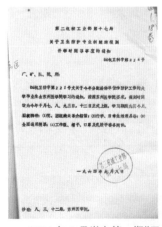

1964 年 9 月举办第一期"卫生防护专业训练班"的通知

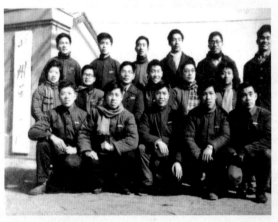

1965 年训练班上的复旦学友合影留念

1972 年，根据第二机械工业部要求，举办了全国性放射卫生人员进修班，起到了良好的效果。自 1973 年，按照第二机械工业部要求，又成功举办了针对各厂矿的三期放射医学学习班，以及针对部队医务人员的学习班和第一期全国染色体畸变学习班等。

第五节　精神火种

中华人民共和国成立初期，高校人才培养难以满足国家经济建设需要。1957 年，教育部和卫生部从医学院建设和发展布局的需要出发，将南通医学院整体搬迁至苏州，更名为苏州医学院。1962 年底，经国务院批准，划归第二机械工业部（后改为核工业部、核工业总公司）领导。1957 年 8 月，中央组织部在 23 个省调研发现，一是部分高校的校、院长不适合在高校工作，原因多种多样，同时发现高校的中层干部政治工作能力也很弱，普遍的问题是文化程度很低，不能适应工作需要。随后，中央同意中央组织部、宣传部《关于为抽调干部加强大、中学校及科学研究机关的领导向中央的报告》，下决心抽调一批合格的优秀同志到文教战线上去工作，决定抽调的 1 000 名干部中，150 名担任高校党政领导，300 名左右派到高校做政治工作或教学工作。

在这种背景下，加之初建放射医学系人才队伍的需要，全国抽调了100 多名干部和人才筹建了放射医学系，其中包括建系初期的负责人。抽调人员中很多人参加过革命工作，有很强的家国情怀和报国使命。例如，刘林，1942 年 9 月参加革命工作，1947 年 3 月加入中国共产党，先后在如西抗日民主根据地小学任教员，在苏中"建大"学生队、华东白求恩医学院学习，任华东卫生学校教员、华东卫生部医政处干事、上海长宁区卫生事务所及真如区卫生事务所联络员。刘林 19 岁参加革命，在几十年的革命生涯中，对党忠心耿耿，对革命无限忠诚，对共产主义信念坚定不移，为民族独立和人民解放，为社会主义现代化建设，为放射医学系的创建、改革和发展作出了重要贡献。刘林任放射医学系第一任系主任。离休后，他捐资苏州大学"绿色行动"1 万元，为"绿色行动"献爱心。赵经涌，1949 年 7 月担任中国人民解放军江西省九江军分区政治部通讯员，1952 年 3 月担任中国人民解放军林业工程兵第二师政治部警卫员，1956

年 6 月加入中国共产党。他 12 岁即投身革命，曾参加过解放战争。中华人民共和国成立后，党选派他参加文化干校学习提高，经过努力他考取北京大学，毕业后分配到放射医学系工作。他协助组建放射医学系，是学校放射毒理学的创始人之一，为学校放射医学学科建设和发展作出了重要贡献。他始终保持一名党员的崇高政治品格，恪守党性原则，关心国家大事，心系学校发展。宗洛，1946 年参加革命工作，1947 年加入中国共产党，少校军衔，享受司局级待遇，曾获淮海战役、渡江战役、解放西南纪念章以及解放奖章，入编《上海市新四军历史研究会后勤委员会通讯录》。他 19 岁参加革命，多年的革命生涯中，先后在华中军区卫生部、华东军区卫生部、中原军区卫生部、第二野战军医科大学、第七军医大学、第六军医大学、第二军医大学、第二机械工业部十七局工作，1965 年调任苏州医学院放射医学系。他忠诚于党，为放射医学系的创建和发展作出了重要的贡献。章仲候，18 岁在中国人民解放军长春军医（第三军医）大学参军，担任班长、排长、团支书，在他的同学中最早入了党，毕业后留校，多次立功受奖，被评为吉林省社会主义建设积极分子。1964 年 4 月调入苏州医学院参与创建放射医学系。在党的教育下他坚定了共产主义信念，决心把自己的一生献给人民。郑惠黎，学生时代参加中共地下党领导的"学生界救亡协会"和"国际联谊会"，1949 年加入中国共产党，1952 年任中国人民志愿军总政治部俘虏管理处总医院主治军医，荣获朝鲜民主主义人民共和国颁发的军功章，回国后任上海市广慈医院放射科医师和震旦大学医学院主治医师、上海第二医学院放射医学专业副主任。曾任放射医学系党总支副书记的李鹤群，残障军人，1943 年参加革命，1946 年加入中国共产党，先后担任培根云抗日游击队队员、吕四区工队队员、东南警卫团教导队队员、吕四区游击营班长、东南警卫团三营九连副排长、第九军分区九团三营九连排长、南通分区干部学校组长、南通地委党校组织干事等。吴瑞森，1963 年南京大学毕业后在国防科委任中尉排长。还有很多优秀的人才，不一一列举。

正是他们这样一批创建者将革命的初心在放射医学系留存生根，他们勇于实践、勇于探索、勇于思考、奋发进取的开拓精神，不畏艰险、坚韧不拔、顽强拼搏、攻坚克难的奋斗精神，为党和人民的事业"鞠躬尽瘁、死而后已"的献身精神，在初建的放射医学系生根发芽，他们带领着一大批毕业分配到放射医学系的青年学子，开展核爆监测、辐射损伤、放射卫生、放射毒理等的科学研究，为国家原子能事业早期的建设作出了应有的贡献，他们带领着一大批教师艰苦创业，创建学科，办学育人，为我国高等教育的放射医学建设和发展作出了巨大的贡献。

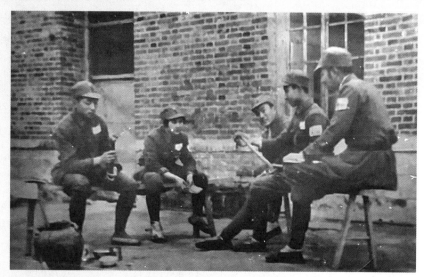

刘林（左一）参加中国人民解放军

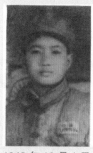 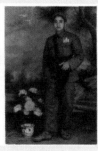 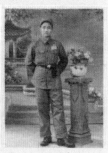

赵经涌，1949 年任中国人民解放军江西省九江军分区政治部通讯员，1952 年任中国人民解放军林业工程兵第二师政治部警卫员

1949 年 10 月 1 日　　　1951 年　　　1953 年

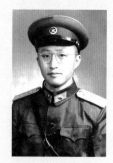

宗洛，1946 年参加革命工作，1947 年加入中国共产党，少校军衔，荣获淮海战役、渡江战役、解放西南纪念章以及解放奖章

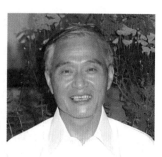

李鹤群，残障军人，1943 年参加革命，1946年加入中国共产党

在学院的创建和建设发展过程中，这些革命的"红色基因"在时刻影响着我们，一代又一代"放医人"在放射医学的教学和科研岗位上不忘初心、默默耕耘、无私奉献，涌现出了朱寿彭、苏燎原等老一辈著名科学家，也出现了"一圆学子求学梦、二送寒衣暖孩身、三奖感恩知拼搏"的"助学红娘"张寿华老师，以及志愿将遗体捐献给学校的医学教育事业的陆治钊老师。

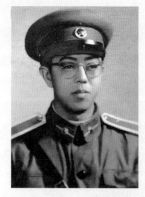

吴瑞森，1963 年南京大学毕业后在国防科委任中尉排长

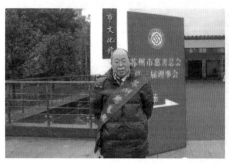

"助学红娘"张寿华

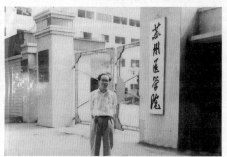

志愿将遗体捐献给医学教育事业的陆治钊

第六节　人物撷英

刘林（1923—2021 年）　生于 1923 年 2 月，江苏如皋人，1942 年 9 月参加革命工作，1947 年 3 月加入中国共产党。1953 年 5 月至 1964 年 3 月，先后任上海卫生防疫站科长、副站长；1964 年 3 月至 1964 年 9 月，任国家第二机械工业部十七局防护处副处长。1964 年 10 月起，先后任苏州医学院放射医学系副主任，苏州医学院副院长兼放射医学系副主任、主任。1983 年 12 月离休。1991 年 10 月起

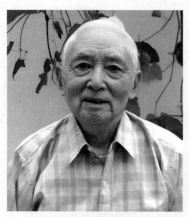

刘　林

享受正厅级待遇。2015 年 9 月，经江苏省委报中央组织部批准，享受副省长级待遇。刘林是放射医学系的开创者之一。

建系前期，刘林认真贯彻落实卫生部以建立培训班带动建系的指令，1964 年开设了第一期放射领域的学员培训班（迄今为止，放射卫生学员班已经办了近六十年），同时还开设染色体学员班和肺癌专科学员班，培养了大批辐射防护人才。此外，刘林牵头成立了包括放射化学、核物理、放射生物、放射损伤、放射毒理在内的教研室。在举办学员培训班期间，由于大部分外单位授课专家没有专门的教学教材，他组织青年教师逐字记录授课内容，课后整理成教学资料，为后期编撰放射卫生学等的教材提供了大量原始材料。完成原始教学资料的编撰后，刘林组织教师在原苏州医学院二号楼继续开办学员班，并使用油印的方式继续进行资料的收集与整合。自编教材包括：放射毒理学（部级一等奖）、辐射核物理学、放射化学、放射卫生学、电离辐射剂量学、基础核医学等。刘林通过引进青年教师、借调专家等方式，组建了一支年轻的放射医学师资队伍。

刘林逐步搭建并完善了放射医学的科研设备平台，并组织参加了核爆数据采集、全国的 X 射线机的剂量防护测量、全国各地的本底测量调查、核工业部 1974 年流行病调查、长江水系放射性水平调查等一系列具有显著影响力的科研项目。刘林始终坚持学以致用，组织了大批青年教师下矿下厂，去进行实地调研，将科学研究与实际应用紧密结合。同时，他积极联系学生实习地点，督促落实实习基地，实现了放射医学学生培养的医理结合，培养了一批优秀的医生和理工科学生。

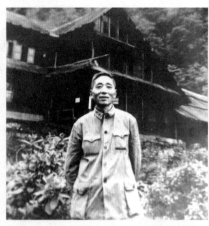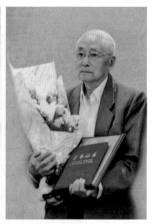

刘林

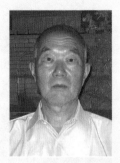

朱寿彭（1931—2016 年）　生于 1931 年，浙江杭州人。毕业于浙江医学院，后留学苏联，于苏联医学科学院放射医学研究所获医学博士学位。1964 年调入苏州医学院，任教授、博士生导师、放射毒理学教研室主任。筹建放射医学系，创建了放射毒理学这门新兴内照射学科体系，填补了该领域的国内外空白。16 次获国家级和省、部级科技进步奖。著有《放射毒理学》等著作。曾任国务院学位委员会学科评审组

朱寿彭

成员，国家卫生部专业委员会委员，核工业科学基金专业组成员，中华医学会全国放射医学与防护学会常委，江苏核学会放射医学与防护学位主任委员，中国科学院西北分院放射医学研究室副主任，《中华放射医学与防护杂志》副主编。享受国务院政府特殊津贴。

朱寿彭教授长期从事核工程科技方面关于放射医学领域的放射毒理学研究。他所负责的放射毒理学科体系研究与实践成果曾获江苏省级成果一等奖。朱寿彭教授带领团队开展了针对内照射核素对机体的放射遗传毒理和免疫毒理效应及危害防治措施，探讨三种不同辐射体诱发生殖毒性的比较研究，为修订和保障人类及其后代健康的摄入量限值提供了科学依据。朱寿彭教授研究发现了迄今尚未阐明的关于单纯低剂量核素内照射对免疫功能的兴奋效应和诱导适应性反应，为核素用于提高抗癌作用的临床应用作出了新贡献。其科研成果先后获得国防科委、卫生部和核工业部的重大科技进步奖共 18 项，其中"放射自显影对机体污染放射性核素的防护研究"等成果达到国际先进水平。朱寿彭教授在国内外学术刊物上发表论文150 余篇，出版专著 6 本。曾多次应邀去英国、美国、日本、德国、法国、加拿大等国讲学和出席国际会议并做

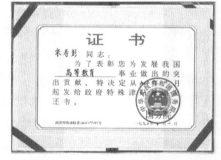

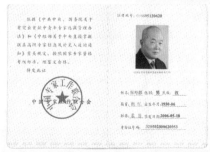

朱寿彭教授获得政府特殊津贴的证书与专家资格证书

专题学术报告。由于在教学上的成就，他获得教学成果一等奖，被国家教委（现教育部）授予全国优秀教师称号，国务院批准为有突出贡献的专家。

苏燎原（1930—2017 年）　生于 1930 年，福建厦门人，苏州医学院放射医学专业教授、博士生导师，享受国家政府津贴。曾担任中国核学会辐射研究与辐射工艺学会理事，《辐射研究与辐射工艺学报》编委。

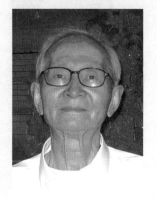

苏燎原

　　1962 年苏燎原从山东调入苏州医学院附属第一医院核医学科工作。1963 年服从组织安排，工作调动参加组建放射医学系。1983 年开始招收苏州医学院放射医学专业第一届硕士研究生；1990年被国务院学位委员会批准为博士生导师，1991年开始招收博士生，共培养 12 名硕士、12 名博士。虽然当时招收研究生名额有限，但是苏燎原教授对每一位学生总是以认真、热心以及严格负责的态度进行指导，使得每一位学生均能以优秀的成绩顺利毕业。苏燎原教授培养的学生多从事临床肿瘤放疗工作，目前均在重要岗位用自己的专业才能发挥着重要作用，并取得优异的成绩。

　　苏燎原教授几十年的职业生涯主要从事放射生物学的教学和科研工作，研究方向为"辐射对淋巴细胞和分子生物学效应研究"。在国内外刊物上发表论文 160 篇，获得省、部级科技进步成果奖 13 项，审阅及编写放射生物学专著 4 部。2000 年出版了《淋巴细胞及其辐射效应》专著，2013 年主编了《医学放射生物学基础》教材，为苏州大学放射医学专业本科学位课及研究生教学提供了很好的教材和参考资料，得到了同行专家的认可。

　　苏燎原教授长期从事正常淋巴细胞及肿瘤细胞辐射效应的相关研究，特别是在"低剂量照射淋巴细胞亚群的刺激及适应性反应研究"及"肿瘤免疫功能调节"的研究领域取得突出的研究成果，获得核工业部科技进步三等奖 4 项，江苏省科技进步二等奖 1 项，苏州市科技进步奖5 项。

　　苏燎原教授还获得多项荣誉称号，曾获得全国优秀教师、江苏省先进科技工作者、江苏省教委园丁奖金奖、江苏省"红杉树"园丁奖金奖、苏州市优秀共产党员等称号。1993 年还获得中华医学会林宗杨医学教育奖。除此之外，在苏燎原教授担任教研室主任期间，放射生物学教研室多次获得苏州医学院先进集体称号，受到医学院的表彰和奖励。

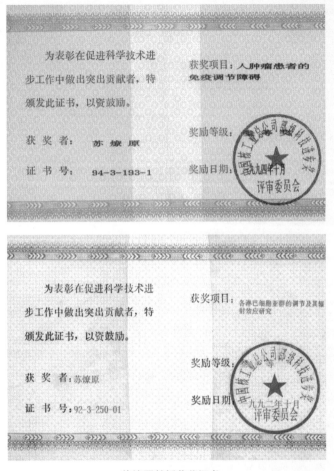

为表彰在促进科学技术进步工作中做出突出贡献者，特颁发此证书，以资鼓励。

获奖项目：人肿瘤患者的免疫调节障碍

获 奖 者：　苏燎原

奖励等级：

证 书 号：　94-3-193-1

奖励日期：一九九四年十月

为表彰在促进科学技术进步工作中做出突出贡献者，特颁发此证书，以资鼓励。

获奖项目：各淋巴细胞亚群的调节及其辐射效应研究

获 奖 者：苏燎原

奖励等级：

证 书 号：92-3-250-01

奖励日期：一九九二年十月

苏燎原教授获奖证书

第二章

医工结合　以核报国（1977—1999 年）

　　1977 年 10 月 12 日，国务院批转教育部《关于 1977 年高等学校招生工作的意见》和《关于高等学校招收研究生的意见》，在全国恢复从高中毕业生中招收新生，并实行学生自愿报名，统一考试，学校择优录取的制度，简称"恢复高考"。1978 年 3 月，全国科学大会在北京隆重召开，中国科技事业开始全面复苏，那次会议也被人们亲切地称为"科学的春天"。1978 年 12 月，中共十一届三中全会召开，开启我国改革开放新时代。教育战线进一步拨乱反正，教育工作全面恢复，新时期教育改革和对外开放由此起步。

　　1992 年 4 月，钱三强为祝贺苏州医学院八十周年院庆题词："努力为核事业服务，为攀登医学高峰再立新功"；1997 年 7 月 1 日，王淦昌为我系题词："依靠科学技术推进辐射加工产业化"。中国"两弹一星"元勋、我国著名核物理学家钱三强和王淦昌两位老科学家的亲笔题词不仅充分肯定了我系为中国核事业所作出的贡献，而且为我系今后的发展指明了方向，也在激励着我们一代又一代"放医人"努力向着核科学高峰不断攀登。

努力为核事业服务，

为攀登医学高峰再立新功。

钱三强 敬题

一九九二年四月

1992 年 4 月，钱三强为祝贺苏州医学院八十周年院庆题词

依靠科学技术推进辐射加工产业化

王淦昌

一九九七年七月一日

1997 年 7 月 1 日，王淦昌为放射医学系题词

第一节　专业建设新发展

1977 年，苏州医学院放射医学专业在全国恢复高考后，开始了全国统一招生。至 1999 年，经过二十多年的建设，苏州医学院放射医学系逐渐建设成了具有"核"特色，医理结合，从事电离辐射损伤防护与诊治、肿瘤放疗和基础与临床核医学的重要教学和科研基地；放射医学专业既具有中国特色，又与国际接轨，享有较高的知名度。本科专业设置调整后，学院为全国高校中保留放射医学专业的院校之一（教育部教高函〔1999〕4 号）。

一、师资队伍

（一）教师队伍建设

在 1982—1985 年间，近 40 位恢复高考后入学的放射医学优秀毕业生留校任教，特别是留在了系里各个教研室。另外，10 多位从其他高校毕业的学生也陆续加盟放射医学系，大大充实了放射医学教师和技术员队伍。当年毕业后留在系里的有：1977 级的王六一、詹启敏、胡启跃、赵山川、耿勇志、伦明跃、许惠娟、黄汉贤、孙保福；1978 级的黄正、夏芬、蔡伟波、徐映东、耿聆、殷建林、付强；1979 级的曹建平、黄洁、曹霞、马宁、雷魁、徐鸣、陶峰、何玲；1980 级的许玉杰、陆汉奎、徐颖等。当时的系领导十分关心刚踏上教学岗位的年轻教师的成长，开展了脱产 1 年的英语培训；强化了卫生统计学的学习；鼓励和支持年轻教师报考所在教研室的研究生；通过核工业部与日本文部省的 STA 公派渠道、国际原子能机构（International Atomic Energy Agency, IAEA）项目、国家公派项目等，每年定向往日本、美国、英国等发达国家输送教师研修学习。其中，通过 STA 项目被派往日本高崎原子力研究所、日本千叶放射线医学研究所等相关单位的学院教师有朱圣陶、田海林、杜泽吉、曹建平、许玉杰、王春雷、雷魁等。为了提高年轻教师的英语水平，系里专门邀请曾任扬州医学院院长的李清碧老师和留学英国、曾在秦山核电站担任英语培训教学和翻译的放射生物学教研室的孙国器老师为年轻教师培训英语。

在后来的很长一段时间里，放射医学系一直采取选择优秀本科毕业生留校任教和引进其他高校本科毕业生以及部分调入的措施，不断充实教师队伍。其中，留校的有：吴钒、胡晓磐、刘德贵、涂彧、孔向蓉、沈月平、胥保辉、朱金华、高建军、蔡俊超、高世同、朱巍、姚铎、杨晓红、朱然、崔凤梅、俞家华、钱晓燕、万建美、张昊文、赵琳等；外校引进和调入的有：张友九、王春雷、蔡崇贵、戴金贤、王静、杨鲁静等。这些年轻教师通过继续攻读学位和出国进修深造的方式，不断提高自己的学位、提升自己的专业和科研水平。

至1984年，放射医学系建系二十周年，全系共有教职工125人，其中副教授8名，副主任医师1名，讲师助研主管技师58名。至1994年，放射医学系建系三十周年，全系共有教授22名（含聘请客座教授6名），副教授59名，博士生导师8名，形成一批学科带头人。12名教授在国内省部级以上的学术团体中担任重要职务。放射医学系在1993年、1995年两次获得江苏省教委授予的"优秀学科梯队"称号。

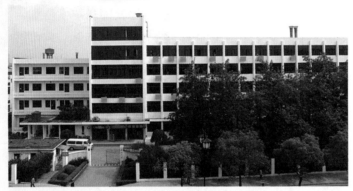

苏州市竹辉路62号放射医学系大楼（1984—2005年）

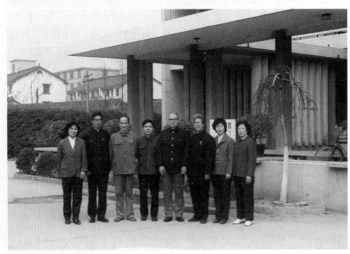

放射医学系领导班子成员（从左起分别为黄纯玉、张成柱、张锡南、朱南康、李延义、佘桂枝、李召华、丁秋月）

（二）教研室建设

1984 年，放射医学系由人民路 48 号搬迁至竹辉路 62 号放射医学系大楼。至 1999 年，全系已经设有十多个与放射医学、预防医学、核技术专业等教学有关的教研室，其中，与放射医学相关的教研室包括核物理、放射化学、放射卫生（含辐射剂量）、放射生物学、辐射遗传学、放射毒理学、基础核医学、辐照室；与预防医学相关的教研室包括 劳动卫生与职业病学、营养卫生学、环境卫生学、社会医学与儿少卫生学、流行病学、卫生化学、卫生统计学；同时，还设立了放射性活性区、计算机室和中心实验室 3 个公共实验平台。并且在原有放射损伤、放射卫生研究室基础上，于1983 年成立了放射医学研究所。

1988 年，由何广仁老师在苏州医学院附属第二医院负责组建核医学科，由马祥瑞老师牵头组建放免中心，当时有一批放射医学系的青年教师也去苏州医学院附属第二医院参与了组建期的核医学科工作，如赵山川、许玉杰、朱本兴等。

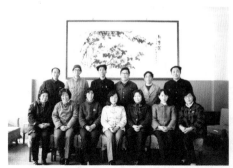

放射损伤教研室成员

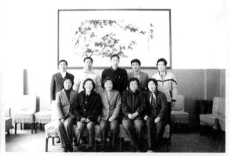

职业病教研室成员

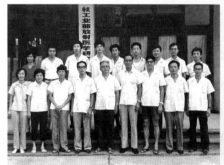

放射卫生教研室成员

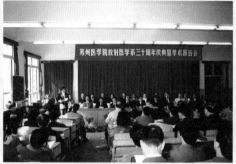

1994 年，放射医学系三十周年庆典及学术报告会

二、人才培养

（一）专业设置

放射医学专业：1977 年以前，放射医学系设置了放射医学专业。1977 年放射医学专业恢复全国统一招生，即为苏州医学院 1977 级放射医学专业本科生。1978 年，在全国放射医学教材会议上，放射医学专业被改为放射医学和放射卫生两个专业，即对放射损伤临床诊断治疗和放射卫生防护各有侧重。1983 年下半年，核工业部教育司发文，又将放射医学和放射卫生专业改回为放射医学专业。为适应现代医学的发展，拓宽学生知识面，在 1986 年放射医学专业教学计划中增加了核医学和放射治疗学的教学和实习内容。

核医学专业方向：1989 年，放射医学系开始主导组建苏州医学院放射医学系核医学专业方向本科班。1990 年，中国核工业总公司批准在放射医学专业内设立核医学专业方向，旨在培养适应我国医药卫生事业发展需要，具备基础医学、临床医学、放射医学与核医学的基本理论、基本知识与基本技能，具备初步临床能力、终身学习能力和良好职业素质、德智体全面发展的临床应用型核医学专门人才。同时要求培养的核医学专业方向学生，毕业后能在医疗卫生、核技术应用等单位从事临床核医学及核技术应用工作。苏州医学院放射医学系在 1992 年正式开设了全国首个放射医学专业核医学方向本科教学班。1989 年入学的放射医学系部分学生，在升入大学四年级后，成为了苏州医学院首批放射医学专业核医学专业方向的本科生。

1987 年放射医学系计划申报核医学专业，由马祥瑞、强亦忠等老师筹建核医学教研室，为了培养核医学专业学生，组织编写并由原子能出版社出版了一套核医学专业教材，包括：《临床核医学》《实验核医学》《核药学》《核物理与核医学仪器》《放射损伤与防护》等。1991 年，核工业教材委员会通过了为核医学专业所用的全国第一部《核药学》教材的选题计划，范我、强亦忠老师共同担任这本教材的主编，于 1995 年 11 月由原子能出版社出版，获评部级科技进步奖。中国科学院院士、中国核学会核化学与放射化学学会理事长刘元方教授在该书的序言中所言：作为我国第一部核药学教材，它的出版是我国核医学和放射化学界的一件喜事，在此谨向作者和原子能出版社致以诚挚的祝贺。

在 1996 年 6 月召开的全国高校核科学与工程技术类专业教材工作会

议上，由放射卫生教研室的宋妙发老师申报的全国第一部《核环境学基础》教材被列入编写计划，该书由苏州医学院牵头，与华东地质学院共同组织编写，被列入"九五"部级重点教材出版计划。宋妙发、强亦忠共同担任主编，强亦忠承担第 1 章"绪论"、第 4 章中"放射性物质在大气中的化学行为"一节以及第 5 章中"放

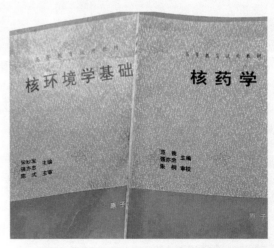

原子能出版社出版的《核药学》教材和《核环境学基础》教材

射性物质在地面水体中的化学行为"一节的编写任务；华东地质学院张锦由执笔编写第 3 章（朱南康编写其中的 3—6 节）；华东地质学院孙占学执笔编写第 6 章；其余 8 章全部由宋妙发老师编写。全书共约 51 万字，于 1999 年 12 月由原子能出版社出版，受到了有关高校的赞扬和欢迎。在该教材的编写过程中，放射卫生教研室的符荣初、李士骏、冯定华老师，卫生统计教研室的杨永生、李伟林老师等给予了大力的支持和帮助。

　　预防医学专业：1986 年经国家教委批准招收第一批五年制预防医学专业学生。1991 年正式挂牌预防医学系，旨在培养具备良好的医学基础与临床医学基本知识，扎实的公共卫生与预防医学理论知识与实践技能，具有公共卫生思维方法，能在疫情防控、慢病控制、卫生监督以及卫生管理等机构从事预防医学工作，并具备进一步深造提升潜力的医学专门人才。

　　核工程与核技术专业：1996 年起经国家教委批准设核工程与核技术专业，1998 年起正式招生。后因故停止招生，并对已招收的学生进行了专业分流。

　　因此，至 1999 年，经国家教育部核定，放射医学系共开设了 3 个专业，分别是：(1) 放射医学（学制五年）；(2) 预防医学 (学制五年)；(3) 核工程与核技术（学制四年）［中华人民共和国教育部关于印发《普通高等学校本科专业整理审核汇总表》的通知（教高函〔1999〕4 号）］。

（二）学科与学位点建设

学科建设：1997 年 9 月，中国核工业总公司公布首批部级重点学科专业，放射医学系的放射医学、医学影像与核医学、劳动卫生与环境卫生 3 个学科与苏州医学院的生物技术、内科学（血液学）、急诊医学、放射治疗学 4 个学科，共 7 个学科被批准成为中国核工业总公司的首批部级重点学科专业［《关于公布普通高校总公司（部）级重点学科专业的通知》（中国核工业总公司文件，核总人发〔1997〕390 号）］。

学位点建设：放射医学系在拓宽本科专业的同时，也在积极申报和建设放射医学和预防医学的学位点，以提高放射医学和预防医学专业人才的培养质量。（1）放射医学于 1983 年经国家教委批准为硕士点，1987 年经国家教委批准为博士点。1995 年，放射医学系核医学专业方向博士、硕士点成功获批。（2）预防医学的流行病学与卫生统计学、劳动卫生与环境卫生学、卫生毒理学以及营养与食品卫生学分别于 1986 年、1993 年、1996 年、1998 年经国家教委批准为硕士点。

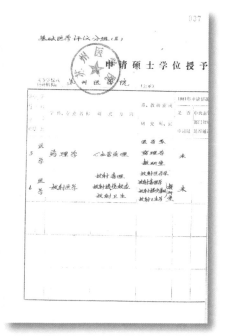

中国核工业总公司文件　　　　　　　1981 年申请放射医学硕士学位授予权文件

（三）招生与培养

1977 年 1 月 12 日，中共苏州医学院委员会向江苏省革委会教育局上报了 1977 年苏州医学院的招生计划，文件明确"1977 年计划招生 360 名，其中，医学专业 300 名，放射医学专业 60 名"（苏医党〔1977〕第 1 号）。苏州医学院放射医学专业也在全国恢复高考后招收了第一级——1977 级放射医学专业共 60 名本科生。1977—1999 年，共培养了 1 106 名放射医学本科生，为国家培养了自改革开放以来第一批放射医学本科生、硕士生和博士生，包括当选为中国工程院院士的 1977 级学生詹启敏等一大批优秀毕业生；为卫生部举办了多期放射卫生进修班的培训；为军队、第一代核工业和厂矿培养了一大批辐射防护专业人才。

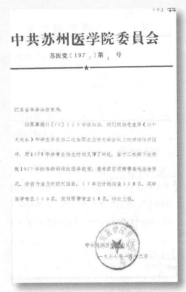

苏州医学院 1977 年招生计划（苏医党〔1977〕第 1 号）

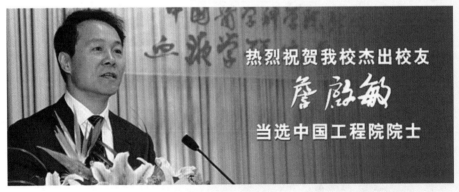

詹启敏，1982 年毕业于苏州医学院放射医学专业，2011 年当选中国工程院院士

1977 级放射医学专业胡启跃同学，在他的"放医十四年，不负韶华"一文中回忆道："作为恢复高考制度后的第一批大学生中的一员，走进了苏州医学院的大门，走入了放射医学专业。五年的大学生活，大家都在拼命地学习，恨不得把时间掰开了用。大学毕业留校期间参加了太湖、长江水系的辐射水平调查，我们的足迹遍布江南水乡。一年半后，报考了放射

卫生硕士研究生，从师留苏的章仲候老师，硕士论文是研究镭在人体骨骼中的分布。硕士毕业的当年，考取了当时放射毒理界的'南朱北吴'（'南朱'指苏州医学院的朱寿彭教授、'北吴'指军事医学科学院的吴德昌院士）之一的朱寿彭教授的博士研究生，是国内放射医学专业的第一位博士研究生。博士论文题目是《铀–235 对动物生殖系统的毒理效应的研究》，1990 年，被国务院学位评定委员会和国家教委评为有突出贡献的中国博士学位获得者。我是 1978 年初踏入苏医，1992 年初离开的。在校整整十四年。"

一九七七 年新生入学名单

系和专业名称：医学

学号	姓名	性别	出生年月	籍贯	政治面貌	学生来源地区	报考志愿情况	变动情况（学校可不填写）
77262	苗成海	男	44.3	浙江明字	党	江苏睢宁县	第三志愿	
263	刘长明	男	57.10	湖南衡阳	/	湖南衡阳县	服从	
264	赵山川	"	57.6	河南荥阳	党	湖北武...		
265	陈英	女	44.9	辽宁锦县	团	山西太原市		
266	张国亮	男	57.12	山东新城	"	山西新城县		
267	陈木	男	57.10	四川南充	"	四川南充县		
268	左放敏	"	59.1	江西奉新	"	江西奉新县		
269	程炳朗	"	57.9	浙江...	"	江苏常州市	第四志愿	
270	钟志辰	女	58.10	江苏南京	"	安徽马鞍山市	服从	
271	顾德建	女	43.11	上海市	/	上海市	第三志愿	
272	蒋治忠	男	57.1	四川广陵	党	四川广汉县		
273	马鸿基	女	46.8	湖南衡阳	/	湖南衡阳师	服从	
274	程林	男	48.3	安徽长丰	团	安徽长丰县	第志愿	
275	耿勇老	男	60.2	江苏常州	"	南京市	"	
276	金跃应	"	48.9	江西抚州	"	江西抚州师		

1977 级放射医学专业新生入学名单（部分）

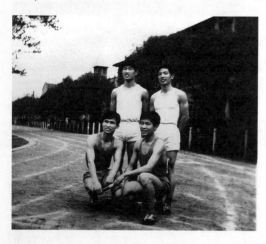

苏州医学院男子 4X100 米纪录保持者（1977 级放射医学专业詹启敏、王六一、李连波、薛经建）

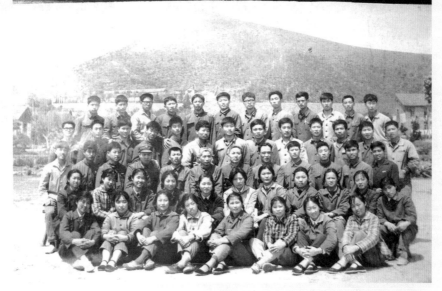

苏州医学院 1977 届放射医学专业毕业生

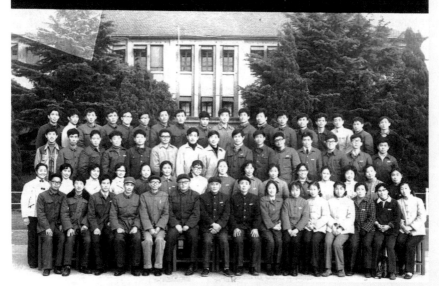

苏州医学院 1982 届放射医学专业毕业生

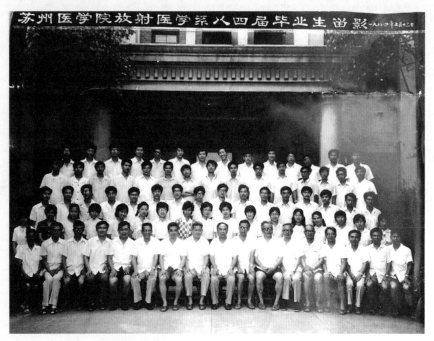

苏州医学院 1984 届放射医学专业毕业生

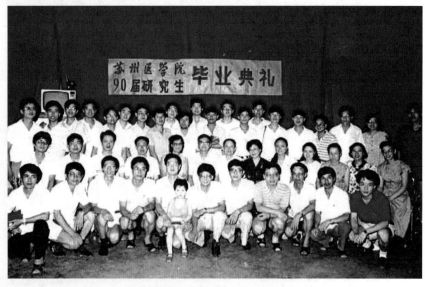

苏州医学院 1990 届研究生毕业典礼

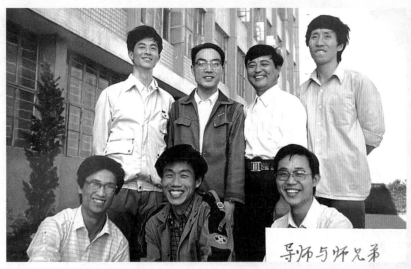

放射卫生学教研室成员［从左开始，前排：黄正、赵山川、曹建平；后排：胡
启跃、李士骏、宋振铎、雷魁（雷昊）］

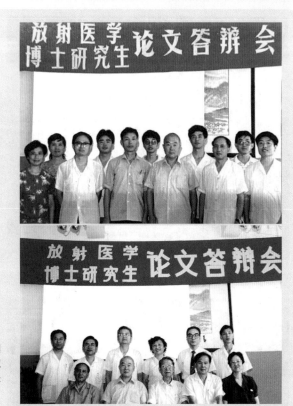

放射毒理学的胡
启跃、杨占山博士研究
生论文答辩会（导师朱
寿彭教授）

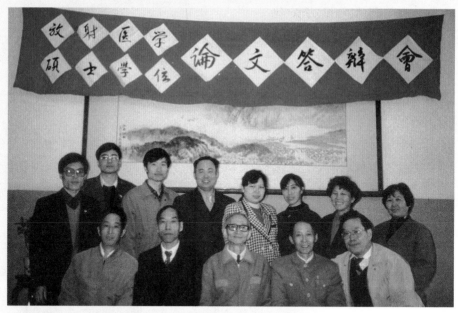

放射医学硕士学位
论文答辩会

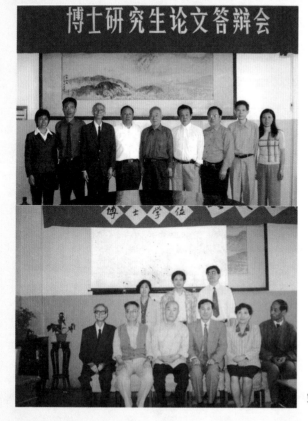

放射生物学博士研
究生论文答辩会

（四）教材与课程建设

教材建设：1979 年以来，放射医学系主编出版了原子能类教材 17 种，《电离辐射剂量学》获部级优秀教材奖，《简明放射化学教程》获全国核科学技术类优秀教材奖。由朱寿彭等主编的《放射毒理学》于 1996 年获中国核工业总公司高等学校原子能类教材部级优秀教材一等奖。1991 年 8 月核工业第二届教材委员会第一次会议通过了苏州医学院核医学系列教材的选题计划，之后放射医学系老师们陆续主编了国内第一套核医学专业系列教材，包括《核药学》《实验核医学》《临床核医学》《核物理和核医学仪器》《放射损伤与防护》，为我国核医学专业教材建设奠定了基础。1997 年，范我、强亦忠老师因《核药学》教材编写工作成果，荣获核工业总公司科技进步三等奖。

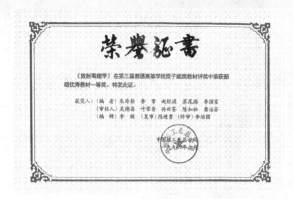

1996 年《放射毒理学》教材荣获高等学校原子能类教材部级优秀教材一等奖

课程建设：放射卫生学达到部级二类课程水平。推行因材施教，实行教考分离，取得了一系列教学成果，由朱寿彭、王六一、朱南康、杨占山完成的"放射毒理学教学体系研究与实

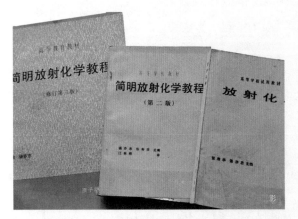

由张寿华、强亦忠等老师主编的《放射化学》《简明放射化学教程》（第二、三版）

践"荣获 1997 年江苏省教委优秀教学成果一等奖。作为国内外唯一的放射毒理教研室，形成了在教学研究、实验室建设、教书育人、研究生培养和教学梯队建设上符合教学规律的，具有独创性的"放射毒理学教学体系"。

1998 年 12 月"放射医学专业试题库系统"通过部级成果鉴定。该试题库共综合了放射医学十二门专业课程的试题，该项成果为推动学院教考分离及提高教学质量发挥了积极作用。

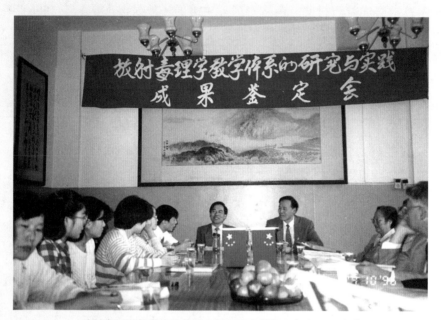

放射毒理学教学体系的研究与实践成果鉴定会（1996 年）

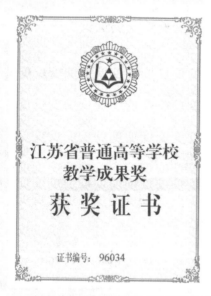
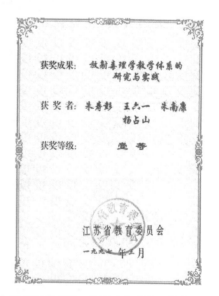

"放射毒理学教学体系研究与实践"获江苏省教学成果一等奖（朱寿彭、王六一、朱南康、杨占山）（1997 年）

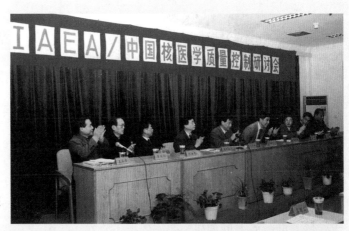

IAEA/ 中国核医
学质量控制研讨会

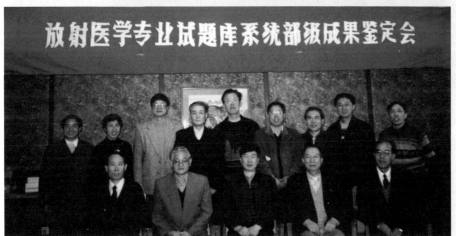

放射医学专业试题库系统部级成果鉴定会（1998 年 12 月 4 日）

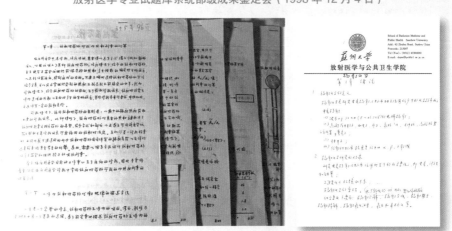

李士骏教授"辐射剂量学"（左）、朱南康教授"辐射化学"（右）的备课笔记

（五）专业培训

除本科、研究生教学外，放射医学专业一直为核工业部、卫生部、二炮、江苏省等先后举办了放射医学、辐射防护、放射卫生、放射性示踪测定、核环境保护、放射免疫和职业病防治等大专班、进修班、短训班。1983年9月，放射医学专业的放射卫生学、放射性核素的医学示踪应用2个学科，以及苏州医学院人类染色体、血液病、生理学、病理学、寄生虫学、脑外科、放射诊断学和妇产科等8个学科，共10个学科被卫生部批准为卫生部进修医学教育基地。其中，分别由放射医学系章仲候副教授和朱寿彭副教授负责的"放射卫生学"和"放射性核素的医学示踪应用"的进修课程，主要培养助教或者助理研究员，招生人数在20~25名，进修时间为6个月。1983年经卫生部批准成立放射卫生助教进修基地，从1984年起举办放射卫生助教进修班，学员主要来自国家和省市各级疾控中心、核工业系统、核技术应用企业、医院等相关领域的放射卫生管理人员。进修班从1984年开班到现在，为我国培训了上千名放射卫生与防护人员，为我国建立放射卫生防护管理队伍，整体提高我国放射工作人员以及各级疾病预防控制中心的辐射防护水平作出了应有的贡献。

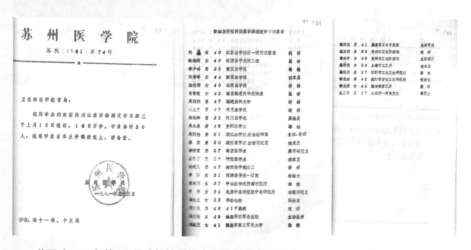

苏医〔1981〕第74号放射性同位素示踪测定学习班学员名单（1981年5月3日）

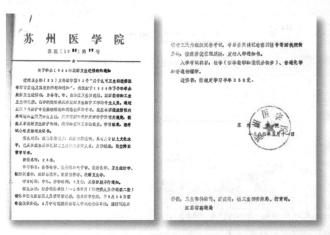

编号	进修基地	进修课程	承办单位	招生人数	招生范围	招生对象	进修时间	指导教师
063·565	南京医学院	卫生毒理学	卫生系	20	南方各地区	助教或医师	3个月	冯茂英教授等
063·566		流行病学		20	南方各地区	医师	3个月	叶本法副教授等
063·567		环境医学		20	南方各地区	医师	3个月	冯茂英教授等
064·568	苏州医学院	放射卫生学	基础部	20~25	华东地区	助教或助理研究员	6个月	李竹侯副教授
064·569		放射性核素的医学示踪应用		3~4	华东地区	助理研究员	6个月	朱寿彭副教授等
064·570		寄生虫学		10	华东地区	助教	1年	张　奎教授等
064·571		电生理学		5	全国	助教	1年	印其章副教授等
064·572		人类染色体		5~10	全国	医师或检验士	8个月~1年	高锦声讲师

（83）卫科教字第 72 号卫生部文件《关于认可卫生部进修医学教育基地及其有关问题的通知》

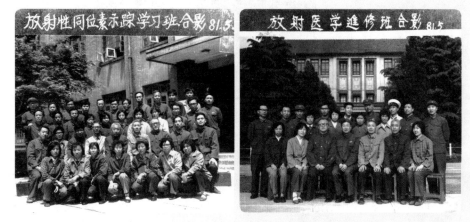

苏医〔1984〕第 77 号《关于举办 1984 年放射卫生进修班的通知》（1984 年 5 月 11 日）

1981 年 5 月举办的放射性同位素示踪学习班和放射医学进修班

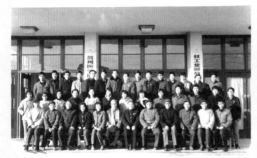

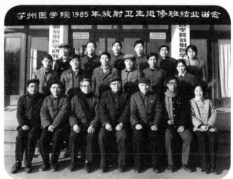

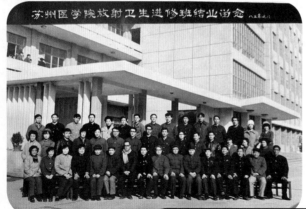

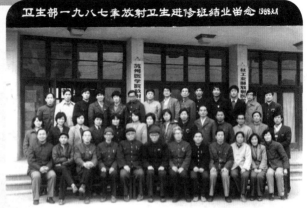

卫生部放射卫生进修班结业留念（一）

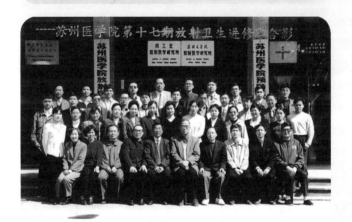

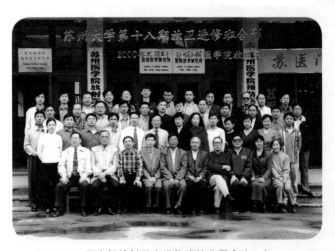

卫生部放射卫生进修班结业留念（二）

第二节　科学春风拂面来

以解决矿、队提出的医疗、卫生防护问题为目标开展科学研究是第二机械工业部对放射医学系提出的重要要求之一。因此，放射医学系建立以后，立即开展了核工业系统的矽肺调查与研究，对厂、矿职业病患者开展了职业病的临床诊断和治疗，同时，结合核工业系统的矿、队存在的毒理、环境卫生、物理测量等卫生防护问题，开展了放射毒理、放射生物等相关课题的研究。

一、组织完成好国家下达的科研项目

"文化大革命"结束，特别是党的十一届三中全会以后，随着"科学的春天"的到来，放射医学系的科学研究工作蓬蓬勃勃地开展了起来，主动承担国家和部、省级重点课题，派出人员参加全国性的工作，独立或合作完成课题研究。例如，参加了我国高本底地区的调查、长江水系和太湖水系的放射性水平调查、X射线工作人员健康情况的调查、辐射流行病学调查等全国性的科研工作。同时，不断从国家自然科学基金委员会、国防科工委、IAEA、核工业总公司、江苏省卫生厅、江苏省科委及横向合作单位等多种途径争取课题。同时，明确了以下主要的研究方向：（1）研究射线对人体的作用。探讨急、慢性放射损伤的机制、防护手段以及有效的临床救治。（2）对生产环境中有害因素进行实验研究和现场调查，提供卫生评价和防护措施。（3）对生物样品和环境质量进行评价。对水质、土壤、大气、食品及生物制品中放射性或非放射性物质进行定量分析、动态观察和卫生评估。对辐射食品保鲜和食品配方提供科技咨询。（4）研究核医学和辐射仪器及技术手段，并应用于基础医学和临床医学。

主要成果：（1）放射毒理学方向，包括浓缩铀的放射毒理学和遗传毒理学研究，裂变产物 ^{147}Pm、^{169}Yb 等核素放射毒理的研究，放射自显影对内照射核素污染行径的研究。（2）放射生物学方向，包括辐射对淋巴体外转化能力以及细胞亚群分子生物学效应的影响，应用 ^{3}H、^{14}C 的双标记法测定人血淋巴细胞 DNA、RNA 合成的研究，超氧化物歧化酶（superoxide dismutase，SOD）的研发、制备和应用。（3）辐射遗传学方向，如辐射诱发染色体畸变研究。（4）放射卫生学方向，如辐射流行病学调查。（5）辐射损伤救治方向，如新型生物辅料——辐射猪皮的研究及临床应用。

（6）职业病方向，如粉尘对巨噬细胞超微结构及功能影响的研究。（7）辐照技术方向，如医疗用品辐照灭菌技术。（8）核物理方向，如体内放射性负荷整体测量。（9）卫生毒理学方向，如三氯苯体系毒理学研究、生物节律研究等。这些研究项目皆处于国内领先水平。科研获奖情况见表 2–1—表 2–4 所列。

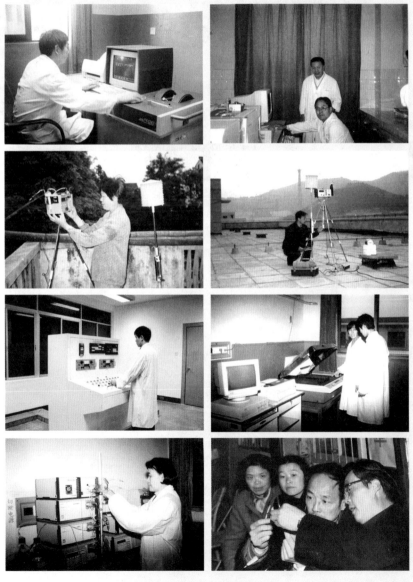

开展多方面的科学研究

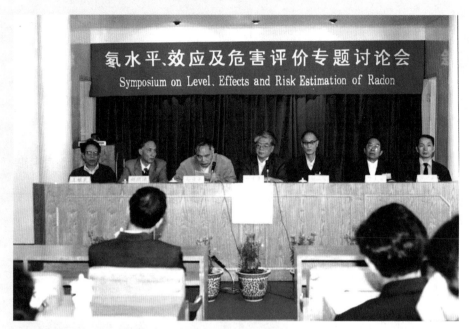

氡水平、效应及危害评价专题讨论会（1994）

表2-1 1987—1989年科研获奖情况

序号	项目内容	主持人	授奖单位	等第
1	粉尘对肺泡巨噬细胞超微结构及功能的研究	周立人、吕及忍、郭玉华、陈跃进	核工业总公司	二等奖
2	铔-147在组织滞留诱发骨髓细胞突变损伤的剂量效应研究	朱寿彭、郑斯英、曹根发	核工业总公司 江苏省卫生厅	三等奖 乙级
3	一次性使用的医疗器材辐照灭菌技术和标准	石洪福、殷秋华、苏燎原、滕维芳、张同成、朱南康、刘克良	核工业总公司	二等奖

序号	项目内容	主持人	授奖单位	等第
4	SC-1 型高效冰箱净化器	黄宗祺	核工业总公司	三等奖
5	代谢特性类似的不同辐射体核素诱发骨髓细胞突变效应比较研究	朱寿彭、曹根发、郑斯英	核工业总公司	三等奖
6	放射自显影研究铔 -147 在体内代谢特性与致突变效应关系	朱寿彭、王六一、曹根发、郑斯英、卢中燕	核工业总公司	三等奖
7	人体内镭 -226 含量及分布	胡启跃、章仲侯、李士骏	核工业总公司	三等奖
8	低水平辐射致癌效应的人群调查	李伟林、汤忠鎏、佘桂枝、张占英	核工业总公司	三等奖
9	辐射遗传效应的人群调查	柏惠云、王浙东、李伟林、佘桂枝	核工业总公司	三等奖
10	放射示踪法研究针刺镇痛时脑内 ^{35}S- 蛋氨酸和 5- 羟色胺定位变化	朱寿彭、刘忠浩、鲁若迅、苏燎原	核工业总公司	三等奖
11	江苏省地方标准《一次性使用的医疗器材辐照灭菌法的技术条件》	石洪福、朱南康、倪祥庭	核工业总公司	四等奖

表 2-2　1990 年科研获奖情况

序号	项目内容	主持人	授奖单位	等第
1	（1）铀矿矽肺发病情况分析 （2）矽肺发病率的控制与预期发病年限的估测	周立人、杨水生、周春娣、黄书成、张德江、谭恩清、朱跃初	核工业总公司	三等奖
2	放射自显影术研究体内物质转运转化在基础和临床的应用	朱寿彭、张澜生、康保安	江苏省（公办）	四等奖
3	钷的实验毒理学研究	赵经涌、劳勤华	核工业总公司	三等奖
4	江苏省地方标准《一次性使用的医疗器材辐照灭菌法的技术条件》	石洪福、朱南康、倪祥庭、张同成	江苏省（科委）	四等奖

表 2-3　1995 年科研获奖情况

序号	项目内容	主持人	授奖单位	等第
1	信号"核素"^{134}Cs 的放射毒理学研究	朱寿彭、王六一、夏　芬、曹根发	卫生部、国家教委 核工业总公司	三等奖 二等奖
2	体内污染不同辐射体核素诱发生殖毒性比较研究	朱寿彭、曹根发、王六一、伦明跃	江苏省政府 苏州市政府	四等奖 二等奖
3	环境大气中 ^{85}Kr 的分离和测定	程其钧、冯定华、刘瑞源、朱福敏	核工业总公司	三等奖
4	电离辐射作用后造血干细胞损伤与修复特性	汪　涛、王洪云	核工业总公司	三等奖
5	蚕茧辐照杀蛹技术的研究	石洪福、张　觐、陶明山、滕维芳、朱南康	核工业总公司	三等奖
6	农药氨氰菊酯和有机磷时间毒性研究	童　健、李清壁、张亚兰、朱金华	核工业总公司	三等奖

表 2-4　1998 年科研获奖情况

序号	项目内容	主持人	授奖单位	等第
1	从整体水平到亚细胞水平的放射自显影示踪学研究	朱寿彭、傅　强、汪源长、夏　芬	核工业总公司	二等奖
2	核工业部三十年职工健康状况评价——铀矿矽肺流行病学调查专题研究	杨永生、周立人、陈跃进、高　杨、叶宝兰、叶永表、李建明	核工业总公司	二等奖
3	拟除虫菊酯对免疫系统昼夜节律的毒效应	童　建、田海林、耿美菊、高爱民、朱金华	核工业总公司	三等奖
4	辐照灭菌的应用研究	米志苏、张同成、朱南康、石洪福、滕维芳、常　春	核工业总公司	三等奖
5	电离辐射所致自由基及其清除剂的研究	王崇道、强亦忠、劳勤华、邵　源	核工业总公司苏州市政府	三等奖三等奖
6	阻吸收药物阻止胃肠道吸收晚期混合裂变产物效果的研究	赵经涌、王六一、劳勤华	江苏省国防科学技术工业办公室苏州市政府	一等奖三等奖
7	老年人慢性病调查及医疗费用分析研究	朱永烈、涂　彧、段蓉芳、杨永生、沈月平、王　洁、陶嘉禄	江苏省国防科学技术工业办公室	一等奖
8	几种抗氧化剂的辐射保护效应的研究	王明锁、杜泽吉、苏燎原	江苏省国防科学技术工业办公室苏州市政府	二等奖四等奖
9	放射示踪核素的生物医学特性研究与实践	朱寿彭、伦明跃、傅　强、赖冠华	苏州市政府	二等奖
10	低剂量辐射对淋巴细胞亚群的刺激效应及适应性反应研究	杜泽吉、苏燎原、刘芬菊、田海林、孔向蓉、刘克良	核工业总公司	三等奖
11	NK 活性及其低剂量辐射效应	苏燎原、田海林、杜泽吉、邹伟华、王爱青、徐映东、耿勇志	核工业总公司苏州市政府	三等奖三等奖

　　上述科研方向不但反映了放射医学在国民经济建设中的重要地位，也揭示了放射医学与公共卫生保健的重要关联。至 2000 年，放射医学系的科研人员完成了百余项科研课题，共有 25 项科研成果获国家、部、省、市科技成果奖。同时，放射医学系加强与 IAEA、国际放射防护委员会（International Commission on Radiological Protection，ICRP）等国际组织的合作与联系，于 1994 年 10 月，组织召开了放射医学暨 ICRP 60 号出版物研讨会。在放射医学基础研究和临床实践的成果中，比较有代表性的是在苏联切尔诺贝利核电站发生的核事故之后，放射医学系主任李延义教授于 1991 年 2 月至 1993 年 4 月先后参加中国核工业总公司、卫生部等组织的考察团，三次前往白罗斯进行医疗援助。李延义曾任核工业部辐射应急中心主任兼附二院副院长，曾编著《核事故应急医学处理》一书，曾任国家职业病诊断鉴定委员会放射病诊断鉴定组副组长。

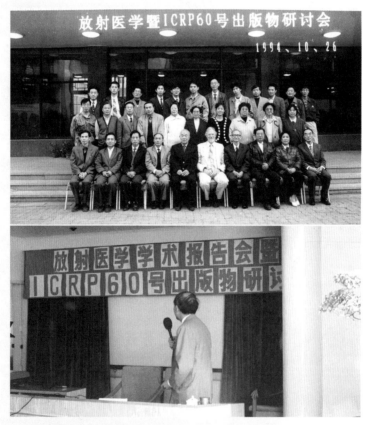

放射医学学术报告会暨 ICRP 60 号出版物研讨会（1994 年 10 月 26 日）

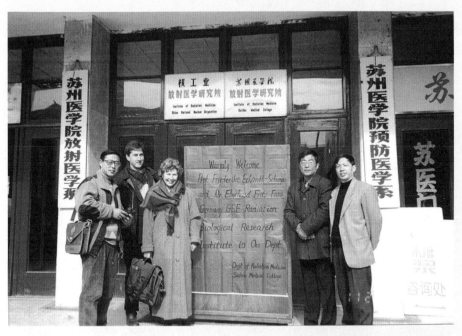

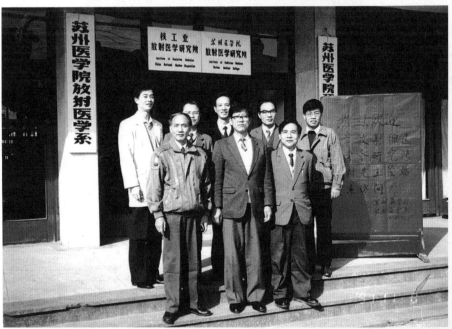

国内外专家交流与合作

二、建立放射医学与辐射防护科研平台

为了深入开展放射医学领域的科学研究，进一步发展苏州医学院核医学的特色和优势，放射医学系先后成立了系列研究所和科研机构。

值得一提的是，1983 年，经核工业部批准，苏州医学院成立核工业放射医学研究所，这是苏州医学院最早成立的院级科研机构，也是适应核事业发展需要，更好地为核事业服务而成立的科研机构，它是核工业部所属的主要从事电离辐射效应、辐射损伤诊断、防护和治疗的综合研究机构。该研究所设置了放射卫生、放射损伤、劳动卫生与职业病 3 个研究室。主要研究方向：(1) 放射性损伤的机制、诊断和治疗的研究，包括放射性核素毒理学，内照射剂量估算，放射性核素内污染的促排治疗；辐射所致 DNA 损伤与修复，低剂量放射效应的研究，生物剂量计的研究等。(2) 辐射事故医学应急处理及辐射防护的研究。(3) 放射卫生与防护的研究，包括环境及生物样品中放射性核素的监测与评价，核作业人群的放射损伤和职业危害的流行病学调查，整体放射性测量及剂量估算等。(4) 肿瘤放射治疗的实验研究，包括肿瘤放射治疗热增敏的研究，细胞辐射敏感性的研究及抗放药物的研究，高效去污剂的研究等。(5) 生活与职业环境以及食品中其他非放射性有毒有害物质的毒理学评价和流行病学调查。从核工业放射医学研究所成立起，基本形成了放射医学系以及现在放射医学与防护学院的稳定的研究方向，为 2018 年获批的放射医学与辐射防护国家重点实验室奠定了扎实的基础。

1991 年，经省教委批准成立了苏州医学院放射医学研究所；1997 年，经核工业总公司批准成立了苏州医学院辐照技术研究所；1998 年，经核工业总公司批准建立了苏州医学院卫生发展中心。1990 年，成立苏州医学院核医学研究所，1994 年 10 月 15 日，部级核医学生物技术重点实验室在苏州医学院建成。至此，放射医学系已成为我国开展放射医学与辐射防护科学研究的重要科研基地。

第三节　产业孵化效益好

在科学研究取得丰硕成果的同时，注意充分发挥放射医学专业的综合优势，促进科技成果转化，形成了以辐射加工为主体，生物技术和医疗器械协同发展的高科技产业。

（一）成立辐照中心

1983 年，放射医学系投资建设辐照室，设计安装了辐照装置，1983 年年底第一次装钴源 4 万克镭当量，从此迈出了从基础研究向应用研究转化的第一步，为日后向产业转化升级打下了基础。为了适应苏南经济地区对一次性医疗用品进行辐照灭菌的需求，开展了辐照灭菌技术的应用性研究，并实现了批量辐照灭菌。1987 年对辐照装置进行了技术改造，增添钴源至 6.4 万居里，促使科技开发产业化。1991 年，举办 IAEA/ 联合国开发计划署（United Nations Development Programme，UNDP）"医疗用品辐射消毒灭菌质量控制培训班"，由 IAEA 特派专家和放射医学系教师联合讲课，得到学员好评。1991 年、1992 年，先后举办了两期"一次性输液（血）器产品化验人员培训班"。多年来，放射医学系辐照室取得了明显的社会效益和经济效益。核工业总公司还授予其"小源室大效益"的殊荣。

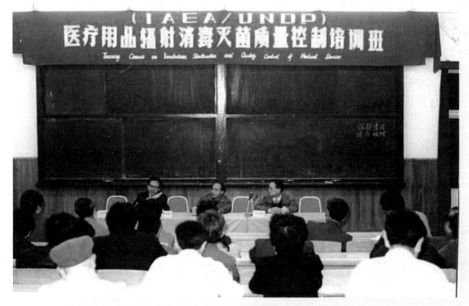

举办 IAEA/UNDP "医疗用品辐射消毒灭菌质量控制培训班"（1991 年）

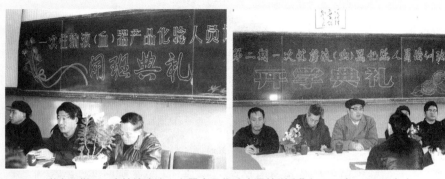

举办两期"一次性输液（血）器产品化验人员培训班"（1991年、1992年）

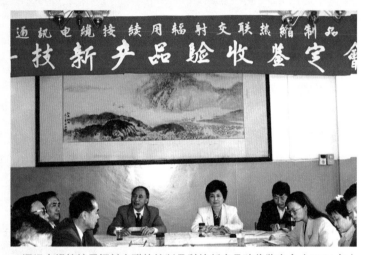

通讯电缆接续用辐射交联热缩制品科技新产品验收鉴定会（1994年）

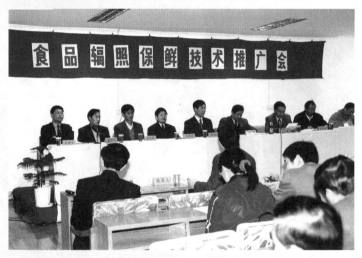

食品辐照保鲜技术推广会

1992 年放射医学系参加了吴江辐照中心（工业辐照装置）的建设工作，1996 年根据吴江辐照中心的情况，由医学院安排放射医学系接管了吴江辐照中心，成立辐照技术集团公司，进行股份制改造，增添钴源，获得了德国"TUV"质量认证，2001 年发展成为江苏省高新技术企业，同年成立苏州大学辐照技术研究所。后来发展成为"苏州中核华东辐照有限公司"，辐照产量和质量都上了一个新台阶，奠定了核技术龙头企业的上市基础，医疗和辐射技术加工创利超 1 亿元。

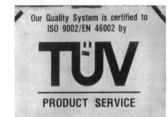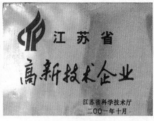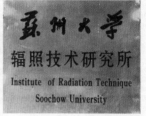

通过德国"TUV"质量认证、江苏省高新技术企业、苏州大学辐照技术研究所

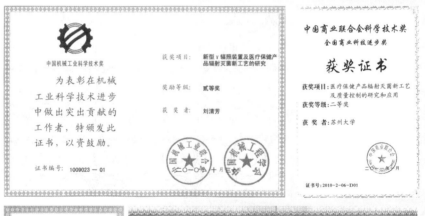

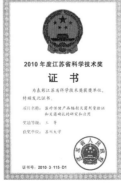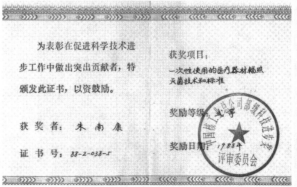

辐照灭菌技术获得的各类奖项

关于辐照中心的创建和发展历程，原华东辐照公司总经理王春雷、流行病学教研室的张同成等老师回忆道：石洪福是放射医学系辐照中心的创始人。放射医学系拥有钴-60辐照装置，主要用于放射损伤等的教学和实验研究。20世纪80年代，国家强调科学技术的"军转民"，作为核工业部的部属高校，系里在完成教学和科学研究的基础上，积极探索对外辐照加工服务，通过开拓市场，先后开展了水晶眼镜变色辐照、酒类提质辐照、方便面调味品辐照、肉类和蔬菜保鲜辐照等加工服务。面对医疗产业中一次性医疗用品的广阔市场，在系领导的支持下，辐照中心的石洪福、滕维芳等老师，联合流行病学教研室张同成等老师共同开展了一次性医疗用品（注射器、手术辅料、输液器等）辐照灭菌技术的研究。经过一年多的反复实验探索，终于确定了照射剂量、剂量率、照射时间等辐照灭菌的基本技术条件，掌握了计算和检测不同剂量下微生物存活数的方法，并且发布了江苏省地方标准。20世纪90年代，我院举办了IAEA"一次性使用医疗用品辐照灭菌质量控制培训班""全国医疗用品辐射灭菌质量控制培训班"；编写了苏州医学院一次性医疗用品检验人员培训实验指导、《一次性医疗用品的卫生学管理和监测》（张同成、殷秋华、米志苏编著）专著，开创了一次性使用医疗用品培训的先河。同时，辐照技术条件项目荣获核工业科技进步二等奖，石洪福老师也因此成为享受国务院特殊津贴的专家。

1996—2009年，朱南康教授任苏州大学辐照技术研究所所长，在国内同行业中连续创造了五个"全国第一"：第一个制定国内医疗器械辐射灭菌标准；第一个建成国内领先的百万居里级的自动传输系统；第一家在国内通过德国

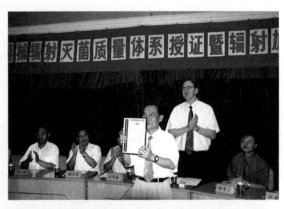

朱南康教授代表学院接收德国"TUV"质量认证证书

"TUV"质量体系认证和美国食品药品监督管理局（Food and Drug Administration，FDA）认可的单位，帮助我国医疗保健产品顺利进入欧美市场；第一个组建具有600万居里级辐射加工能力的基地；第一个建成国内辐射硫化装置，并获得IAEA技术援助和国家发改委支持。

（二）成立医疗器械检测站

1984 年，苏州市医药局与放射医学系成立了苏州市医疗器械产品监测站，承担检测工作的有流行病学教研室、放射损伤教研室、环境卫生与劳动卫生学教研室、营养与食品卫生学教研室及辐照室的部分教师。该医疗器械检测站为后来苏州大学医学部苏州大学卫生与环境技术研究所以及现在的苏州苏大卫生与环境技术研究所有限公司打下了坚实的基础。

（三）开设放射医学系竹辉诊疗所

放射医学系在为国家培养大批放射医学人才的同时，利用自身在科研和医疗方面的优势，积极为社会服务。1992 年 10 月 28 日，放射医学系竹辉诊疗所经苏州市卫生局批准正式面向社会开业。在之后的 10 年中，竹辉诊疗所以社会效益为第一，以为人民服务、为社会与学校内部师生服务为首要职责，年均门诊量约 1.5 万人次，创造了良好的社会效益和经济效益。

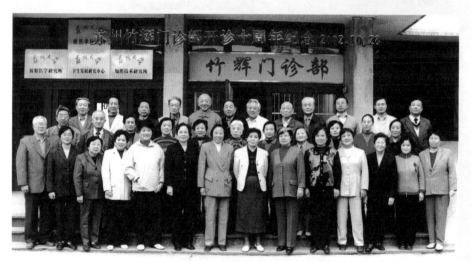

放射医学系竹辉诊疗所开诊十周年（2002 年 10 月）

（四）成果转化效益显著

由放射医学系研制并生产的光电磁综合治疗仪、医用远距离注射泵、放免分析诊断药盒、SOD 喷雾剂、水凝胶伤口辅料等均通过省、部级鉴定或评审，投入批量生产，取得了较好的社会效益和经济效益。1992 年还建立了对外门诊部，体现了"社区服务，方便患者"的精神。

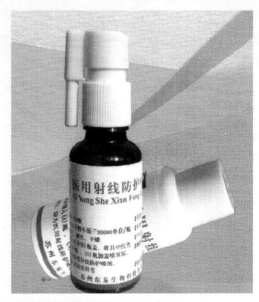

江家贵教授团队研发生产的 SOD 放射性皮肤损伤的防护喷雾剂发明专利书

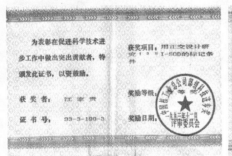
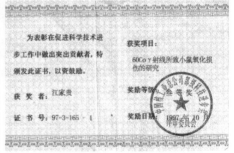

江家贵教授获奖证书

第四节　文明共建益师生

建系初期，放射医学系设立系党总支，由刘林和扶曲辰任党总支副书记，刘林兼任系副主任。1979 年，刘林担任党总支书记，并兼任系主任。党总支在领导全系工作方面积极开展工作，做好思想政治工作和党的建设工作。1985 年 11 月，系主任和党总支书记分别由李延义和佘桂枝担任。

这一阶段，在高校院系的党政管理体系方面，中央和江苏省相继出台有关政策，系党总支和系行政的权责关系不断明晰，并逐渐确定为党政共同负责制的管理模式。1978 年，教育部《全国重点高等学校暂行工作条例（试行草案）》中提出"实行系党总支委员会（或分党委）领导下的系主任分工负责制"　"系党总支委员会（或分党委）领导全系工作，贯彻执行学校党委员会的决议，讨论和决定系内重大问题，报学校党委员会批准后执行；做好思想政治工作和党的建设工作"　"系主任是系的行政负责人，凡属行政方面的问题，由系主任召集系副主任、教学研究室主任及有关人员参加的系务会议讨论处理"。1990 年 4 月，党中央召开第一次全国高校党的建设工作会议，特别强调党对高校领导的紧迫性。同年 7 月，中共中央发布了《关于加强高等学校党的建设的通知》，通知明确"系党总支是全系的政治核心。其主要任务是：保证监督党和国家各项方针、政策及学校各项决定在本系的贯彻执行；参与本系行政管理工作重大问题的讨论决定；支持系主任在其职责范围内独立负责地开展工作；搞好党的建设；领导全系的思想政治工作；做好本系干部的教育和管理工作，配合系主任做好本系在选派人员出国等方面的政治审查；领导本系的工会、共青团、学生会等群众组织"。1996 年 12 月，中共江苏省委教育工委在《关于贯彻〈中国共产党普通高等学校基层组织工作条例〉的若干意见》中明确规定了院（系）党的总支部委员会（党委）参与讨论和决定本单位教学、科研、行政管理工作中的重要事项的具体内容，也规定了讨论决定重要事项的机构为党政联席会或院（系）务会议，同时要求院（系）党总支（党委）书记、副书记应该参加院（系）务会议。经过几年的实践，1999 年 8 月制定了《江苏省高等学校院（系）党组织工作暂行规定》，更加具体地明确了院（系）党组织的职责，更加明确地规定：高等学校院（系）工作由院（系）党组织和行政共同负责。

这一时期，放射医学系党总支和行政在完成整党教育、引导青年学生向党组织靠拢、积极开展师生文明共建方面，以及完成第二机械工业部的科研项目、专业培训、部级重点实验室建设、放射医学大楼建设等方面取得了突出的成效。1989 年下半年，放射医疗系成立学生党支部，同时开始开办党的基本知识培训班（业余党校），对积极向党组织靠拢的学生进行党的基本知识的培训，疏流引泉，溉苗树人。1990 年，刘汉祥、朱子辉获评苏州医学院优秀共产党员，刘汉祥获得核工业院校德育工作先进个人；1991 年，刘汉祥、苏燎原获评苏州医学院优秀共产党员，刘汉祥同时获评江苏省高校优秀共产党员。放射医学系党总支学生党支部获评苏州医学院先进基层党组织，职业病学教研室荣获核工业院校德育工作先进集体。

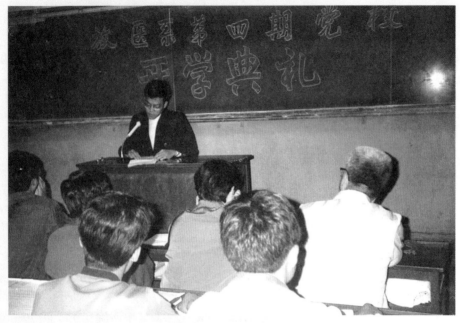

放射医学系第四期党校开学典礼

　　组织开展学生评课：放射医学系在本科专业理论课全部考试结束之后，组织 1981 级放射医学班学生对专业任课老师进行了尝试性教学评估活动。评估对象是核辐射物理学、职业病学、放射化学、放射损伤基础学、放射毒理学、电离辐射剂量学、辐射遗传学、放射卫生学、放射治疗学、放射损伤临床学共 10 门专业课的 18 名任课老师。评分的依据主要有五个方面：一是上课内容是否具有先进性、科学性、系统性；二是授课是否条理清楚，突出重点；三是是否善于运用各种教学形式；四是仪态仪表如何，口齿是否清楚；五是板书情况。共有 49 名学生参加了评估，采取不记名填写评估调查表的方式。评分结果为最低分是 69.39 分，最高分是97.96 分，总平均分为 84.72 分，呈近正态分布。前 6 名教师都超过 90 分。尝试性教学评估表明：一是应该经常开展教学经验交流，取长补短，提高教学效果；二是应重视学生实验实习中实际操作能力的培养，而不能单纯从实验报告评价学生实验成绩；三是教学时间短，内容重复，必须调整，保证重点；四是实验实习的组织管理有待进一步改进，如实验组划分、实验室的利用等都应以提高教学质量为前提。这一做法对提升教学效果、改善教学质量无疑是非常重要的，对今天的教学仍然有借鉴意义。

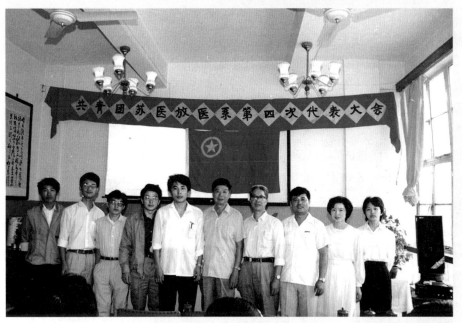

放射医学系第四次共青团代表大会

　　试点开展师生文明共建：1986 年苏州医学院党委及有关部门提出了师生共建社会主义精神文明的设想，并决定以放射医学系为试点先行单位，与 1982 级卫生班结成师生共建对子，教师分工到组，责任到人。放射医学系在全院教师中组织放射医学系生物学教研室的领导与全体教师，把师生共建试点工作作为教研室教书育人的一项重要任务来抓，派专人担任该班班主任，而且教研室副主任、副教授和党员教师都带头参与共建活动。从联谊活动入手，着眼育人，利用一切机会深入班级、宿舍和实习点了解学生情况，做个别学生思想工作。经过师生双方共同努力，在一年中他们与学生建立了深厚的感情，使这个有名的后进班级的面貌发生了很大的变化。仅以学习成绩为例，这个班在共建前有的学生有一门或数门课程考试不及格，共建后全班学生考试及格率为 100%。放射医学生物学教研室试点成功后，放射医学系党总支在总结放射医学生物学教研室与 1982 级卫生班共建经验的基础上，于 1987 年在全系五个年级中全面推广。感情上联谊、生活上关心、学习上指导、思想上引导的师生共建活动取得了明显的成效。1988 年，师生文明共建在苏州医学院全院展开。

　　放射医学系党总支始终把做好教师的思想政治工作与贯彻"尊重知识、

尊重人才"的方针相结合，并作为一项重要工作来抓。到 1994 年建系 30 年，放射医学系博士生导师数位列全国医学院校第二名，和外科学、内科学博士生导师形成苏州医学院群体优势。多个教研室获评苏州医学院文明单位、苏州市和江苏省荣誉。1988—1989 年度苏州医学院文明单位：放射毒理学教研室、职业病学教研室、医学放射生物学教研室、营养卫生学教研室、放射化学教研室；1990—1991 年度苏州医学院文明单位：辐照室、放射卫生教研室、营养卫生学教研室。1993 年度，放射医学系辐照室获评苏州市先进集体，放射医学系学生党支部获评苏州市先进党支部，范我、张寿华、黄宗琪获评苏州市经济建设服务先进个人，陈涌获评江苏省经济建设服务先进个人。1993 年强亦忠当选苏州市政协常委。1998 年强亦忠当选全国政协第九届委员会委员。

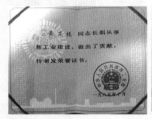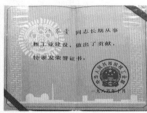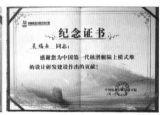

黄宗琪、江家贵获核工业部荣誉证书（1985 年）；吴瑞森获中国核动力研究院纪念证书（2020 年）

第五节　人物撷英

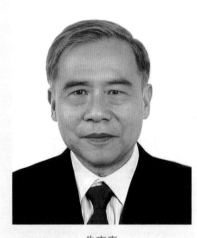

朱南康

朱南康（1944—2023 年）　教授，博士生导师，1967 年清华大学工程化学系放射化学专业毕业，获学士学位，赴西北核工厂工作。1979 年 10 月，调至苏州医学院放射医学系工作。1983 年 9 月，担任苏州医学院放射医学系副主任。1993 年 12 月，担任苏州医学院放射医学系主任。苏州大学副校级调研员。

朱南康教授从教近 30 年，以"专心致志读书，锲而不舍谋事"为座右铭，坚守教育初心，潜心立德树人，为国家和社会培养了一批优秀的医学人才。在放射医学学科建设发展过程中，朱南康教授起到了承前启后的重要作用。

朱南康教授长期从事裂变同位素和超铀元素研制，以及放射医学的教学、研究和开发等工作，在长江水系和太湖水系的放射性水平调查、核电的多种有害因素调查、医疗用品的辐射灭菌技术及标准等方面取得了一系列重要研究成果。曾获得发明专利 8 项，实用新型专利 3 项，主编及参编了《辐射效应与职业危害防治》《核药学》《简明放射化学教程》《核环境学基础》等著作，在国内外知名刊物发表论文 40 多篇。

朱南康教授曾担任中国同位素与辐射加工行业协会副理事长、中国核学会理事、中华医学会放射医学与防护学分会常务委员、长三角辐射联席会会长、江苏省核学会副理事长等职。先后获得部级科技进步一等奖 1 项、二等奖 2 项、三等奖 5 项，1996 年获省教委颁发的高校产业系统先进个人称号，1997 年、2004 年两次获全国辐射加工产业化推进奖，1998 年获国务院颁发的政府特殊津贴，2004 年被评为中国同位素与辐射加工行业协会先进工作者，2008 年获江苏省科协优秀科技工作者，2018 年被中国同位素与辐射行业协会授予"核技术应用杰出成就奖"。1996—2009 年，朱南康教授任苏州大学辐照技术研究所所长，在国内同行业中连续创造了五个"全国第一"。

朱南康教授退休后还一直心系学校发展，积极为学校事业发展建言献策，常勉励学子要心怀国家，练就过硬本领，为国家核医学事业贡献力量。

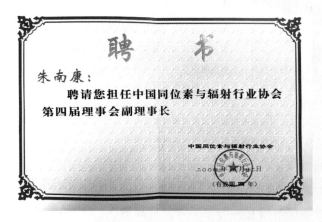

中国同位素与辐射行业协会给朱南康教授的聘书

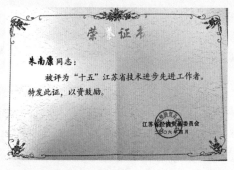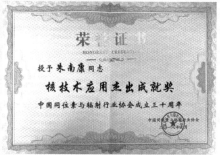

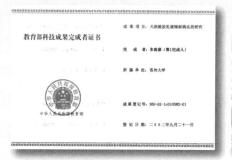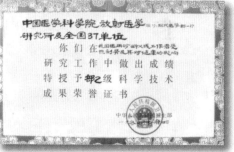

朱南康教授获得的证书

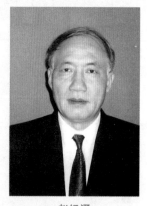

赵经涌

赵经涌（1937—2024 年）　教授，博士生导师，江西九江人，1937 年 10 月 7 日生。1949 年 7 月，担任中国人民解放军江西省九江军分区政治部通讯员。1952 年 3 月，担任中国人民解放军林业工程兵第二师政治部警卫员。1956 年 6 月加入中国共产党。1963 年 8 月从北京大学生物系毕业。1963 年 9 月，到苏州医学院放射医学系任教。1986 年 6 月，担任苏州医学院放射医学系副教授。1988 年 1 月，担任苏州医学院科研处处长。1990 年 7 月，担任苏州医学院副院长。1994 年 10 月，担任苏州医学院放射医学系教授。

赵经涌教授长期从事放射毒理学和放射生物学研究，多次参加我国核辐射防护的演练和现场调研，曾承担"裂变产物的放射毒理学研究""聚变核素放射毒理学研究"等核工业部科研课题，其中两项科研成果荣获核工业部三等和四等部级科研成果奖，曾主编多部教材和专著，发表论文近 20 篇。

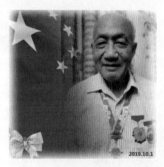

赵经涌教授荣获"庆祝中华人民共和国成立 70 周年"纪念章

赵经涌教授早年响应国家号召，到苏州医学院协助组建放射医学系，是学校放射毒理学学科的创始人之一，为学校放射医学学科建设和发展作出了重要贡献。2019 年国庆节前夕，荣获中共中央、国务院、中央军委颁发的"庆祝中华人民共和国成立 70 周年"纪念章。

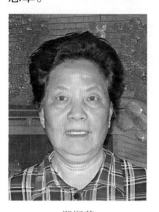

郑斯英

郑斯英　教授，博士生导师。1934 年 6 月生，1954 年毕业于南京师范学院生物学专业。1989 年被聘为教授，1993 年被聘为博士生导师（苏州医学院第一位女博士生导师），享受国务院颁发的政府特殊津贴。

1972 年郑斯英教授从苏州医学院基础部调入放射医学系组建辐射遗传学教研室，其后一直从事辐射遗传学的教学和科研工作，是我国辐射遗传领域代表人物，由她和周焕庚编著的《人类染色体与辐射诱变》（1978 年出版）开国内辐射遗传研究先河。主要研究包括 X 射线、γ 射线及中子诱发染色体畸变、微核的剂量效应关系；辐射对体细胞和生殖细胞染色体损伤效应；浓缩铀、^{147}Pm 的遗传毒理学研究；HPRT 基因突变，荧光原位杂交在辐射防护中的应用等。郑斯英教授参与多项国防科工委部级课题和国家自然科学基金关于辐射对遗传物质（染色体，基因）损伤效应的研究，负责国

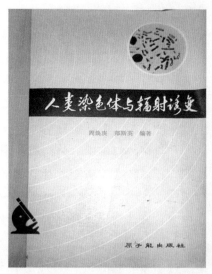

郑斯英与周焕庚编著的《人类染色体与辐射诱变》

防科工委"八五""九五"规划中有关辐射生物剂量计的研究工作。前后发表论文 100 余篇，参编高等院校教材《医学放射生物学》《医学遗传学》等专著，科技成果获部级科技进步奖 6 项，省级科技进步奖 1 项。郑斯英教授培养的多位研究生如曹建平、胡春洪等都已成为了放射医学领域的权威专家。郑斯英教授曾担任江苏省环境诱变学会副理事长、江苏省遗传学会理事、江苏省核学会理事。作为农工民主党党员和苏州市人大代表，她积极履行职责，反映师生的呼声。

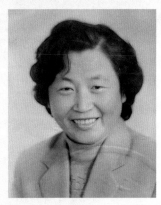

周立人

周立人　主任医师，教授。1955 年在苏州医学院参加工作，1999 年退休。承担了部级重点课题，并努力采用先进的科研手段，对尘肺进行宏观与微观研究。其作为主要负责人的成果获得国防科委、核工业部各等次奖励 5 项。1988 年获评核工业总公司"中青年有突出贡献专家"。1991 年享受国务院特殊津贴。1992 年获苏州市三八红旗手、巾帼建功先进个人。周立人教授作为民盟苏州市委常委，积极做好民盟工作。1986 年、1987 年被评为苏州市民盟先进个人。周立人教授也是苏州市十届人大代表，作为人大代表，她关心改革进程，积极履行职责，为改善知识分子待遇，积极反映群众的呼声。

周立人教授热心从事党的教育事业，教书育人，教研相长。她始终把教学放在第一位，团结全组同志努力提高教学质量，想方设法克服各种困难开展教学工作。在数十年的教师生涯中，不断更新教学内容，重视用国内外科学发展的新知识及有关的科研成果及时充实教学内容。她善于进行启发式的讲课，讲课条理清楚，重点突出，逻辑性强，深受学生欢迎。她收集和自制教材多项，包括职业中毒影像、细胞培养录像片、细胞超微结构幻灯片、硅肺诊断 X 线片、硅肺并发症教育片及职业病病理切片。负责部系统 2 000 名硅肺患者的诊疗工作。诊疗中需要经常下矿下厂，她却毫无怨言。她一直秉着患者需求就是她前进的方向的理念，治病救人。患者们都说，"有周医生在，我们相信，我们放心"。

江家贵　1963 年毕业于复旦大学，同年分配至苏州医学院卫生系放射损伤教研室从事放射医学专业教学和科研工作。1990 年初赴香港大学同位素研究所工作一年，1995 年晋升为教授，1997 年被批准为博士生导师。其从事科研工作的研究方向为自由基生物学效应及放射性低水平照射的兴奋效应。从 1970 年开始重点对超氧自由基特异性清除剂 SOD 进行研究，由此研发出从猪红细胞中提取高纯度、高活性 SOD 的纯化方法以及产品，填补国内空白。其提取方法获得国家发明专利，科研成果获得国防科技进步二等奖。同时对 SOD 医学临床药效、药理作用做了大量的研究，为开发

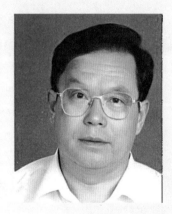

江家贵

SOD 生物制剂新药用于临床提供了理论依据。另对 SOD 应用于医用射线等理化因素引起的皮肤黏膜损伤的预防和治疗做了大量的研究，并开发出以 SOD 为主要成分的医用制剂，被江苏省医药管理局批准为二类医疗器械外用制剂。同时获得国家发明专利 2 项。该产品已在国内各大医院临床应用。研究成果先后获得核工业部科技进步三等奖 6 次，国防科工委和核工业部科技进步二等奖各 1 次，以及江苏省国防科工办科技进步一等奖 1 次，苏州市二等奖 1 次。1996 年获得国务院特殊津贴证书。发表科研论文 70 余篇，获得国家发明专利 3 项。

　　强亦忠　教授，1939 年 7 月 14 日生。1957 年 9 月考入清华大学工程物理系攻读原子能化工专业，1963 年大学毕业，他积极要求到原子能工业基地去工作（国营 404 厂）。1977 年 12 月破格晋升为工程师。1979 年 7 月，到苏州医学院放射医学系任教，先在放射卫生教研室，后调入放射化学教研室。

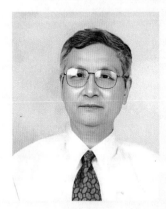

强亦忠

　　强亦忠选择了放射化学与放射卫生相结合的课题作为突破口，发现环境中存在的放射性核素及其对人体的危害，涉及许多环境化学的问题。在放射化学与环境化学互相交叉、渗透、融合、综合的领域中开展研究，写成论文并在 1983 年 9 月安徽屯溪召开的全国第二届核化学与放射化学学术会议上研讨。其作为副主编编写的《简明放射化学教程》，获

评全国核科学技术类优秀教材奖。

1988 年 9 月调院研究生工作办公室（研究生处）任副主任，1994 年 9 月调院科技处任处长，曾荣获"八五"省教委先进科技工作者称号，并因成绩突出被破格晋升为教授。担任科技处处长期间，提出"以'两医两技'（放射医学、核医学、生物技术、核技术）为中心，推动苏州医学院科技工作发展"的方针。这一方针得到核工业部科技局和安防局的肯定和高度评价，随后苏州医学院以放射医学专业为切入口，从国防科工委申请到国防预研项目基金和科技开发项目若干项，大幅度提高了放射医学专业的科研经费。

强亦忠教授于 1999 年 11 月调至医学生物技术研究所工作，2002 年 3 月退休，继续返聘在该所工作至 2015 年。1992 年 7 月加入中国民主促进会，1993 年 3 月当选苏州市政协常委，后连任一届。1998 年 1 月当选全国政协委员。

第三章
学科优势　服务国家（2000—2011 年）

　　2000 年 3 月，根据教育部发布的《关于同意苏州医学院并入苏州大学的通知》，放射医学系成为苏州大学核医学院，2002 年更名为放射医学与公共卫生学院，2011 年成立放射医学与防护学院。至此，放射医学与防护学院事业发展进入新阶段。

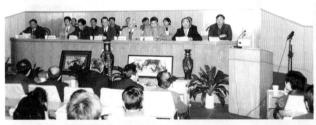

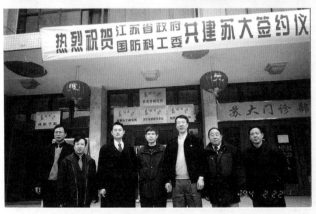

苏州大学核医学院成立（2000 年）

  2001 年，放射医学获批成为国家级重点学科；2005 年，学院迁入独墅湖校区；至此，学院的发展面貌焕然一新，为建设国内一流、国际领先的放射医学创新科研基地与高层次人才培养基地奠定了坚实的基础。

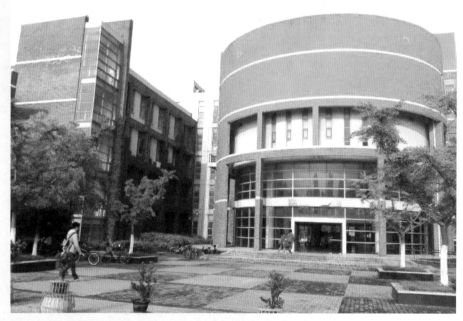

苏州市工业园区仁爱路 199 号苏州大学独墅湖校区 402 号放射医学院所在大楼 (2005 年至今)

第一节　　一流人才培养体系

一、专业设置

根据国家对放射医学、预防医学等专业的人才需要的变化，学院对专业的设置进行了一系列调整。

（一）设立了七年制临床医学专业（放射医学方向）（2001 年）

该专业旨在培养具备较广泛的自然科学基础和社会科学基础、深厚的医学基础理论、全面的放射医学基本理论和知识、熟练的专业实践技能，能胜任医疗卫生、医学研究和医学教学工作，尤其适合在国防工业、核工业部门从事放射损伤的预防、诊断、治疗以及肿瘤放射治疗等临床、科研工作的高层次专门人才。学院当时招收了 8 届，共 240 名放射医学七年制学生。与放射医学专业五年制学生相比较，学院加强了对七年制学生的科学研究的基础训练，毕业生的培养质量得到了医院等许多用人单位的一致好评。后来鉴于国家对七年制临床医学教育进行改革调整，该专业于 2008 年停止招生。

（二）设立了预防医学专业（卫生法学方向）（2004 年）

该专业旨在培养适合我国卫生服务、卫生行政及卫生监督执法需要，既懂医又懂法的高级复合型、实用型人才，主要从事卫生服务、卫生行政、卫生监督执法工作中所涉及的法律案件和纠纷受理等工作。由于国家政策改变，该专业于 2007 年停止招生，专业开设期间共培养 65 名本科生。

（三）设立了放射医学专业（医学物理方向）（2005 年）

该专业旨在培养适应社会主义现代化建设需要，在德、智、体诸方面全面发展，在放射诊断与治疗技术、辐射剂量处方、剂量控制和放射诊断与治疗质量保证、核辐射设施及核环境剂量评估、辐射防护方面具有专门技能的高级专门人员。根据教育部关于专业设置调整的新要求，将医学物理方向改为了放射医学本科专业的 3 个课程群之一。

2000—2010 年，学院共招收博士研究生 104 名，招收硕士研究生 354 名，研究生就业率保持在 96% 以上。2009 年，曾静同学荣获第十一届"挑战杯"全国大学生课外学术科技作品竞赛二等奖（指导老师：曹建平）。2009 年，培养公共卫生专业硕士 24 名、预防医学专升本学生 31 名、放射卫生进修班学员 20 名，为环境保护部和江苏省培训放射工作人员近 9 000 名。

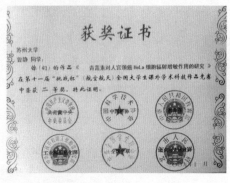
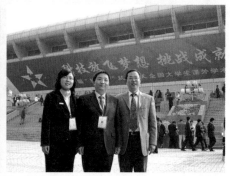

2009 年曾静获"挑战杯"科技作品竞赛二等奖；右图从左至右依次为曾静（获奖学生）、江涌（时任苏州大学党委副书记、副校长）、曹建平（指导老师）

二、学位点建设

在学位点建设上，学院也在积极争取、努力申报，不断提高人才培养的质量。先后获批了 2 个博士后流动站、3 个博士点、3 个硕士点，具体是：基础医学（放射医学）博士后流动站（2001 年）、预防医学博士后流动站（2009 年）；卫生毒理学博士点（2003 年）、特种医学（一级学科）博士点（2011 年）、公共卫生与预防医学（一级学科）博士点（2011 年）；公共卫生硕士（MPH）专业学位点（2001 年）、生物医学工程（一级学科）硕士点（2003 年）、公共卫生与预防医学（一级学科）硕士点（2006 年）。放射医学 2006 年建设成为了江苏省高等学校特色专业，2010 年成为了国家特色专业建设点。放射医学专业已经形成了我国唯一的从本科到博士及博士后的完整的高层次人才培养体系。

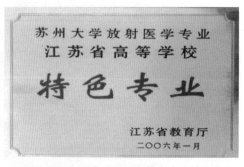

2006 年放射医学专业建成江苏省高校特色专业

三、师资队伍建设

学院的师资队伍和人才建设得到不断地充实和提升，截止到 2004 年 40 周年院庆时，学院有 1 名特聘教授、8 名国内外兼职教授，9 名博士生导师、12 名教授、15 名副教授和 30 余名中级人员，构成了多学科、高学历的人才梯队，多次被授予部、省级优秀学科梯队称号。有 20 名教授在国内一、二级学术团体及学术期刊中担任重要职务，39名教师具有博、硕士研究生学位。20多名中青年骨干出国进修深造，在学院的各项建设中发挥着他们的聪明才智。2009年，聘请潘自强院士担任学院的名誉院长。学院教师承担包括国家"863""973"等重大项目以及国家自然科学基金、IAEA、世界卫生组织（World Health Organization，WHO）、国防科工委、中国核工业集团公司等科研项目50多项，科研经费达3 200多万元；获得国家、省部级科技进步奖多项。

四、学院组织建设

放射医学与公共卫生学院由"两系、三所、三中心"组成，即放射医学系和预防医学系；放射医学研究所、辐照技术研究所、核医学研究所；辐照中心、卫生发展研究中心、中心实验室。放射医学系由放射卫生学教研室、基础核医学教研室、放射生物学教研室、放射毒理学教研室、肿瘤分子生物学研究室等组成。预防医学系由卫生毒理学教研室、流行病与卫生统计学教研室、劳动与环境卫生学教研室、营养卫生学教研室、儿少卫生学教研室等组成。

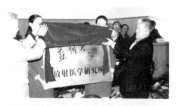
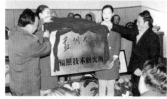
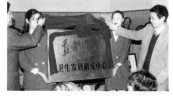

苏州大学放射医学研究所、辐照技术研究所、卫生发展研究中心揭牌

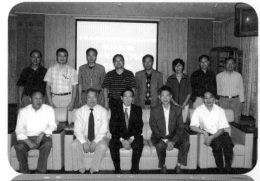
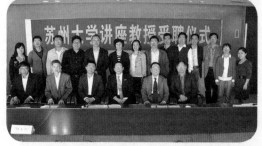

聘任哥伦比亚大学Tom K. Hei为学院兼职教授、讲座教授

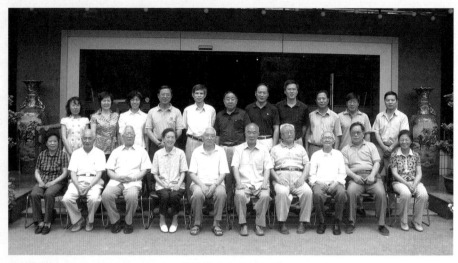

学院博士生导师合影

"放射医学"获评 2002 年江苏省优秀课程和课程群。

2008—2009 年，编写出版的教材有《电离辐射剂量学基础》、《电离辐射医学应用的防护与安全》、《医学统计学基础》(第 2 版)、《社会医学》(第 2 版)、《公共卫生学》、《流行病学》(第 2 版) 等。

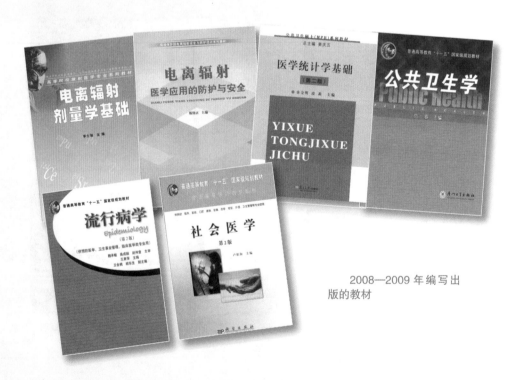

2008—2009 年编写出版的教材

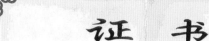

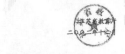

"放射医学"在2002年被评为江苏省高等学校优秀课程群

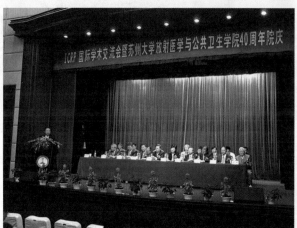

2004年，放射医学与公共卫生学院40周年院庆典礼暨ICRP国际学术交流会

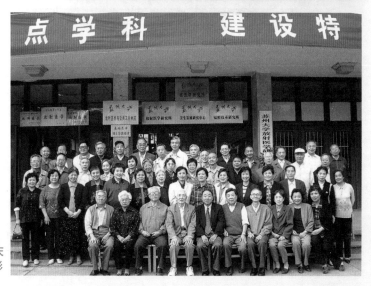

40周年院庆离退休老同志合影

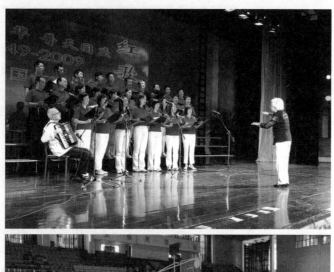

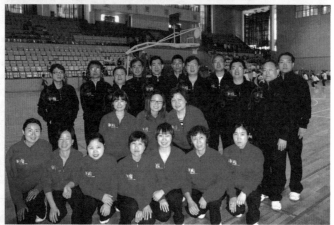

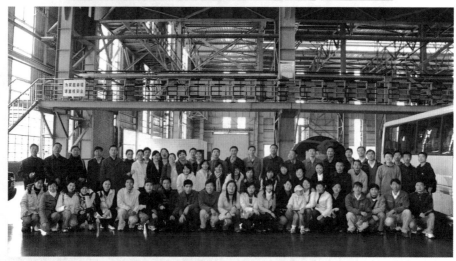

学院丰富多彩的教工文体活动

第二节　国家重点学科建设

一、放射医学学科建设

国家重点学科是 20 世纪 80 年代国家根据发展战略与重大需求，择优确定并重点建设的培养创新人才、开展科学研究的重要基地，在高等教育学科体系中居于骨干和引领地位。1985 年 5 月《中共中央关于教育体制改革的决定》中提出"根据同行评议、择优扶植的原则，有计划地建设一批重点学科"。1987 年 8 月原国家教育委员会发布了《国家教育委员会关于做好评选高等学校重点学科申报工作的通知》，决定开展高等学校重点学科评选工作。1987—2006 年进行了三批国家重点学科的评估。2001 年第二批重点学科评估工作要求为要进一步提高我国高等学校教学科研的能力，形成一批立足国内培养高层次专门人才、解决经济建设和社会发展重大问题的基地。

2001 年 12 月，放射医学在教育部第二次高等学校重点学科评选中获批国家级重点学科，这是我国放射医学领域中唯一的国家级重点学科；在申报国家级重点学科过程中，军事医学科学院吴德昌院士给予了很多支持和帮助，他提出广义放射医学的思路，给大家重大启发。同年，放射医学获批为江苏省"十五"重中之重学科；2002 年，放射医学成为国防科工委重点学科，为建设国内一流、国际领先的放射医学创新科研基地与高层次人才培养基地奠定了

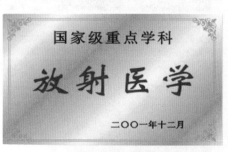

国家级重点学科

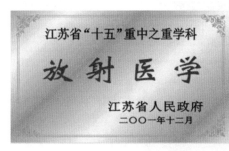

江苏省"十五"重中之重学科

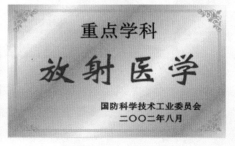

国防科工委重点学科

坚实的基础，保证了放射医学在服务国家战略、服务国防和核工业行业体系、服务江苏省地方经济中发挥其应有的作用。2003 年，放射医学被列入"211 工程"二期规划重点建设学科。

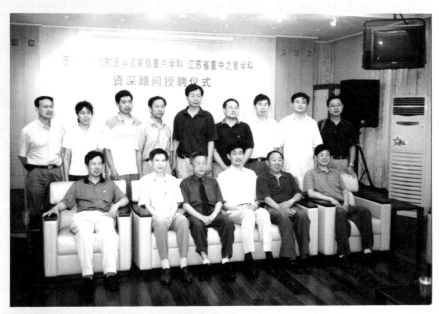

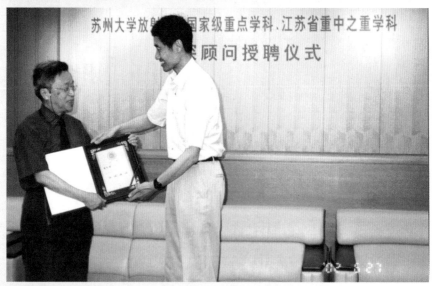

时任苏州大学校长钱培德为放射医学国家级重点学科、江苏省"十五"重中之重学科资深顾问中国工程院院士潘自强颁发聘书（2002 年 6 月）

二、科学研究

步入 21 世纪后，学院紧紧围绕国家发展战略、国防和核工业体系的发展规划，紧跟放射医学领域的国际研究热点和发展方向，面向医疗卫生事业、核工业、国防事业和经济建设主战场，开展应用性、创新性和特色性研究。放射医学逐步形成了放射损伤基础与临床救治的研究、放射生物学基础与肿瘤放疗、放射与辐射毒理学、核安全与辐射防护、特种医学先进材料与药物等五大研究方向。

（一）放射损伤基础与临床救治的研究

随着我国核工业和航天事业的发展以及电离辐射技术在国民经济各个领域的广泛应用，核与辐射事故及核恐怖事件时有发生，急性辐射损伤的救治越来越受到重视。学院围绕急性放射损伤的临床救治，开展放射损伤救治新方法、技术和方案，以及放射损伤效应和机制的前瞻性研究：（1）采用大动物模型深入开展包括不同生物因子和免疫分子联合应用和序贯用药、激素疗法与炎症因子联合应用等在内的放射损伤治疗新方法和新方案的研究，使之符合放射损伤临床救治的实际需要，获得实际应用创新；（2）在研发新的治疗方案和方法的同时，对放射损伤所导致的近期和远期放射损伤效应、免疫分子和炎症因子的异常释放对血液和免疫相关的重要脏器的损伤和防护机制开展基础研究，获得理论创新，更好地指导临床放射损伤的救治。

（二）放射生物学基础与肿瘤放疗

研究电离辐射对肿瘤和正常组织的效应及发生规律，探讨杀灭肿瘤和保护正常组织的机制，为提高肿瘤放疗疗效提供理论和应用基础。（1）细胞抗辐射基因和蛋白功能的研究：证实了 *LexA* 基因是 DNA SOS 修复重要的调节基因，能通过 DNA 修复系统有效提高哺乳动物细胞辐射抗性；建立了 *LexA* 基因辐射抗性细胞和转基因动物模型，并研究其增加正常组织辐射抗性的能力，为肿瘤治疗时正常组织的保护提供理论依据。（2）细胞辐射敏感性相关基因的研究：研究了 *ATM*、*UHRF1*、*HMGB1*、*ON*、*SEMA3B*、*DCX* 和 *Tob1* 对肿瘤细胞敏感性的影响，并研究了 lyGDI 信号转导网络机制，证实 *ATM*、*Tob1* 等可作为肿瘤增敏基因治疗的靶点，为肿瘤放疗提供了新思路。（3）肿瘤干细胞辐射效应研究：探讨肿瘤干细胞在肿瘤发生、发展和放疗中的生物特性，为提高放疗疗效提供理论支持。

（三）放射与辐射毒理学

研究中子辐射造成复合损伤的特点、规律和感生放射性核素问题，为研制特殊的中子防护与治疗材料、药物提供理论和实验依据。开展了氚、铀等放射性核素的放射毒理学研究；在电磁辐射研究方向，开展了微波辐射对人群神经行为影响的流行病学调查，对动物神经行为、心、脑发育的影响，微波与 γ 射线联合的细胞生物学效应，以及微波对电离辐射造血损伤的拮抗作用等方面的研究，并已取得初步的成果。

（四）核安全与辐射防护

开展核安全与辐射防护的技术和方法研究，重点研究职业辐射的危害和防护技术，以及工作场所和环境辐射检测与评价的技术和方法，服务国家重大和特殊需求。(1)研究新型环境辐射监测技术与方法，并应用于多个核电厂、地下工程和核技术应用项目辐射环境检测。研制移动弱源的探测甄别技术，以便准确发现失管废旧放射源和放射性超标的废旧金属，消除其对环境和公众健康的潜在威胁。(2)研究航天器和宇航员空间辐射屏蔽防护的最优化技术，在载荷和几何尺寸限制条件下，研究航天电子元器件和宇航员最优化的屏蔽防护技术。(3)研究核电建设项目职业安全评价和职业病危害因素评价的技术规范，负责编制了 3 个国家标准，并先后完成了多个核电项目职业安全和职业病危害预评价和控制效果评价。(4)研究个体辐射防护用品材料的生物功能和对人体的作用，使个体防护体能够有效阻止放射性核素进入人体，同时又能够适应不同极端环境下的人体功能要求。

（五）特种医学先进材料与药物

针对核能与核技术应用过程中存在的放射性核素表面与内污染、中子照射后的复合损伤等特殊状况，将生物工程、辐射、纳米和放射性核素示踪等技术结合在一起，研究特殊的辐射损伤防护与治疗材料、药物并推广到临床。(1)耐辐射球菌 *pprI* 基因真核表达质粒 PCMV-HA-pprI 构建，使我国在辐射损伤防治领域的研究跻身世界先进行列。专利聚氧化乙烯与聚乙烯醇（PEO/PVA）辐射接枝水凝胶膜，已成功转化为市场产品；成功研制具有高吸液性水凝胶敷料控释生长因子技术用于救治放射性烧伤；研制的水凝胶中子辐射屏蔽材料取得了原创性成果，获得国家发明专利。(2)在 SMY 去污液和 SMJ 无水去污胶的基础上，开发了新型皮肤放射性核素去污剂和阻吸收剂，研制了连接有特殊功能基团的核素污染纳米促排药物。研制了以富勒醇为核心的强力清除自由基的辐射防护药物，用于大剂量事故照射或高传能线密度（linear energy transfer，LET）辐射损伤的救治。（3）研制特殊的生物工程和纳米靶向放射性药物，开展临床应用研究。

本着与时俱进、开拓创新的精神，这期间的科学研究实施"双结合、双扩展"的方针，即放射医学与生命科学相结合，放射医学与环境科学相结合；研究方向由基础性研究向应用性研究扩展，由单一因素作用向多因素联合作用扩展，旨在在更宽广的领域向国际先进水平迈进。科学研究取得显著成果。

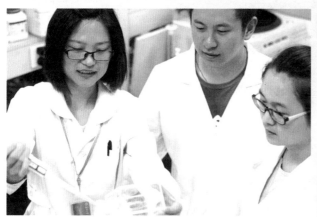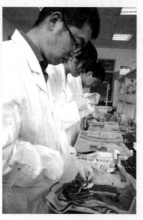

多方面的科学研究

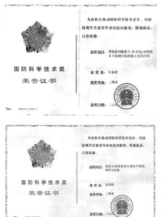

2001年，江家贵、朱寿彭
分获国防科学技术二、三等奖

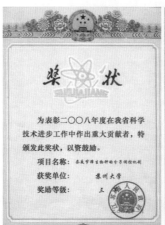

江苏省科技进步奖

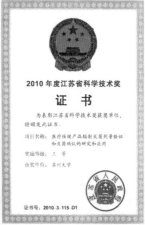

三、江苏省放射医学与防护重点实验室建设

2004 年建成的江苏省放射医学与防护重点实验室，其前身是 1996 年 11 月建成验收的核医学生物技术重点实验室。核医学生物技术重点实验室为原中国核工业总公司的部级重点实验室，其建设目标是把核医学、放射医学和生物技术方面的研究有机地结合起来，为医疗、诊断技术在医学和生命科学中打开一个新领域，以世界先进水平为目标，进一步拓展具有特点的研究方向，同时为提高核医学理论水平和培养人才服务。该部级重点实验室的主要研究方向：（1）核事故医学应急和辐射损伤的诊断与治疗的研究；（2）放射性核素标记的生物分子导向诊断和治疗的研究。

2004 年建成江苏省放射医学与防护重点实验室

由于高校合并和管理体制的变化，2000 年 9 月，核医学生物技术部级重点实验室转为江苏省核医学生物技术省级重点实验室，并维持原研究方向与建设目标不变。运行三年后，于 2003 年 10 月由江苏省教育厅组织专家对该省级重点实验室进行了综合评估和验收，总体评价意见："该实验室特色鲜明，综合研究实力较强。在阮长耿院士的带领下，经过三年的建设，在实验室装备、科研成果、学术水平、队伍建设、人才培养、开放交流等方面均取得了较大进展；在坚持放射医学与核医学研究目标与方向的前提下，进一步突出核技术与生物技术的集成，为实验室的发展创造了更为广阔的空间；培养和形成了一支老中青结合、多学科交叉，具有较高学术造诣和道德素质的学科梯队；取得了一批具有较高学术水准与实用价值的学术成果。并以此为基础，成功申报了国家与省部级重点学科，使实验室获得了多渠道的支持。"在肯定实验室取得成绩的同时，专家组明确指出实验室现有的运行模式和管理方式存在条块分割、过于分散，放射医学研究的特色不够突出等问题，要求适当调整。并提出了具体的调整建议：（1）以放射医学与核医学为核心，进一步加强研究力量的整合与协调；

（2）进一步提高实验室在放射医学与核医学主体研究方向上科研的整体实力水平。根据专家组的意见和建议，2004年7月，江苏省教育厅正式发文，调整实验室的名称、研究方向和实验室学术委员会，将该实验室命名为"江苏省放射医学与防护重点实验室"。

四、公共卫生与预防医学学科建设

在公共卫生与预防医学学科建设中，学院充分利用放射医学国家级重点学科、江苏省"十五"重中之重学科、国防科工委重点学科的学科优势和放射医学与防护省级重点实验室的技术平台，始终将电离辐射和其他环境有害因素的联合效应作为主要研究方向之一，拓宽了预防医学的研究领域和研究方向。依托已有的预防医学苏州大学特色专业、放射医学江苏省特色专业和苏州大学品牌专业，将培养掌握预防医学和放射医学基本知识、理论和技能，能够服务于医疗卫生、国防和核电事业的人才作为人才培养的主要目标，公共卫生与预防医学已经成为具有鲜明"核"特色的学科。

该阶段，公共卫生与预防医学学科建设了卫生毒理学、流行病与卫生统计学、劳动卫生与环境卫生学三个博士点，预防医学（一级学科）硕士点及公共卫生硕士（MPH）专业学位点。同时，还有营养与食品卫生学、卫生法学、社会医学、健康教育学、卫生化学、卫生事业管理学等相关学科。设有"预防医学"实验中心和"预防医学"教学实验室组成的基础实验教学基地，江苏省疾病预防控制中心、苏州市疾病预防控制中心、常州市疾病预防控制中心、无锡市疾病预防控制中心、苏州市下属各区/县疾病预防控制中心及卫生监督所等十五个实践基地。

秉承学科核特色的传统优势，深耕放射卫生和放射毒理学方向，开展了一系列氡致癌的动物实验和分子生物学效应研究。在国内首先建立了动态氡吸入染毒的动物模型和气管－支气管上皮细胞的分离提取方法，确定了氡对肺支气管毒效应的剂量－反应关系，高通量筛选出了氡染毒动物靶组织的反应性基因和蛋白，发现了氡暴露人群早期肺损伤的分子生物标志物。职业和环境危害因素的评价也一直是预防医学重点关注的领域，在国内首次研究细胞因子在石棉纤维、石英、铀矿尘致石棉肺和矽肺中的作用，并提出了防治对策，研究成果获得江苏省2001年度科技进步三等奖。在

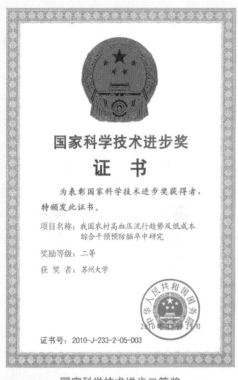

国家科学技术进步奖

证书

为表彰国家科学技术进步奖获得者，特颁发此证书。

项目名称：我国农村高血压流行趋势及低成本综合干预预防脑卒中研究

奖励等级：二等

获 奖 者：苏州大学

证书号：2010-J-233-2-05-D03

国家科学技术进步二等奖

环境重金属致突变效应、环境污染物对人体健康影响及分子标志物检测和危险度评价中，报道了铅、汞、镉致 hprt 基因位点突变；锌对镉所致 hprt 基因位点突变的影响；铅、汞和镉致鲫鱼 DNA 损伤等。研究成果通过江苏省成果鉴定，为国内领先，2006 年获苏州市科技进步二等奖。学院利用专业特长，开了我国核电站建设项目职业病危害评价和职业安全评价先河，先后协同中国疾病预防控制中心和江苏省安全科学研究院完成了秦山第二核电站、秦山核电站、岭澳核电站、宁德核电站、福清核电站、田湾核电站等建设项目职业病危害预评价和控制效果评价及职业安全预评价。

2003 年，我国出现了非典型病原体肺炎的传染病疫情，促进了公共卫生领域对突发疫情的预防和控制对策进行了广泛和深入的研究。学院在全国率先为公共卫生专业硕士班开设了危机管理课程，承担了国家自然科学基金课题"核与放射性突发公共卫生事件的危机管理（70473062）"、江苏省社会科学重点课题"现代城市的危机管理的体系研究"和江苏省教育厅基金课题"城市突发公共卫生事件的对策研究"，2007 年先后获得教育部全国教育科学"十一五"规划课题"学校突发公共卫生安全脆弱性与危机管理机制研究"、教育部人文社会科学项目"农村突发公共卫生事件危机管理脆弱性与对策研究"。

此外，学科开展了一系列有关高血压、脑卒中等慢性病的流行病学和病因学研究，造就了一支学术水平较高、梯队结构合理的科研团队，并形成了稳定的老年病预防与转化的研究方向，尤其是炎症标志物与高血压患病风险及脑卒中预后的研究获得多项国家及省部级奖项。

五、对外交流

学院多次主办 / 承办领域内重要国内及国际学术会议，包括放射性药物化学发展战略、放射生物学关键科学问题与多组织器官损伤救治前沿技术、我国伴生放射性煤矿开采利用中的职业健康挑战与环境风险、用于硼中子俘获肿瘤治疗的含硼药物四次香山会议，以及第四届分子影像与纳米医学国际研讨会等国际学术会议，促进了高水平科研合作，加强了资源互联互通，带动了创新资源开放共享。

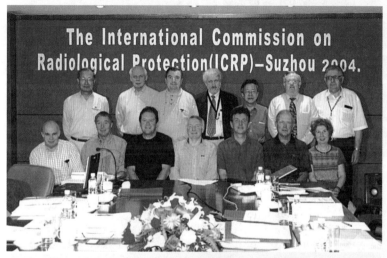

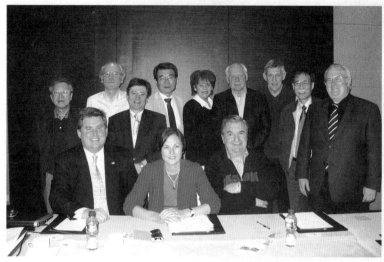

2004 年、2010 年 ICRP 主委员会在我校召开

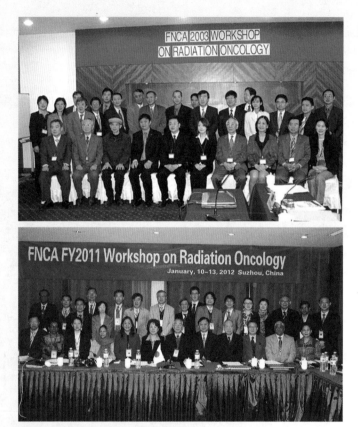

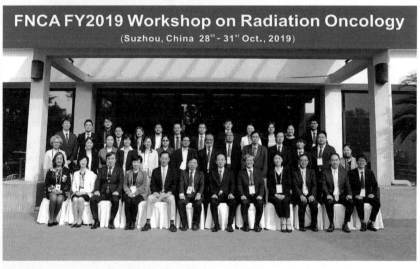

2003 年、2012 年、2019 年亚洲核合作论坛（FNCA）国际会议 3 次在我校召开

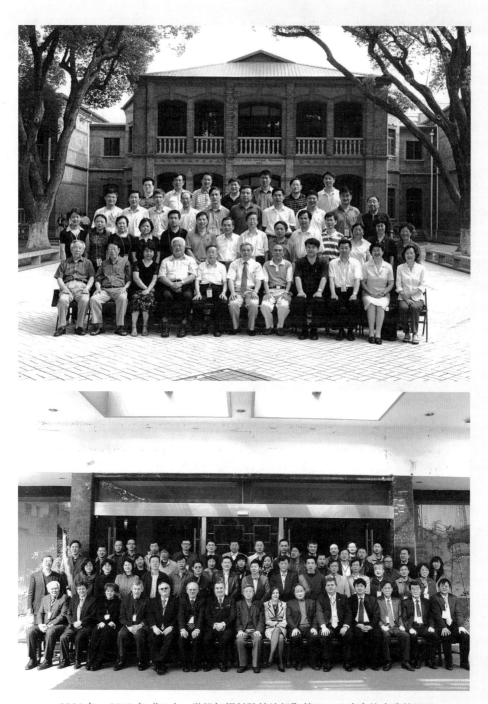

2004 年、2010 年"二十一世纪初辐射防护论坛"第五、八次会议在我校召开

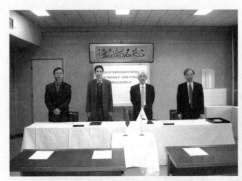
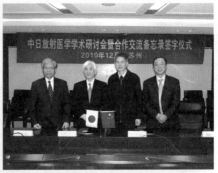
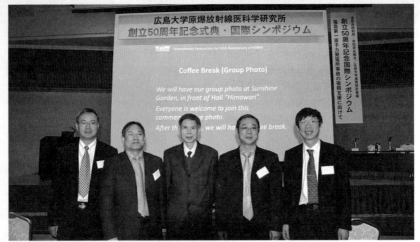
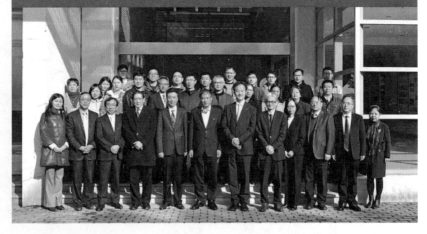

2004 年、2010 年、2019 年学院与日本广岛大学签署合作备忘录、参加国际研讨会、双边交流

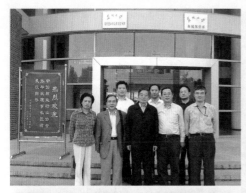

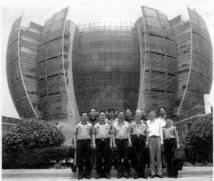

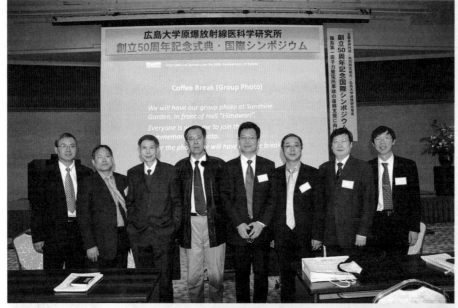

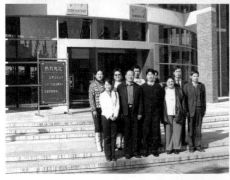

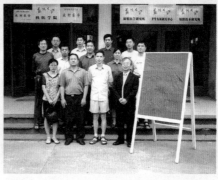

国内外交流与合作（一）

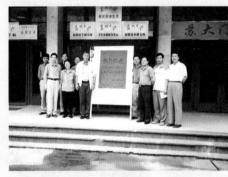
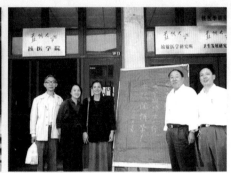
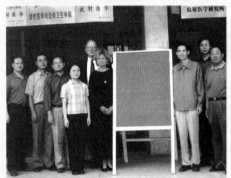
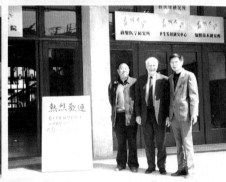
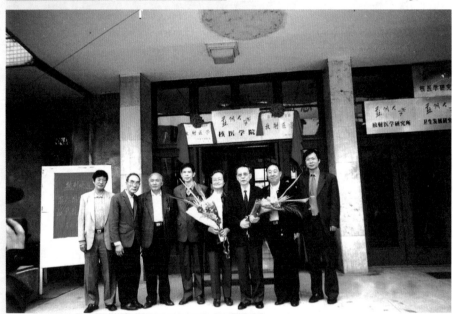

国内外交流与合作（二）

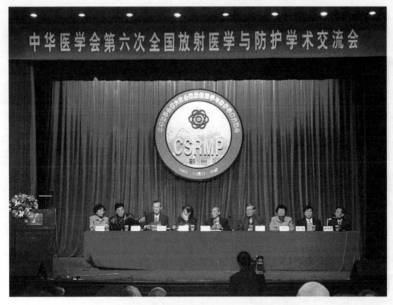

2002年全国放射医学与防护学术会议在我校召开

第三节　社会服务影响扩大

学院获批中华医学会"放射医学与防护"培训基地（2004年）、环境保护部"辐射安全与防护"培训基地（2006年）、"卫生部放射卫生监督培训基地"（2011年）、国家核事故应急协调委员会"国家核应急医学救援培训基地"（2014年）4个国家级培训基地。国核应委〔2014〕6号文件明确"国家核应急医学救援培训基地"的任务是"承担对核应急医学救援人员辐射损伤救治、人员辐射监测与防护等技术培训任务"。这些培训基地为学科发展和行业服务作出了重要贡献。

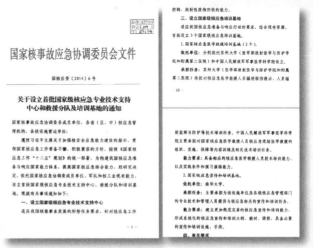

国家核事故应急协调委员会文件（国核应委〔2014〕6号）

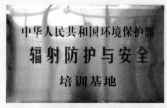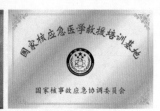

环境保护部、中华医学会、国家核事故应急协调委员会的放射工作人员培训基地

在努力完成教学与科研工作的同时，学院还注重科技成果转化和产品开发工作。面向地方经济建设，先后开展了医疗用品、药品和食品的辐照灭菌、新型医疗器械开发、新药研制与毒性评价等服务性项目。为核电站、核工业、医疗行业提供服务，包括：核电站放射性环境本底监测；核电站非放射性环境本底监测；核电站热发光剂量法（thermal luminescent dosimetry，TLD）监测服务；核电站职业病危害因素的监测和评价以及周边居民的膳食营养调查；医疗单位放射卫生职业病危害评价及环境影响评估；工业企业放射卫生职业病危害评价及环境影响评估等，并制定了"辐射流行病学调查规范"。产品开发在改善办学条件的同时，促进了地方经济的发展，也增加了教职工的经济收入。

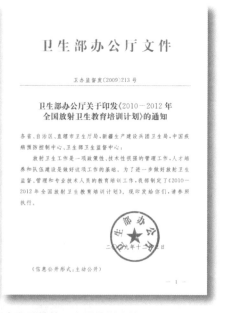

国家环境保护总局办公厅关于举办辐射安全和防护管理人员培训班的通知以及卫生部办公厅关于印发《2010—2012 年全国放射卫生教育培训计划》的通知

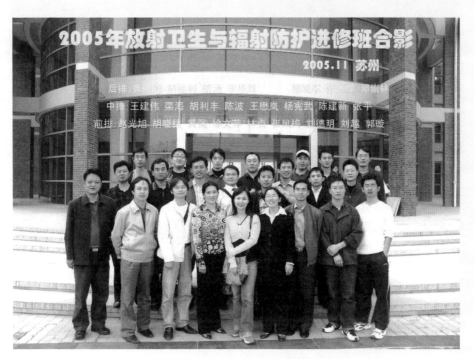

2005 年放射卫生与辐射防护进修班合影

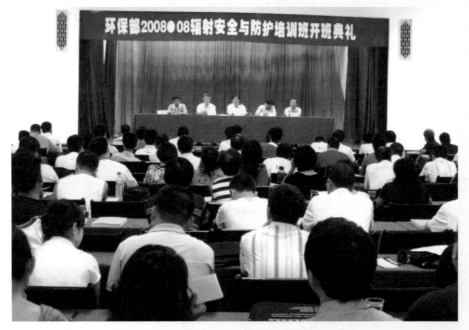

2008 年环境保护部辐射安全与防护培训班开班典礼

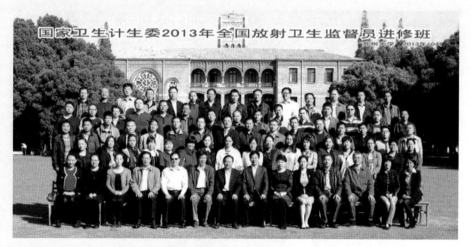

2013 年全国放射卫生监督员进修班合影

第四节　与时俱进抓好党建

2000 年 10 月成立中共苏州大学核医学院总支部委员会。2002 年 7 月核医学院更名为放射医学与公共卫生学院，2003 年 2 月中共苏州大学核医学院总支部委员会更名为中国共产党苏州大学放射医学与公共卫生学院总支部委员会。2003 年 11 月，根据《江苏省普通高等学校院（系）党建工作基本标准》的要求，经苏州大学党委常委会研究决定，成立中国共产党苏州大学放射医学与公共卫生学院委员会。2008 年 5 月，医学部放射医学与公共卫生学院委员会由刘芬菊、陈晓强、沈月平、钟宏良、曹建平（按姓氏笔画为序）等五名委员组成，陈晓强同志任书记。2008 年 9 月，聘任中国工程院院士潘自强为医学部放射医学与公共卫生学院名誉院长。这一阶段学院党委全面落实党建工作责任制，充分发挥组织动员的优势，全面做好并校衔接、抗击"非典"、校区搬迁、国家重点学科建设、本硕博人才培养体系的完善等一系列重大工作，取得了突出的成效。

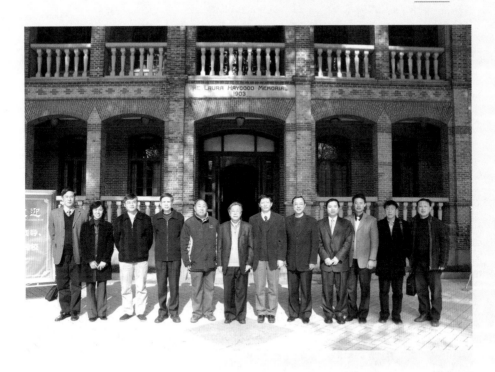

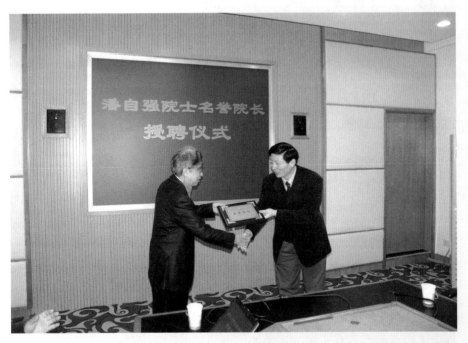

　　2008 年，时任苏州大学校长朱秀林为中国工程院院士潘自强颁发医学部放射医学与公共卫生学院名誉院长聘书

开展保持共产党员先进性教育。以"增强党员素质、加强基层组织、服务人民群众、促进各项工作"为目标，重点在于解决实际问题，特别是解决群众反映强烈的突出问题，以群众是否满意作为衡量标准。我院党员队伍中涌现出了一批保持共产党员先进性教育活动先进集体和个人。预防医学党支部获评先进党支部，缪世林获评校优秀党员。号召全体党员为实现可持续发展，为"建设特色学院、发展重点学科"，为学校创建"国内一流、国际知名综合性大学"目标的实现作出共产党员应有的贡献。

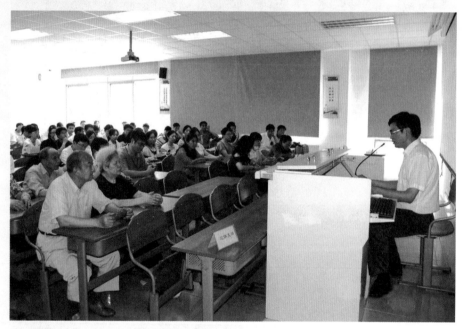

学院党委换届选举大会（2008 年 5 月）

做好学生思想政治工作。开展学生思想动态调查，全院在校 4 个年级共计学生 328 人，全部按时递交了调查报告。开学初我院即召开学生干部及普通同学座谈会，学院领导及分团委老师同广大学生面对面交流，全面了解学生思想状况。调查显示，关于国内形势的调查报告有 150 多篇，约占 48%。较多高年级（2001 级）学生深刻地认识到党的先进性的重要意义。其次是和同学们有密切关系的一些问题如就业、考研、教育改革的调查研究，约占 29%。正处于受教育阶段的大学生非常关心高等教育事业的发展，提出了一些高等教育质量与规模如何协调发展，高等教育如何科学发展的问题。针对并校、校区搬迁等有针对性地开展学生思想教育工作，取得了显著的成效。学院 2001—2002 年获评学校院系学生工作综合考评特色奖、2003—2004 年院系学生工作综合考评开拓创新奖、2005—2006 年院系学生工作综合考评先进集体，2007 年、2008 年放射医学与公共卫生学院团委两度获评苏州大学红旗团委称号，放射医学与公共卫生学院获评 2003 年学校就业工作先进集体，2004 年、2006 年度校级暑期社会实践活动优秀组织奖；孙静、黎春虹、舒洪灶获评优秀专职团干部，陈晓强获评院系学生工作综合考评先进个人，孙亮获评优秀班主任，黎春虹、叶明昌、戴建英先后获评就业工作先进个人，张寿华获评学校大学生思想政治教育工作先进个人。杨永生、许玉杰获评优秀共产党员，放射医学党支部获评学校先进基层党组织，陆思东获评优秀党务工作者，黎春虹获评优秀党支部书记。2006 年张寿华老师被评为苏州市"社会主义精神文明建设十佳新人"。

开展深入学习实践科学发展观活动，召开放射医学学科发展调研会。时任苏州大学校长朱秀林专题调研放射医学与公共卫生学院，明确指出放射医学学科发展怎样坚持"平战结合，医理渗透"和"广义放射医学"的建设方针，将放射医学与生命科学相结合，与环境科学相结合，与医学部乃至全校其他优势学科相融合，赢得更广研究领域、更大发展空间，作为学习实践科学发展观活动中要着力解决的问题之一。学院领导汇报了学院近年来的主要工作和发展思路。

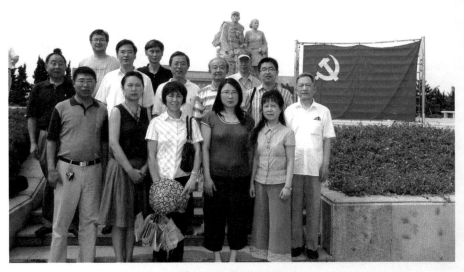

党支部书记培训学习合影留念

抗牢抗实基层党建工作责任。全面提高高校基层党组织建设工作的科学化、规范化和制度化水平，学院党委认真做好基层党组织考核、考评工作，完成好学院重点、重大工作。2003 年坚持贯彻"一手抗非典、一手抓建设"方针，进行了有关严重急性呼吸综合征（severe acute respiratory syndrome，SARS）防治知识的培训，建立了抗击"非典"的"抗非"专题网站和青年志愿者团队，积极参与苏州市建设一流公共卫生预防体系的工作，为战胜"非典"提供了专业支撑；2005 年 7 月完成校区搬迁，学院办学用房面积比在老校区有了较大幅度的提高，大大改善了教学实验条件，学院党委组织的"学习弘扬'三创'精神，建功立业新校区"活动获评学校最佳党日活动；2008 年配合完成好本科教学评估工作，朱巍、胡明江、易剑、李新莉、刘芬菊获评本科教学评估工作先进个人。基层党组织的党日活动制度不断强化，2004 年放射医学与公共卫生学院党委"昨天、今天、明天——踏寻中国共产党的光辉足迹"获评最佳党日活动三等奖，2005 年放射医学与公共卫生学院党委学生第二党支部的"追寻伟人的足迹，保持党员先进性"方案获得最佳党日活动方案立项。

第五节　人物撷英

童建　教授，博士生导师。1988 年毕业于南京医学院，1990—1992 年在美国纽约州立大学石溪分校做博士后研究，2000 年在日本山梨大学做高

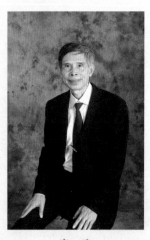

级访问学者。童建教授在生物节律分子机制和辐射生物效应等领域开展了系统的研究，开拓了时间毒理学方向，并将毒理学、放射医学与流行病学等学科相结合，针对氡、电磁辐射等的生物学效应开展了大量的基础研究和人群调查，确定了氡对肺支气管毒效应的剂量 - 反应关系，发现了氡暴露人群早期肺损伤的分子生物标志物，所取得的成果为该方向的研究奠定了基础。先后得到 6 项国家自然科学基金的资助，部分研究成果获省部级科技进步二等奖 1 项、三等奖 4 项。发表学术论文 200 余篇，主编和参编专著 8 部。曾

童　建

任中国中西医结合学会时间生物医学专业委员会主任委员、国家原子能机构专家组成员、中国毒理学会和中国核学会理事等。担任 *Toxicology Letters*、*International Journal of Radiation Biology*、*Journal of Toxicology and Environmental Health*、《毒理学杂志》、《中华放射医学与防护杂志》等期刊的副主编、常务编委或编委。童建教授长期担任学院的主要领导，组织申报放射医学国家重点学科、国防科工委重点学科、江苏省放射医学与防护重点学科、公共卫生与预防医学（一级学科）硕士点及博士点等，为放射医学、公共卫生与预防医学两个学科的发展作出了重要贡献。

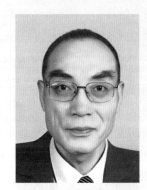

李士骏

　　李士骏　教授，博士生导师，享受国务院特殊津贴的专家，辐射剂量学专家。1963年毕业于复旦大学核物理专业，同年分配到苏州医学院工作，2000年随高校合并进入苏州大学。一直从事放射医学与防护的教学和研究，在辐射剂量学理论、内外照射防护以及辐射测量方面有深厚造诣。李士骏教授响应国家需求，编写了全国第一本《电离辐射剂量学》统编教材，首次系统阐述了剂量学理论、方法和基本应用，获原核工业部优秀教材奖；针对辐射防护氡测量中亟待解决的方法学问题，率先提出了"测定大气中氡-220子体浓度的两段法"并在实践中取得很好效果，获国防科学技术委员会嘉奖；针对防护中长期实际需求，计算并发表了785种"发射光子的放射性核素各向同性点源的剂量学常数"，极大方便了防护实践；结合内照射防护应用，系列阐释了ICRP内照射剂量的计算模式并将之用于核医学和开放型放射工作场所实践，取得了良好效果。长期担任《辐射防护》杂志编委。

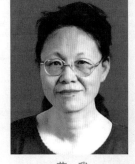

范我

　　范我　1941年生，江苏苏州人，研究员，博士生导师。1964年北京大学技术物理系毕业后，于中科院兰州近代物理所工作；其间80年代公派至德国留学8年。1991年工作调动到苏州医学院，在苏州医学院附二院核医学科工作。1995年起任职于苏州医学院放射医学系，从事放射性药物教学和科研工作。同年，她成功创建了放射医学系核医学专业方向博士、硕士点，实现了核医学专业方向从本科到博士的培养体系的学科点建设。全面培养各类临床和实验核医学专业人才，培养了9名硕士、7名博士。主编国内第一套核医学专业系列教材中的《核药学》一书，特别适用于核医学专业学生使用。1997年，范我主编《核药学》教材工作成果荣获了核工业总公司科技进步三等奖。此外，她还参编了多本核医学专著，如《肿瘤核医学》《核医学》《实验核医学》《PET诊断学》。

范我的研究方向为靶向性核药物在早期诊断肿瘤和心脑血管疾病中作用的研究，利用放射性示踪技术进行受体分析研究，用于人体的辐射吸收剂量估算等工作，为放射性药物临床前研究打下坚实基础；她是国内早期开发磁共振造影增强剂的工作者之一，开展靶向性纳米磁共振氧化铁研究，以及该纳米氧化铁的毒性研究等。范我还担任《同位素》《核化学与放射化学》编委，同位素学会和放射化学学会委员。在国内外刊物发表论文30多篇，承担省部级课题3项，获得省级科技成果奖3项。

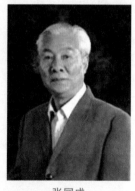

张同成

张同成　副主任技师。江苏常进人，1942年出生。1963年7月毕业于南京药学院附设药剂检验士学校医学检验专业，同年9月分配至苏州医学院流行病学教研室工作。刚到校就参与"江苏省钩端螺旋体病流行病学调查"的研究和防治工作，在70年代参与由236部队组织的全国钩端螺旋体快诊考核工作，采用自制的荧光诊断试剂，在多个钩端螺旋体病重流行区进行了双盲考核、推广和讲学。

1971年8月，接江苏省卫生厅通知立即赴南京参与处置一起近万人的原因不明的发热疾病的防治，经过流行病学调查和患者诊察，凌晨3点做出诊断，疫情被扑灭，其获省厅及军事管制委员会的好评。1977年5月至1979年3月，参加江苏省第三批赴藏医疗队，任教于西藏自治区第二卫生学校，培养了藏族第一代医学检验人员。参加海拔5 500米图门煤矿工人的体检，为自治区工人医院血库建立乙肝审核制度。80年代初，利用学院小型钴–60辐射装置，进行辐照灭菌等方面的系列研究，摸索出了一整套一次性使用医疗用品辐照灭菌以及临床安全使用的技术条件。创立了"一次性使用医疗用品卫生学管理模式"，创建了厂校挂钩模式。1991 年成立"苏州市医疗器械医药包装质量监督检验站"，任技术站长。1994 年参与创办二期"中核华东辐照有限公司"和"苏州大学卫生与环境技术研究所"，为苏州地区几百家企业的医疗产品质量监督检测提供服务。通过了美国 FDA 4 次审核，承担 70% ~ 80% 的我国出口医疗器械的质量检测任务。取得了极好的社会效益和经济效益。

张同成主编和参编专著 3 部，主持编写"一次性使用医疗器具质量管理讲义"，为行业规范发展奠定基础。成果获核工业部科技进步三等奖与二等奖。

张寿华（1931—2023 年）　1931 年 11 月生于江苏省丹徒县（现江苏省镇江市丹徒区），苏州医学院放射医学系放射化学教研室主任、讲师、副教授，主持放射化学学科的教学工作。完成了全国首部放射化学领域的高等学校教材《放射化学》的编写，并获核工业总公司高校原子能类优秀教材纪念奖。编写的《简明放射化学教程》荣获核工业总公司优秀教材奖。曾担任两届苏州市政协委员、农工党苏州市委老年工作委员会主任等。

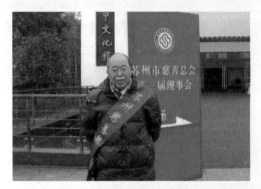

张寿华

1996 年，张寿华老师以个人名义发起社会"一帮一"助学活动，在苏州医学院设立了"帮困助学拼搏奖""助人为乐拼搏奖"。20 多年的助学路上，他先后为 600 多名家庭经济困难学生奔走募捐，金额达 500 多万元。"一圆学子求学梦、二送寒衣暖孩身、三奖感恩知拼搏"，这是张寿华老师帮困助学的真实写照。他的助学事迹先后被《新华日报》《扬子晚报》《苏州日报》《姑苏晚报》等新闻媒体所报道。张寿华老师帮困助学的事迹由苏州市政协和市委宣传部共同发起，以《托起明天的太阳》为剧名搬上了舞台，在苏州和南京两地公开义演。1998 年张寿华获江苏省教育委员会"风采工程"先进个人；2018 年被中共苏州市委老干部局评为苏州市"最美老干部"；

2003年获"全国教育系统关心下一代工作先进个人";2006年被农工民主党中央授予"全国社会服务工作突出贡献奖";2008年荣获苏州大学五四青年"特别感谢奖";2012年荣获苏州市政府颁发的苏州慈善奖"慈善楷模"奖牌;2015年被江苏省委组织部授予"全省离退休干部先进个人"。

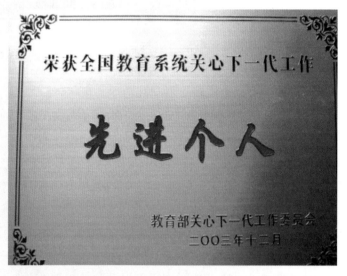

1998年张寿华获江苏省教育委员会"风采工程"先进个人

2003年张寿华获"全国教育系统关心下一代工作先进个人"

第四章

深耕国重　与"实"俱进（2011 年至今）

2011 年 6 月，为进一步促进放射医学学科、公共卫生与预防医学学科的发展，苏州大学决定撤销医学部放射医学与公共卫生学院，分别组建放射医学与防护学院和公共卫生学院 2 个独立的学院。

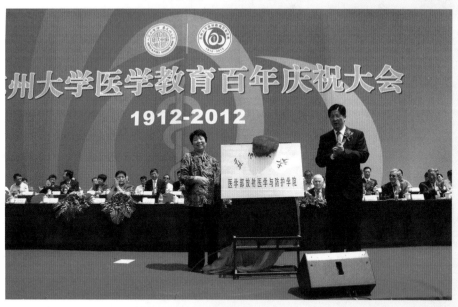

放射医学与防护学院揭牌仪式（2012 年）

2012 年 9 月 1 日聘任中国科学院柴之芳院士担任放射医学与防护学院院长、放射医学及交叉学科研究院院长。在

柴之芳院士的率领下，在全体师生的共同努力下，学院的发展掀开了崭新
的篇章。

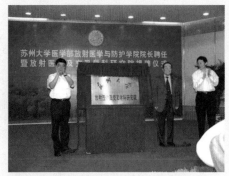
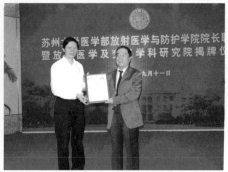

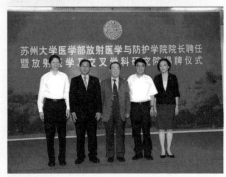

2012年9月1日，放射医
学与防护学院院长聘任暨放射医
学及交叉学科研究院揭牌仪式
（左图从左开始：时任苏州大学
校长朱秀林、中国科学院赵宇亮
院士、柴之芳院士、时任苏州大
学党委书记王卓君、时任苏州大
学副校长蒋星红）

放射医学与防护学院是我国高校中唯一一个专门培养放射医学高层次
人才的学院。在人才培养和学科建设中，学院在守正的基础上，不断地做
大做强"核"特色优势。

第一节 人才强院开新局

一、师资队伍建设

2011 年，新成立的放射医学与防护学院当时教职员工共 29 人，其中，教师 26 人（正高 7 人、副高 10 人、中级 7 人、初级 2 人），行政人员 3 人。

2012 年 9 月 1 日，苏州大学聘任中国科学院柴之芳院士担任放射医学与防护学院院长、放射医学及交叉学科研究院院长。柴之芳院士与学院每一位教师谈心，准确把握当时学院的状况，激发全院教师求新发展、特色发展的力量，明确提出了"民主办院、开放兴院、人才强院、与实俱进"的办院方针，汇聚各方办学发展的力量。在师资队伍建设方面，柴之芳院士将学校支持其本人的七千万元启动经费中的

办院方针

大部分用于人才引进，广纳贤才。在 2013—2024 年期间，学院先后从美国圣母大学、北卡罗来纳州立大学、斯坦福大学、加州大学洛杉矶分校、西北大学、得克萨斯大学西南医学中心、纽约大学兰贡医学中心、美国罗格斯大学、澳大利亚伍伦贡大学、澳大利亚昆士兰大学、意大利帕多瓦大学、新加坡国立大学、新加坡南洋理工大学、弗吉尼亚联邦大学、荷兰代尔夫特理工大学、日本滋贺医科大学、日本广岛大学、德国多特蒙德工业大学等 20 多所国际著名高校，以及从中科院系统（近代物理研究所、福建物质结构研究所、宁波材料技术与工程研究所、化学研究所、上海应用物理研究所、合肥分院、高能物理研究所、大连化学物理研究所、深圳先进技术研究院）、国家纳米科学中心、南开大学、浙江大学、山东大学、兰州大学、北京航空航天大学、华中科技大学、南京大学、清华大学、四川大学、中山大学、吉林大学、中国科学技术大学等 20 多所国内"985"高校和科研院所，共引进各类人才 106 名。引进人才的专业涵盖了材料学、化学、材料物理与化学、生物医学工程、生物化工、原子与分子物理、放射医学、分子医学、核燃料循环与材料、核科学与技术、粒子物理与核物理、电子信息工程等，充分体现了放射医学学科交叉和融合的特点。

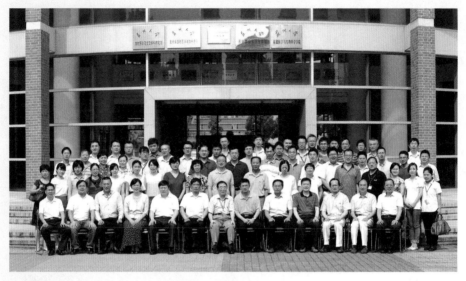

学院教职工合影（2014 年）

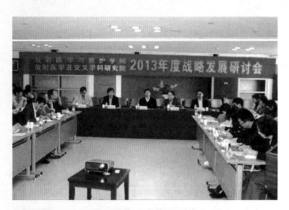

第一次战略发展研讨会

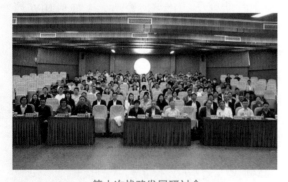

第十次战略发展研讨会

根据学科发展和科学研究的需要，学院设立了 7 个研究中心：核能环境化学研究中心、分子影像与核医学研究中心、辐射防护与核安全研究中心、多模态辐射技术研究中心、放射生物学研究中心、辐射纳米毒理学研究中心、靶向放射药物创新和转化中心。2013 年起，柴之芳院士每年组织召开学院战略发展研讨会，邀请校内外专家和领导为学科建设、科学研究把脉指向，对学科发展和科研创新方向开展深度研讨，明确下一年度的建设发展方向。

到 2024 年，学院已经建成了一支由柴之芳院士领衔、专业结构合理、具有国际竞争力的高水平教师队伍。拥有中国科学院院士、国际宇航科学院院士、"973 计划"首席科学家、国家杰出青年科学基金获得者、国家重大人才工程项目人、国家优秀青年科学基金获得者、国家海外高层次人才、国务院学位评定委员会学科评议组成员、教育部高等学校教学指导委员会成员等共 20 多人次。17 名教师在国际组织和刊物任职，其中 5 人任主席、副主席、主编等重要职务。2017 年、2020 年、2022 年，学院 3 个团队分获江苏省双创团队，2020 年获科技部"放射医学与辐射防护创新团队"，王殳凹团队获苏州魅力科技团队（2023 年）。王殳凹教授荣获第 25 届"中国青年五四奖章"。学院师资涵盖医学、物理、化学、生物医学工程、原子能科学技术、纳米材料和计算生物学等不同学科，体现多学科交叉融合、协同创新的优势。

2014 年 5 月 12 日，柴之芳院长在放射医学与防护学院成立 50 周年纪念大会上，指出"五十知天命！我们的天命是建成在国际上有重要影响、国内放射医学和辐射防护行业的重量级团队，相关产业的研发平台、高端人才的培养基地，成为国家级放射医学创新中心"，明确提出了学院 2015—2020 年的建设目标：科学能力方面，在 1～2 个放射医学重要科学问题上有标志性成果，每年 100 篇 SCI 论文，其中 5 篇左右在国际顶级刊物上发表；教学与人才培养方面，办好放射医学 MOOC（慕课），提高奖学金额度，激励学生努力学习；行业服务方面，新孵化 1 家放射医学企业，对放射医学行业人员贡献率达到 40%，成为对放射医学和辐射防护行业服务的重点单位；经费支撑方面，年经费争取达 5 000 万元；队伍建设方面，未来 5 年引进或培养更多杰出人才，研究队伍达 100 人；学科平台方面，1 个国家重点实验室。到建系办学 60 周年时，以上的目标全部达成。

在 50 周年院庆之际，我国放射医学及相关领域的院士为学院题词。柴之芳院士的题词是"育辐射人才、攀放医高峰"；陈达院士的题词是"加强协同创新、发展特色学科"；程天民院士的题词是"奋发半世纪、造福全人类"；潘自强院士的题词是"继往开来，把我国放射医学提高到更高水平，为我国核事业作出更大贡献"；阮长耿院士的题词是"加强协同创新，促进学科发展"。院士们的题词既是对学院 50 年历程的肯定，更是对学院今后工作的期盼。

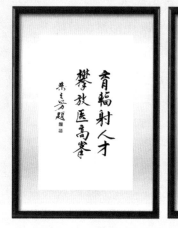

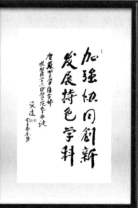

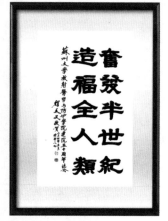

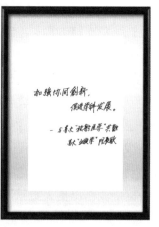

柴之芳、陈达、程天民、潘自强、阮长耿院士为学院50周年院庆题词

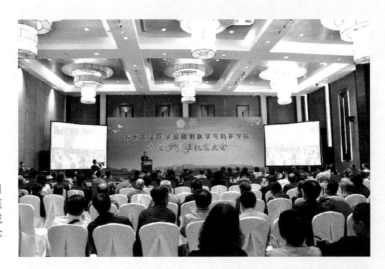

2014 年 5 月 12 日，放射医学与防护学院成立 50 周年纪念大会

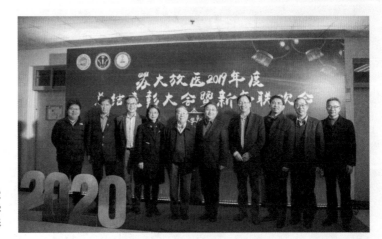

2020 年，时任苏州大学党委书记江涌与学院领导班子合影

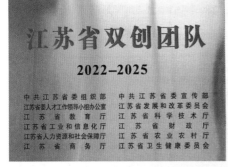

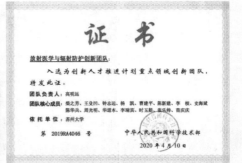

江苏省双创团队和科技部创新团队

二、专业建设

放射医学本科专业：学院时刻牢记服务我国核事业的建院初心，紧扣"两弹一星"精神和"医者仁心"两条主线，形成了以党建引领课程思政等全方位专业思政教学体系。2012年全体本科生实行导师"陪伴计划"，核心教学团队与课程均入选了校级课程思政项目，强调培养"有思想、有爱心、有品味、有担当、有奉献"的放射医学人才。近年来，学院以学科核心竞争力为基石，将医学教育、科学研究、产业发展和临床实践四方紧密结合，形成"以学科优势为引领，以四方融合为动力"的人才培养理念，促进学科优势与人才培养的交融贯通，促进科技创新、临床研发与放射医学拔尖创新人才培养体系深度融合、协同发展，以高水平科研支撑拔尖创新人才培养，以拔尖创新人才服务放射医学学科高质量发展。

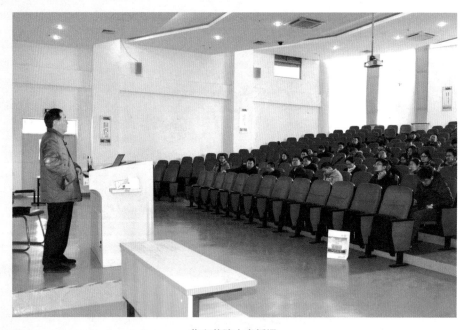

柴之芳院士在授课

柴之芳院士高度重视本科生与研究生的培养工作，个人出资成立放射医学与交叉学科研究院奖学金，累计捐资 100 万余元，120 余名师生获得奖励。学院还设立了"泰和诚""华益科技"等一大批企业支持的奖学金项目，用于对品学兼优的研究生与本科生的奖励，以激励学子奋发图强、勇攀高峰，也体现了社会力量对学院人才培养的大力支持和对放射医学专业学生的关爱。

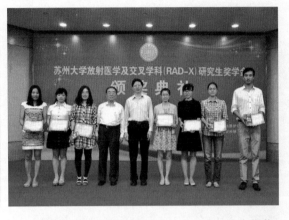

柴之芳院士对放射医学学生的殷切希望

首届放射医学及交叉学科（RAD-X）研究生奖学金颁奖典礼（2013年）

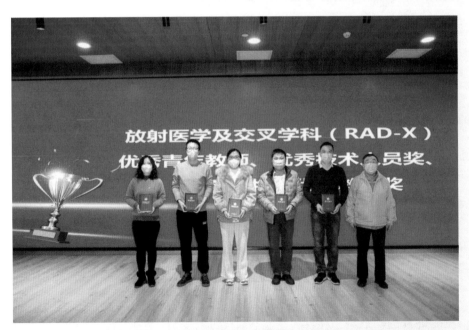

放射医学及交叉学科（RAD-X）优秀青年教师、技术员颁奖典礼（2023年）

学院拥有基础医学（放射医学）博士后流动站；放射医学（二级）、特种医学（一级）博士点；放射医学、生物医学工程硕士点；放射医学五年制本科专业。

2020 年版的《普通高等学校本科专业目录》再一次明确了放射医学专业（100206TK）是临床医学类五年制本科专业，同时也是国家特控专业。据此，进一步明确了放射医学专业的人才培养目标是，坚持面向人民生命健康、面向国家核安全和核能的可持续发展，秉持"以医报国、以核报国"的宗旨，为我国医疗卫生事业、国防事业、核工业、辐射防护等领域培养具有崇高理想和扎实放射医学专业知识与技能的高素质复合型人才。学院为放射医学专业设置了放射治疗、核医学、医学物理 3 个课程分组，每一届学生人数达到 120 人。放射医学专业先后建设成为了江苏省特色专业（2006 年）、国家特色专业建设点（2010 年）、江苏省重点专业（临床医学类，2012 年）、江苏省品牌专业（2018 年）、省级一流本科专业建设点（2019 年），2021 年放射医学被教育部批准为国家级一流本科专业建设点。放射医学专业在 2022—2024 年上海软科专业排名中分列第一、二位，为苏州大学的 A+ 专业。

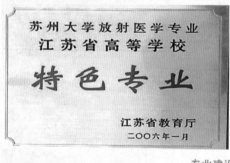

专业建设成果

在课程建设方面，柴之芳院士领衔讲授的"放射医学概论"获国家级一流本科课程（2020 年）；柴之芳院士领衔的"医教研协同融通的放射医学卓越人才培养模式研究与实践"获江苏省教学成果二等奖（2022 年）。同时，"放射医学进展"获江苏省研究生课程思政示范课程；涂彧教授领衔讲授的"放射卫生学（一）"获江苏省一流本科课程。周光明教授主持的"放射医学拔尖创新人才培养的科教融汇新范式构建与实践"获批江苏省教改课题项目。"精准放射医学"微专业正式上线向校内外开放。

学院目前出版教材5本，包括：《简明放射医学》《载人航天放射医学》《质子重离子肿瘤治疗技术基础》《核与辐射事故医学救援与应急管理》《放射卫生检测与评价》。

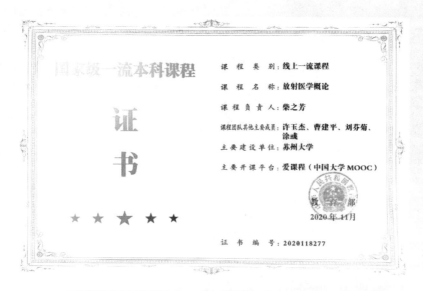

"放射医学概论"国家级一流本科课程证书（2020年11月）

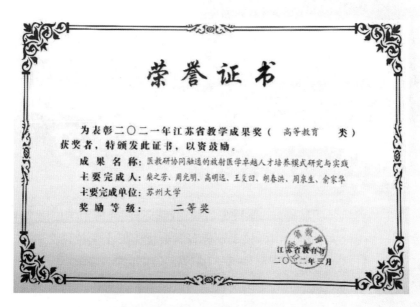

江苏省教学成果二等奖证书（2022年3月）

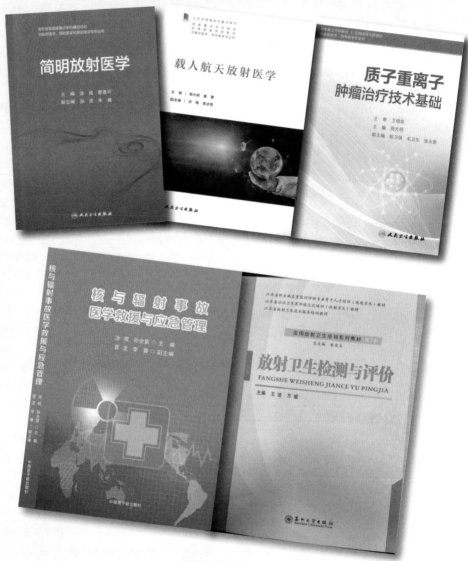

学院出版的教材

学生培养质量明显提高。学院先后获得江苏省优秀博士学位论文4篇、优秀硕士学位论文1篇，中国核工业教育学会优秀博士学位论文一、二等奖各1篇；11人获评江苏省级优秀学生干部，江苏省三好学生，江苏省优秀毕业生。大批毕业生进入全国高校、科研院所、三甲医院相关科室担任骨干。

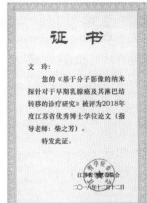

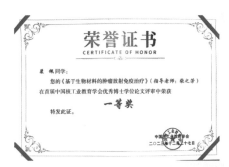

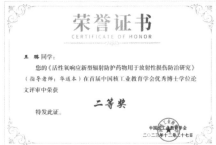

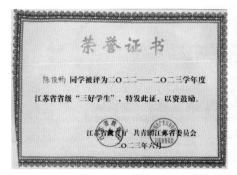

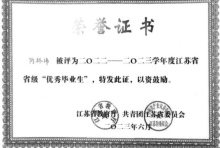

部分学生获奖证书

学生课外科研能力提升，并屡获嘉奖。在第七、八届全国高校"核+X"创意大赛中成功斩获一等奖，连续七年参加全国高校"核+X"创意大赛，多次荣获各类奖项；获得第八届全国大学生基础医学创新研究暨实验设计论坛国家级金奖 1 项、一等奖 1 项；获得第八届全国大学生生命科学竞赛（创新创业类）一等奖 2 项；江苏省大学生生物医学工程创新设计竞赛省级一等奖 1 项；等等。令人鼓舞的是，由王殳凹老师指导的王玉民等同学的作品荣获 2017 年第十五届"挑战杯"全国大学生课外学术科技作品竞赛国家级一等奖；由胡文涛、吴安庆、刘璐老师指导的作品荣获 2023 年第十八届"挑战杯"全国大学生课外学术科技作品竞赛国家级一等奖；由孟煊宇、刘胜堂老师指导的作品荣获国家级二等奖。

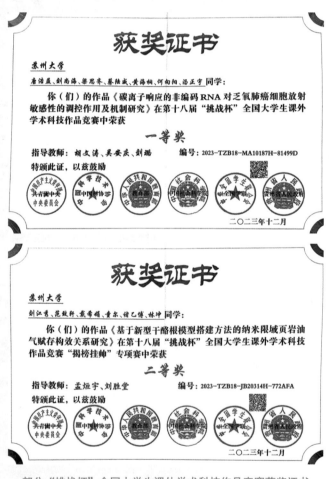

部分"挑战杯"全国大学生课外学术科技作品竞赛获奖证书

回顾历史，自20世纪60年代以来，我国培养放射医学本科人才的只有吉林大学和苏州大学2所高校。随着我国医疗卫生事业的发展和核辐射技术的广泛应用，对放射医学的人才需求越来越迫切，我国具有放射医学本科专业的高校从原本的2所，增加到今天的9所（苏州大学、吉林大学、包头医学院、安徽医科大学、温州医科大学、南京医科大学、福建医科大学、山东第一医科大学、新乡医学院），其招生规模增加到今天的约600人。

至今，苏州大学放射医学专业已经培养40多届本科生，共3 246名，培养硕士研究生969名，博士研究生270名，为我国核工业、全国放射肿瘤和核医学培养了一大批专业人才，同时，为国家输送了一大批优秀的核安全防护和核辐射医学方面的国家核应急专家。

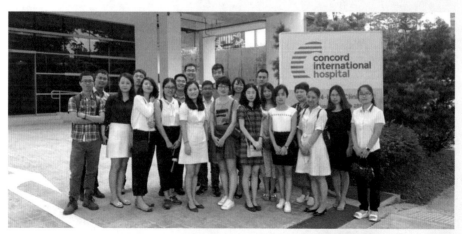

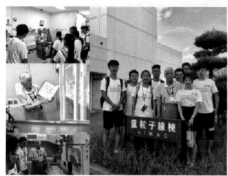 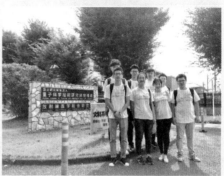

国际游学（新加坡、日本）等专业拓展实践课程

学院有丰富的放射医学专业的办学经验、完备的教师队伍、系统的课程体系、科学的培养方案。2022 年 8 月，学院主办了首届全国放射医学专业建设与人才培养研讨会，就放射医学专业建设、课程改革、教材编写、创新拔尖人才培养、医教研协同育人等方面开展了广泛的交流。2023 年 9 月，由人民卫生出版社主办、我院承办的全国高等学校放射医学专业规划教材编写论证会在苏州召开，在全面梳理目前放射医学本科教学中开设的专业课程与使用的教材的基础上，充分论证放射医学规划教材编写的必要性、可行性，提出了放射医学教材规范化、系统化的设想与方案。2024 年 3 月，人民卫生出版社印发了《关于组织开展全国高等学校放射医学专业教材调研及启动全国高等学校放射医学专业第一轮数字规划教材编写工作的通知》，标志着放射医学数字规划教材编写计划启动，教材计划在 2 年时间内出版，全面提升我国放射医学人才培养质量。

三、学科建设

国务院学位委员会于 2011 年设立了特种医学一级学科（1009），下设 8 个学科方向，包括：航空与航天医学、航海与潜水医学、放射医学、高原医学、应激医学、运动医学、职业病学、法医学。我国现有苏州大学、中山大学、海军军医大学、陆军军医大学、空军军医大学、山西医科大学、南通大学、青岛大学、北京航空航天大学、南方医科大学、四川大学、中南大学等 12 所高校拥有特种医学学科。苏州大学放射医学与防护学院以放射医学为核心学科方向，于 2011 年首批建成具有鲜明"核"特色的特种医学一级学科博士点，2012 年获批特种医学博士后流动站。2011 年获批建设江苏省高校优势学科，2022 年三期期满验收获评"优秀"，至今已经经历了 3 个建设周期。

学院的特种医学学科在教育部第五轮学科评估中被评为该学科中唯一的 A+ 学科；在中国最好学科排名中 4 次位列第一。特种医学是苏州大学一流培育学科；2023 年"特种医学"江苏高校优势学科四期立项，目标是进入一流学科建设行列（2022—2025 年）。拥有 IAEA"辐射应急管理地区学校"和哥伦比亚大学医学中心"辐射研究卫星实验室"；获批国家留学基金委创新人才国际合作项目，加强了与日本放射医学研究所、广岛大学原爆医学研究所等科研合作和国际化人才培养力度。学院牵头成立的全国放射医学与防护行业联盟，提升了承担国家重大科技项目的能力，引领我国核相关行业的创新发展。创办了我国放射医学领域第一本英文刊物 *Radiation Medicine and Protection*。柴之芳院士和杨凯、李瑞宾、王殳凹教授连续多年入选科睿唯安全球"高被引科学家"名录，17名教师在国际组织和刊物中任职，其中5人任主席、副主席、主编等重要职务。

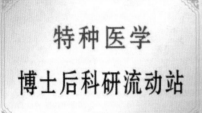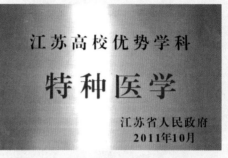

特种医学博士后科研流动站（2012年）、特种医学江苏省高校优势学科（2011年）

本学科旨在培养具备基础医学、临床医学、放射医学的理论知识与技能，掌握放射医学及相关领域的发展趋势，具备独立从事核事故医学应急救援、肿瘤放疗、分子影像与核医学、航天医学、核安全与辐射防护知识水平与技术能力等复合型、创新型高层次人才。

放射医学：探讨不同 LET 辐射生物效应、辐射对干细胞的作用及机制、阐明电离辐射损伤的分子机制，为提高放射治疗的精准性奠定科学理论基础；进一步开展辐射防护新原理、新机制和新方法研究，构建新型辐射防护药物体系，实现辐射剂量的精确测定和核能放射性污染的有效治理，为辐射防护和核应急提供科学依据和技术保障。

分子影像与核医学：开展放射诊疗一体化分子影像、核医学影像组学、纳米诊疗药物和质子／重离子辐射治疗的研究，为恶性肿瘤、心脑血管病、神经退行性疾病的精准放疗提供三维空间影像数据和图谱，实现恶性肿瘤等重大疾病的早期诊断、转移预警、疗效评估。

航天医学：探讨不同 LET 辐射生物效应、辐射对干细胞的作用及机制、空间辐射生物效应，阐明电离辐射损伤的分子机制，为提高放射治疗的精准性和载人航天的安全性奠定科学理论基础。

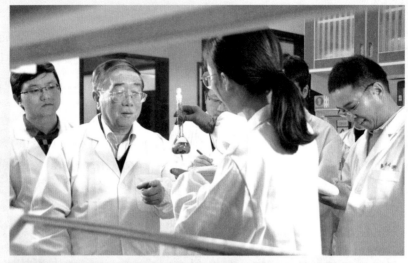

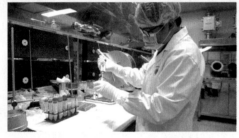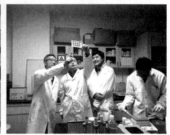

开展科学研究

生物医学工程硕士点：生物医学工程专业主要开展辐射技术在医学诊断、治疗、防护和辐射探测应用中的技术研究和相应的人才培养。学院计划再经过 5 年的奋斗，争取成为国内辐射技术医学应用的主力研发单位和人才培养基地之一。经过 20 年的建设，本专业已形成了 3 个稳定的、特色鲜明的招生和培养方向：医学物理和保健物理、辐射与纳米毒理、定量系统生物学。培养目标定位：培养遵纪守法，身怀良好道德修养，具有厚实专业知识、独立工作能力和团结协作精神，能为国服务的生物医学工程人才。生物医学工程是多学科交叉的学科，要求研究生掌握核辐射物理、生物医学仪器、电子信息、生物医学材料、辐射化学、医学影像、生物、医学等方面的理论基础和实验技能，了解本学科发展前沿和动态，为将来独立开展本学科技术研发和服务奠定知识及技术基础。学生毕业后能在相关科研院所、企业、国防、高校等单位从事相应的研发、维护、应用、教学等方面工作。

　　医学物理和保健物理：涵盖精确放疗中医学物理、电离辐射职业危害防护技术、实用辐射探测技术研究及生物医学成像方法研究。主要研究内容：（1）电离辐射在医学诊断和治疗应用中的物理基础、剂量学方法和技术；（2）电离辐射应用中辐射防护的技术与方法，辐射防护工程设计、辐射防护仪器设备研制、辐射剂量测量与计算；（3）新型辐射测量技术与方法，核事故应急环境微量或痕量放射性核素快速准确测量技术与方法，失管弱放射源或弱放射性废物的快速移动监测技术；（4）MRI 图像分析、基于 MRI 的人体肌肉骨骼系统的功能整合等方面的研究，医学图像处理、医学可视化及计算机辅助诊断和治疗；（5）培养放射治疗与放射诊断仪器设备研发、维护、使用的中高级工程技术人才。

　　辐射与纳米毒理：涵盖化学合成、材料制备、测试表征、细胞与分子生物学以及细胞成像的软硬件开发，实现对放射纳米材料的毒理评价及放射医用材料安全性评估。在以下两个方面具有领先和发展优势：（1）抗辐射纳米技术和放射治疗纳米技术的研发与应用；（2）放射性核素标记或掺杂功能纳米材料及放射性纳米颗粒对人体的影响及风险评估。

　　定量系统生物学：涵盖计算生物、生物物理、计算化学、生物信息学、系统生物学、分子细胞学和纳米生物药学等。主要研究内容：（1）定量生物与放射医学；（2）（辐射）纳米药物设计及纳米材料的生物功能；（3）大分子与生物表界面及蛋白质折叠与功能技术。在新药研发和医用材料创新方面具有相当的基础研发优势。

　　2012 年以来学院重点、重大项目及科研获奖情况分别见表 4-1、表 4-2 所列。

表 4-1　2012 年以来学院重点、重大项目一览表

年份	姓名	题目	来源	经费/万元
2013 年	文万信	面向 PGNAA 物理目标的探测器系统的研制	国家重大科学仪器设备开发专项	501.6
2013 年	涂 彧	聚变堆辐射环境影响	国家磁约束核聚变能发展研究专项	271
2013 年	葛翠翠	核酸药物纳米载药系统的药动学和组织分布及初步安全性评价	国家重大科学研究计划子课题	180

年份	姓名	题目	来源	经费/万元
2013 年	华道本	功能化纳米结构材料在乏燃料后处理中的应用基础研究	国家自然科学基金重点项目子课题	140
2013 年	杨红英	空间辐射与微重力复合作用所诱发的上皮细胞间质转换及其在肿瘤发生中的作用	国家自然科学基金重点项目子课题	108
2013 年	陈丹丹	视网膜多模态医学影像处理与分析及其应用基础研究	科技部青年"973"计划子课题	100
2014 年	王殳凹	环境放射化学	国家自然科学基金优秀青年科学基金项目	100
2015 年	李桢	基于超声辐射力的深部脑刺激与神经调控仪器研制	国家重大科研仪器研制项目(子项目)	268
2015 年	王殳凹	核能环境放射性污染防治中的锕系元素配位化学研究	国家自然科学基金联合基金项目(合作)	175
2015 年	张舒羽	辐射损伤机理与救治	国家自然科学基金优秀青年科学基金项目	130
2016 年	王殳凹	长寿命核素分离与化学行为研究子课题	科工局挑战计划	280
2016 年	杨红英	碳离子脑部照射对海马认知损害的风险评估及相应神经发生微环境变化的机制研究	国家自然科学基金联合基金	240
2016 年	曹建平	分子功能影像与生命组学引导肿瘤多线束放疗敏感性预测	国家重点研发计划"精准医学研究"	210
2016 年	史海斌	肿瘤诊疗与原位疗效评价一体化探针构建及应用研究	国家重点研发计划"数字诊疗装备研发"重点专项青年课题	100
2017 年	柴之芳	乏燃料后处理复杂体系中的锕系元素化学研究	国家自然科学基金重大项目	1 669.6
2017 年	涂彧	我国核工业部分典型单位从业人员健康状况 60 年辐射流行病学回顾性调查及前瞻性队列的建立	"十三五"核能开发科研第二批项目	1 000

续表

年份	姓名	题目	来源	经费 / 万元
2017 年	王殳凹	常温常压到极端条件下锕系元素的裂变产物含氧酸盐固体化学研究	国家自然科学基金国际合作	200
2017 年	华道本	CFETR 氚工厂安全关键技术研究	国家重点研发计划子课题	180
2017 年	王艳龙	用于中能 X 射线波段 3p/4d/5f 元素价电子结构研究的高能量分辨光谱仪研制	基金委国家重大科研仪器研制项目	150
2018 年	李 桢	新型纳米氧化铁磁共振造影剂的宏量制备及临床转化研究	国家重点研发计划"纳米科技"重点专项	519
2018 年	王殳凹	环境放射化学	国家杰出青年科学基金	350
2018 年	涂 彧	流出物中放射性核素对敏感水生动物的辐射影响	国家自然科学基金联合基金重点项目	268
2018 年	华道本	多离子印迹硅基材料用于高盐低放废水深度净化的应用基础研究	国家自然科学基金联合基金重点支持	268
2018 年	柴之芳	生物相容性氧化铁纳米颗粒的安全性评估	国家重点研发计划子课题	254.7
2018 年	许玉杰	建立放射防护和放射性核素辐射安全评估框架平台技术体系	国家科技重大专项（重大新药创制）项目课题	160
2018 年	朱 然	特异性探针的构建及体内成像应用评估	国家重点研发计划"纳米科技"重点专项子课题	158.7
2018 年	杨 凯	功能纳米材料在肿瘤放疗中的应用探索	国家自然科学基金优秀青年科学基金项目	130
2019 年	杨 凯	海藻酸钠 / 咪喹莫特微球在肿瘤重离子免疫联合治疗中应用基础研究	国家自然科学基金联合基金项目	300

续表

年份	姓名	题目	来源	经费/万元
2019 年	周如鸿	选择性吸附分离水溶性裂变产物的金属有机框架材料的设计与机理研究	国家自然科学基金联合基金项目	269
2019 年	曹建平	多组学联合的生物辐射敏感分子标志物研究	国家自然科学基金联合基金项目	267
2019 年	李瑞宾	金属基纳米颗粒毒理学构效关系探索及其安全设计与合成的研究	国家重点研发计划（政府间国际合作）	103
2020 年	葛翠翠	生物界面蛋白质冠主动精准调控与高效递送载体构建	国家重点研发计划子课题	132.8
2020 年	葛翠翠	纳米环境健康效应	国家自然科学基金优秀青年科学基金项目	120
2021 年	周光明	航天极端环境致机体损伤的风险评价与健康监测研究	国家自然科学基金重大项目课题	370
2021 年	崔家斌	纳米探针的传感以及活体成像	国家自然科学基金–海外优秀青年科学基金项目	300
2021 年	高明远	超小磁性氧化铁纳米多功能对比剂相关基础研究	国家自然科学基金重点项目	290
2021 年	王殳凹	有机框架材料及气体传感技术	科技部国家重点研发计划	280
2021 年	第五娟	新型双功能铀促排剂研究	国家自然科学基金联合基金重点支持	255
2021 年	何亦辉	用于核医学成像的钙钛矿半导体探测基元研究	科技部国家重点研发计划	226
2021 年	汪 勇	活体成像分析	国家自然科学基金优秀青年科学基金项目	200
2022 年	王殳凹	面向高放射性锕系元素化学研究的台式 X 射线吸收谱仪研制	国家重大科研仪器研制项目	845.92

续表

年份	姓名	题目	来源	经费 /万元
2022 年	王殳凹	新型填料材料研究及其在含氚废水精馏处理技术中的应用	国家重点研发计划（政府间国际科技创新合作）	300
2022 年	曹建平	完善消化肿瘤 HFRT 的放射防护与损伤控制体系	科技部	300
2022 年	何亦辉	钙钛矿半导体探测器中信息载流子的传输及收集机理研究	国家自然科学基金联合项目	280
2022 年	涂　彧	氡与气载放射性智能化监控及其联合暴露致肺损伤筛查关键技术研究	国家重点研发计划	250
2022 年	王亚星	锕系核素分离与资源化	国家自然科学基金优秀青年科学基金项目	200
2022 年	曾剑峰	纳米分子影像探针及活体成像	国家自然科学基金优秀青年科学基金项目	200
2022 年	张昊文	FLASH 光子放疗联合肿瘤免疫治疗的最适物理参量及生物机制研究	国家自然科学基金重点项目子课题	116.4
2023 年	文万信	空间应用系统实验舱 I 任务舱内辐射环境测量模块研制（第二阶段）	中科院上海技术物理研究所	720
2023 年	史海斌	智能光控肿瘤诊疗研究	国家杰出青年科学基金	400
2023 年	王殳凹	低活度含氚废水浓缩去除新材料与新工艺研究	国防科工局核能开发项目	350
2023 年	王亚星	面向乏燃料溶解液微颗粒筛分的复合膜制备及应用研究	国家自然科学基金联合基金重点项目	259
2023 年	张海龙	高温熔盐体系中超铀元素的化学行为及其组分分离研究	"叶企孙"科学基金项目子课题	129.5

表 4-2 2012 年以来科研获奖一览表

序号	获奖项目	获奖人	获奖级别	授奖单位	获奖年份	协同单位
1	核与辐射突发事件急性放射损伤救治技术的研究	杨占山,张舒羽,许玉杰,曹建平,朱南康,舒泉水	高等学校技术发明奖二等奖	教育部	2014 年	苏州大学
2	急性放射损伤救治新技术的研究	杨占山,张舒羽,许玉杰,曹建平,华道本,朱南康	技术发明奖二等奖	中国核能行业协会	2014 年	苏州大学
3	核导弹坑道中氚水平监测及高氚暴露对机体影响与防护措施研究（2015-2-28-2）	涂彧等	二等奖	中国人民解放军总后勤部	2015 年	第二炮兵总医院,苏州大学
4	恶性肿瘤诊治中分子影像技术新进展	章斌,李桢	华夏医学科技奖三等奖	中国医疗保健国际交流促进会	2016 年	苏州大学附属第一医院,苏州大学放射医学与防护学院
5	肿瘤辐射生物学效应及临床应用	王忠敏,刘芬菊	华夏医学科技奖二等奖	中国医疗保健国际交流促进会	2016 年	上海交通大学,苏州大学
6	中国分子筛	王殳凹	新秀奖	中国化学会分子筛专业委员会	2017 年	苏州大学
7	肿瘤辐射增敏机制及其临床应用研究	刘芬菊等	江苏省科学技术奖三等奖	江苏省人民政府	2017 年	苏州大学
8	肿瘤光学治疗与新型诊疗技术中的功能纳米材料研究	刘庄,杨凯,程亮,汪超,冯良珠	江苏省科学技术奖一等奖	江苏省人民政府	2017 年	苏州大学

续表

序号	获奖项目	获奖人	获奖级别	授奖单位	获奖年份	协同单位
9	核能放射性污染防治应用基础研究	王殳凹,柴之芳,第五娟,肖成梁,王亚星,王艳龙,陈兰花	江苏省教育教学与研究成果奖（研究类）二等奖	江苏省教育厅	2018年	苏州大学
10	基于新型纳米复合体的细菌感染成像和治疗研究	王建浩,李永强,邱琳,蒋鹏举,杨宝珠	江苏省教育教学与研究成果奖（研究类）二等奖	江苏省教育厅	2018年	常州大学,苏州大学
11	肿瘤辐射增敏机制研究及关键技术的临床应用	王忠敏,刘芬菊,陈克敏,丁晓毅,吴志远,陆健,贡桔,黄蔚,张丽云,陈志瑾	中华医学科技奖二等奖	中华医学会	2018年	上海交通大学医学院附属瑞金医院,苏州大学,瑞金医院卢湾区分院
12	电离辐射所致海马依赖性认知功能障碍的机制研究	田野,张力元,徐兴顺,王琛,杨红英,谢红,冀胜军	江苏省科学技术奖三等奖	江苏省人民政府	2019年	苏州大学附属第二医院,苏州大学
13	肿瘤辐射生物效应作用机制及临床应用	王忠敏,刘芬菊,丁晓毅,杜杰,黄蔚,杨楠楠,陈克敏,俞家华,陆健,王晨,徐鹏程	科技进步奖二等奖	教育部	2019年	上海交通大学,苏州大学
14	认知功能辐射损伤机制和防治关键技术研究	田野,张力元,钱志远,王琛,杨红英,连一新,邹莉	科学技术奖二等奖	中核集团	2020年	苏州大学附属第二医院

序号	获奖项目	获奖人	获奖级别	授奖单位	获奖年份	协同单位
15	肿瘤多模态诊疗一体化探针相关基础研究	高明远,李桢,汪勇,史海斌,曾剑峰,文玲,高振宇,张少华,程侠菊	高等学校科学研究优秀成果奖一等奖	—	2021年	苏州大学
16	多功能无机纳米材料在肿瘤放疗中的应用	葛翠翠	山西省科学技术奖二等奖	—	2021年	山西医科大学,中科院高能物理研究所,苏州大学
17	智能辐射检测系统与辐射损伤防治新技术	张舒羽,余道江,曹建平,冯铁男,曾骏,黄碗明,江志强,邵继春,史育红,蒋胜	三等奖	中国核能行业协会	2021年	苏州大学
18	靶向肿瘤相关巨噬细胞介导肺癌免疫治疗的药物研发及临床应用	赵利	湖北省科学技术奖二等奖	—	2022年	苏州大学
19	放射性皮肤损伤救治新技术的研究	曹建平	科学技术奖二等奖	中国辐射防护学会	2022年	苏州大学
20	面向肿瘤高灵敏诊断及微环境定量可视化的智能探针研究	高明远,史海斌,曾剑峰,陈卫昌,侯毅,汪勇,纪顺俊,张沛森,马天从	江苏省科学技术奖二等奖	江苏省人民政府	2022年	苏州大学

习近平总书记明确指出，以核环保、核医疗、核燃料、先进核电技术为重要抓手，深化核能领域基础研究、关键技术研发、创新成果转化等，这为我国核事业的发展指明了方向。我国出台了《医用同位素中长期发展规划（2021—2035 年）》，这是我国首个针对核技术在医疗卫生应用领域发布的纲领性文件。当前，我国核电发展势头迅猛，辐射技术在各领域中广泛应用，如我国航天事业的飞速发展，重离子、质子等先进放疗技术的临床运用。同时，地域冲突导致发生核战争风险明显增加，日本核污水排海引发的生态环境破坏导致对人类健康的影响等，使得国家对核安全、辐射防护与核应急医学响应提出更高的要求，迫切需要解决放射医学领域中的重大科学问题。特种医学（放射医学）将面临核应急药物研发、辐射损伤救治新技术、粒子诊治、辐射防护新材料与新技术等方面新的挑战；放射医学人才培养也将迎来前所未有的发展机遇。

第二节　国重协同大平台

一、省部共建放射医学与辐射防护国家重点实验室

省部共建国家重点实验室是国家加强区域创新体系建设的表现，肩负着提升区域自主创新能力之重任，在国家科技创新体系中扮演着"奠基者"的重要角色，处于国家科技创新的顶端。2013 年起，科技部围绕区域经济社会发展需求，通过创新机制、省部共建、以省为主的方式依托地方所属高等学校和科研院所建设了一批开展具有区域特色应用基础研究的省部共建国家重点实验室，为地方经济社会发展提供了重要的科技支撑。

在实验室主任柴之芳院士的带领

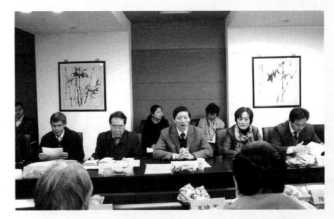

江苏省放射医学与防护重点实验室第三届学术委员会
第一次会议（2012 年 12 月）

下，学院大力引进人才、整合资源、凝练研究方向，同时积极对接江苏省科技厅等相关职能部门。在苏州大学和苏州市政府的全力支持下，依托"放射医学与防护"江苏省重点实验室，学院积极组织申报国家重点实验室，时任副校长路建美亲自带队，与柴之芳院士共同组织答辩汇报 10 余次，可谓征途漫漫终见彩虹。

2018 年 9 月 10 日，科学技术部和江苏省人民政府联合发文《科技部 江苏省人民政府关于批准建设省部共建放射医学与辐射防护国家重点实验室的通知》（国科发基〔2018〕161 号），标志着省部共建"放射医学与辐射防护国家重点实验室"（以下简称"国重实验室"）正式成立。这是我国放射医学领域中唯一的国家重点实验室，是江苏省第一个省部共建国家重点实验室，更是苏州市和苏州大学第一个国家重点实验室。在 5 年的建设运行期内，江苏省政府、苏州市政府和苏州大学共提供了 1.5 亿元的经费支持，在国重实验室第一任主任柴之芳院士的带领下，通过先进平台建设以及体制机制创新，建设高水平研究团队，努力提高研发能力，国重实验室已经建设成为了放射医学专业人才聚集和高水平、创新性、国际化放射医学人才培养的重要基地，极大地推动了学院的人才培养和放射医学及相关学科的可持续发展，促进了行业和地方经济发展与社会进步。

科 学 技 术 部
江苏省人民政府 文件

国科发基〔2018〕161 号

科技部 江苏省人民政府关于批准
建设省部共建放射医学与辐射
防护国家重点实验室的通知

江苏省科技厅：

为提高区域自主创新能力，推进区域科技创新体系建设，加大创新驱动区域经济社会发展的力度，完善国家重点实验室体系建设，根据《省部共建国家重点实验室管理办法（试行）》（国科办基〔2016〕28 号），经江苏省人民政府推荐和专家论证，省部共建放射医学与辐射防护国家重点实验室已基本具备建设运行条件，现决定批准省部共建放射医学与辐射防护国家重点实验室（以下简称实验室）建设运行（名单附后），建设运行期 5 年。

实验室建设运行要依据专家论证通过的《省部共建放射医学与辐射防护国家重点实验室建设运行实施方案（2018-2022 年）》，开展具有区域特色的基础研究和应用基础研究，提升区域科技创新能力、服务地方经济发展。实验室建设运行期间，应按照《省部共建国家重点实验室管理办法（试行）》的要求，坚持高标准建设目标，进一步凝练发展方向，加强人才队伍和实验条件建设，加强开放合作，不断提升科研水平，建立健全运行管理机制，努力成为区域内组织高水平科学研究、聚集和培养优秀科研人才、促进国内外合作与学术交流的科技创新基地。

附件：批准建设的省部共建国家重点实验室名单

（此件主动公开）

2018年9月10日

— 1 —

科技部和江苏省人民政府联合发文（国科发基〔2018〕161 号）

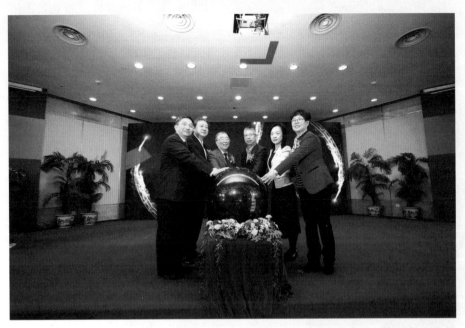

从左至右：时任苏州大学党委书记江涌，时任苏州市政府副市长曹后灵，时任国重实验室主任柴之芳，时任江苏省科学技术厅副巡视员景茂，时任苏州工业园区党工委委员、管委会副主任夏芳，时任苏州大学副校长路建美为国重实验室揭牌（2018年10月）

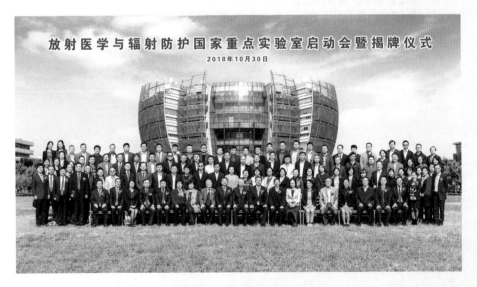

国重实验室启动会暨揭牌仪式合影

团队建设：国重实验室成立以来，引进和培养了一批优秀人才，组成了一支由院士、杰出青年科学基金获得者、优秀青年科学基金获得者、国家重大专项首席专家等组成的放射医学研究队伍。2019 年周光明入选国际宇航科学院院士，王殳凹入选教育部特聘教授；2020 年时玉舫入选欧洲科学院院士，高明远入选国家科技创新领军人才，葛翠翠获国家优秀青年科学基金项目，畅磊、苗庆庆、何亦辉入选海外高层次人才；2021 年陈华兵入选国家杰出青年科学基金获得者，邵常顺入选海外杰出青年科学基金获得者，汪勇入选国家优秀青年科学基金获得者，崔家斌入选海外优秀青年科学基金获得者；2022 年曾剑锋、李培山、王亚星入选国家优秀青年科学基金获得者；2023 年史海斌入选国家杰出青年科学基金获得者；等等。在团队建设方面，2018 年胡士军领衔的团队获江苏省双创团队，2020 年高明远领衔的"放射医学与辐射防护团队"入选科技部创新人才推进计划重点领域创新团队、李瑞宾领衔的团队获江苏省双创团队，2022 年王殳凹领衔的团队获江苏省军民融合创新团队。2021 年，实验室获"江苏省教育系统先进集体"。

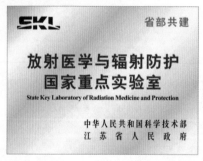
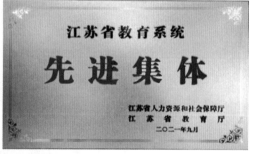

2021 年，实验室获"江苏省教育系统先进集体"

科研平台建设：学院的教学和科研条件跃上了新的台阶。学院现有实验室用房约 20 000 m^2，仪器设备总价值达 1.6 亿多元，具有乙级放射性实验室、小动物成像仪、核磁共振成像仪、上转换共聚焦显微镜、单晶衍射仪、浮点运算速度达 92 万亿次 / 秒的计算平台、钴源辐照中心等大型放射医学研究装置。

科学研究：国重实验室和学院的科研方向完全一致，均是以放射生物效应为基础、以放射诊治和辐射防护为目标。面向放射医学国际前沿，围绕健康中国、核能强国和国家安全等重大需求，开展放射生物效应及机制、先进放射诊断和治疗、辐射防护等 3 个重点方向的高水平研究。近五年来，国重实验室和学院全体教师和科研人员多次承担科技部、国家基金委、军委科技委、国防科工局、总装备部、核行业等的涉核重大战略任务。2011—2023 年，承担国家和省部级等科研项目 609 项，其中国家级重大、

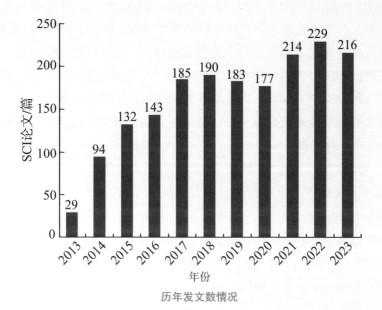

历年发文数情况

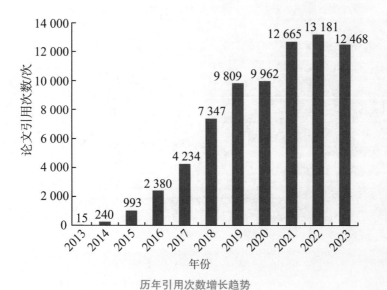

历年引用次数增长趋势

重点项目共 52 项，合计科研经费达 6.99 亿元。

2013 年 1 月至 2023 年 12 月，在 *Nature* 原刊、*Nature* 子刊、*PNAS*、*Blood*、*JACS* 等国际顶尖期刊发表论文近 1 200 篇，其中包括国际在乏燃料后处理领域的首篇 *Nature* 论文。发表影响因子 >10 的论文 360 余篇，各领域顶尖期刊论文 59 篇，篇均论文引用达 35.58 次。2019 年路建美等获国家发明二等奖，吴德沛等获国家科学技术进步二等奖；2020 年路建美和吴德沛分获"何梁何利基金科学与技术进步奖"，王殳凹获第 16 届中国青年科技奖；2021 年高明远等获教育部自然科学奖一等奖，戴克胜教授团队获江苏省科技进步一等奖，胡士军获国家科学技术进步二等奖，陈新建等获中国智能科学技术最高奖——"吴文俊人工智能科学技术奖"发明奖一等奖。路建美教授获全国创新争先奖，王殳凹教授获"中国青年五四奖章"和"科学探索奖"，柴之芳院士获"环境化学终身成就奖"（2023 年），阮长耿院士获江苏省基础研究重大贡献奖。授权发明专利 200 余项，其中国际专利 26 项；知识产权成果转让 43 项，合计经费 1 950 万元，与企业签订技术开发合同 88 项，总金额达 6 437 万元。国重实验室在 2020 年江苏省教育厅组织的全省重点实验室评估中获评"优秀"，2023 年国重实验室顺利通过第一轮考核验收。

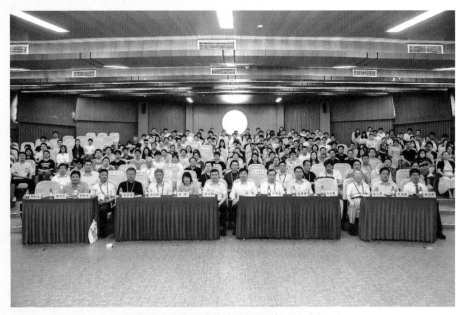

国重实验室项目验收会（2023 年 7 月）（一）

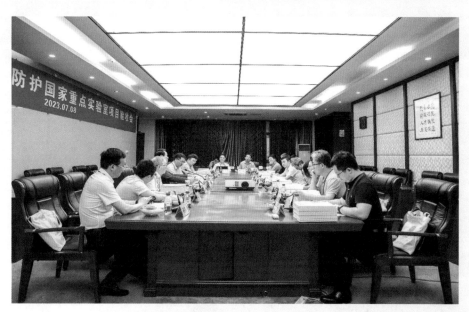

国重实验室项目验收会（2023 年 7 月）（二）

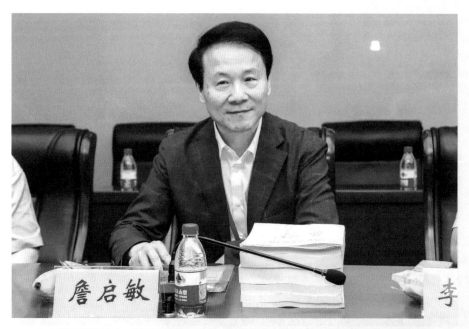

中国工程院院士、苏州医学院院长、国重实验室学委会主任詹启敏参加验收会

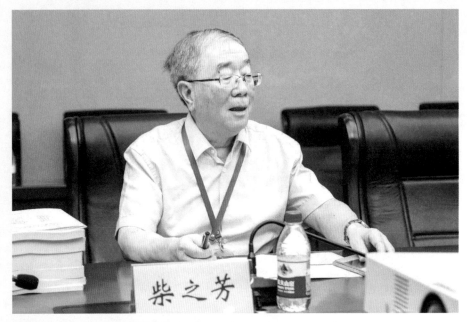

中国科学院院士、国重实验室主任柴之芳参加验收会

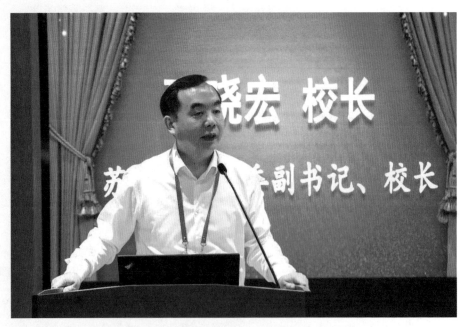

2023 年 7 月，时任苏州大学党委副书记、校长张晓宏参加验收会

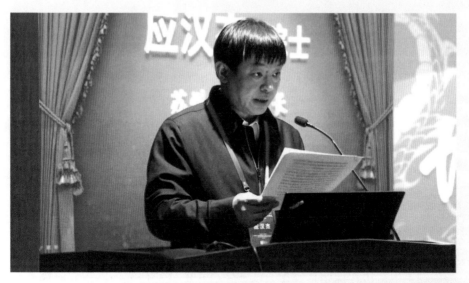

中国工程院院士、苏州大学校长应汉杰参加国重实验室第一届学术委员会第六次会议
暨学术交流会

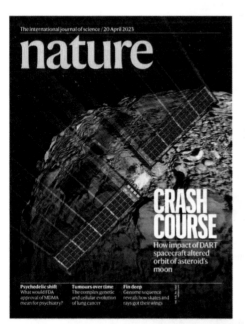

2023 年，王殳凹、王亚星等联合在 *Nature* 上发表国际首篇乏燃料后处理领域的文章

　　实验室文化：国重实验室实行管理委员会领导下的主任负责制，学术委员会对实验室发展战略和重大决策提供咨询和指导。下设综合办公室，负责国重实验室日常事务管理；建设仪器开放共享平台，对内、对外开放共享；按照研究方向设立研究团队，各方向学术带头人负责项目的组织与实施。国重实验室形成了具有自身特色的办室方针：民主办室、协同兴室、人才强室、与"实"俱进。努力营造"严谨求实、协同勇攀、顶天立地"的学术科研氛围。始终坚持"立德树人、甘为人梯、奖掖后学"的教育原则，倡导培养"有思想、有品味、有爱心、有担当、有奉献"的"五有"精神新时代创新人才。人员管理方面采取流动机制，连续2年绩效考核不合格者自动从国重实验室退出；新加盟成员前2年免考核。

　　国重实验室课题申请方面除了开放课题外，还设有内部协作课题和创新课题。内部协作课题旨在融合实验室各中心优势研究团队，共同攻克重大难题；创新课题可随时申请，研究期限可长可短，经费不限，鼓励青年成员开展重大原创性基础研究。国重实验室非常重视对各团队的实验平台建设，鼓励购买大型仪器。仪器的资助原则：公共性仪器优先，学校没有的仪器优先，能自筹20%经费的仪器优先。

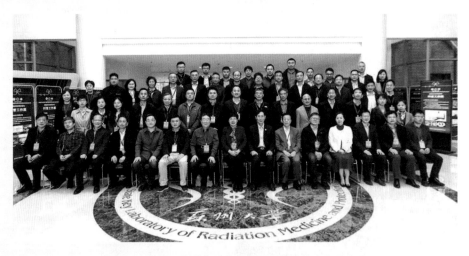

国重实验室第一届学术委员会第三次会议参会人员合影

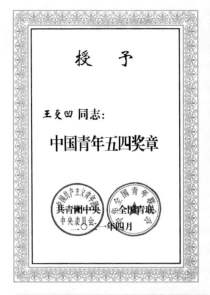
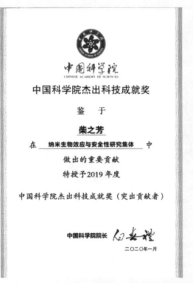
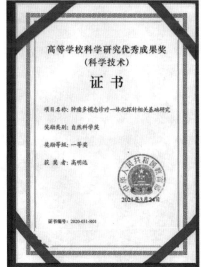
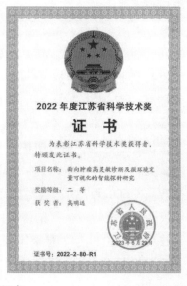

部分获奖证书

二、放射医学协同创新中心

2014 年起，学院在 50 余年的放射医学科学研究和人才培养基础上，以国内该领域唯一的放射医学国家重点学科为主体，由苏州大学放射医学与防护学院为牵头单位，联合南京航空航天大学、中国科学院合肥物质科学研究院、中国工程物理研究院核物理与化学研究所、中国辐射防护研究院等 4 家该领域国内著名的高校和科研机构，成立了江苏高校放射医学协同创新中心。该协同创新中心以研究放射医学前沿科学问题为基础、以满足国家重大需求为导向、以行业服务为宗旨，通过开展肿瘤精准放疗基础理论、核辐射探测与防护、先进影像诊断、核事故应急救治 4 个研究方向的协同创新研究，旨在进一步加强放射医学国家重点学科建设，开展先进放射医学前沿科学研究，解决目前国家在核能开发、核技术应用中面临的核与辐射安全、核事故医学应急等重大而紧迫的科学、技术问题。至 2024 年，经过 10 年的建设，协同单位增加了东南大学附属中大医院、中科超精（南京）科技有限公司（2021 年），总共 7 家单位。

队伍建设：在人才队伍建设方面，吴宜灿、滕皋军、郑海荣先后被评为中国科学院院士，周光明成为国际宇航科学院院士；多人成为了国家杰出青年科学基金获得者、重大人才工程项目人等。柴之芳院士被授予"环境化学终身成就奖"（2023 年），Tom K. Hei 教授获江苏省医学会国际科学技术合作奖（2021 年），王殳凹获"科学探索奖"（2023 年），柴之芳、杨凯等入选 2022 年、2023 年"中国高被引学者"基础医学领域榜单。

研究与产业化："麒麟刀"肿瘤精准放疗系统五大类高端产品获批国家医疗器械注册证并全线上市应用；入选优秀国产医疗设备产品名录，创行业最快纪录；获 30 亿元综合金融资金支持，建成亚洲单体最大的高端放疗装备量产基地。辐射防护手套填补 X 射线介入诊疗临床应用中国内轻便辐射防护手套产品空白，临床需求超过 200 万副 / 年；成本显著降低（国际同类产品 1 600 元 / 副，自主产品 200 元 / 副）；助力苏州嘉乐威进入北京科创版上市培育阶段，年销售额达 4 亿元。

科技获奖：2023 年，滕皋军院士团队获江苏省科学技术奖一等奖；汤晓斌教授等获中国核学会科学技术奖（科技进步奖）一等奖；高明远教授团队获江苏省科学技术二等奖；汤晓斌教授等获中国环境科学学会环境保护科学技术奖二等奖；赵利副教授获湖北省科技进步二等奖；曹建平获山东省科技奖二等奖；左雅慧研究员等获国防科学技术进步奖三等奖；戴雄新研究员等获中国辐射防护学会科学技术奖三等奖；曹建平获华夏医学科技奖三等奖；等等。4 本图书入选国家新闻出版署"十四五"国家重点出版物出版规划。

在中心主任柴之芳院士的带领下，2020 年二期验收评估为 A 等级。

中心发挥了多学科研究的优势，实现人员、设备、重大技术的共享合作，围绕一些重大科学问题，开展协同创新研究，全面提升了我国放射医学的研究和应用水平，成为了在国际上有重大影响的开放性研究平台、相关产业关键和核心技术的研发中心以及高端人才的培养基地。

江苏高校协同创新中心
放 射 医 学

江苏省人民政府
2014年3月

2014 年建成"放射医学"江苏高校协同创新中心

第三节　产学研一体推进

学院坚持以人民健康事业为根本，以推动我国核事业的发展、确保核能与核技术应用的安全为己任，在成果转化、标准制定与技术服务、科普基地建设与技术咨询等方面取得了显著成绩，为经济和社会发展作出了积极贡献。

学院积极开展原创性研究和成果转化。围绕核与辐射安全及核技术应用中的核心问题，为解决核废料长期安全处置问题，开展乏燃料中多种长寿命放射性核素的新型分离、固化材料研究和技术转化；针对内、外照射损伤，开展新型促排剂、抗辐射药物和新型介入防护手套的研究和转化；为精准放疗开展了多模态显像剂、放疗增敏剂的研究并转化。

学院联合苏州大学附属第二医院建设国家核与辐射事故临床救治基地。坚持"平战结合"的建设方针，把核与辐射事故医学救治与防护技术和能力建设放在重要的位置，构建核与辐射事故医学救治与防护体系。2016 年以来，建成国家核应急医学救援技术支持分中心、国家核应急医学救援分队。该基地成为我国辐射损伤和放射性核素污染救治的主要基地，成功救治全国数十例各类内、外过量照射的辐射事故患者。核和辐射事故综合医疗救治能力已经达到国际领先水平。作为我国核医学应急救援的国家队，受 IAEA 等国际组织的邀请参加国际援外救治任务，为我国核事业发展的安全保障作出了重要贡献。

学院服务引领行业地方经济发展。参编国家卫健委放射职业卫生标准3项，为我国放射性职业病的诊断和放射防护提供了可靠的技术规范和标准；主编发布中国核学会辐射流行病调查和移动 CT 辐射防护等行业（团体）标准 2 部，为核行业职业健康调查和抗击新型冠状病毒感染作出了重要贡献。孵化建成具有独立企业法人资格的第三方技术服务机构，已经成为全国医疗器械出口检测的龙头企业，开展了多个核电站的环境本底调查和职业卫生评价项目，为核能发展作出了贡献，2016 年以来累计产值达3.5 亿元。

学院开展核技术应用科学传播和行业培训。依托国家核事故应急协调委员会、卫健委和生态环境部等六大培训基地，并与 IAEA、WHO 合作，开展多层次核与辐射安全、核应急技术培训。2012—2023 年，学院举办各类培训班 322 期，共培训学员近 15 万人，效益超过约 4 300 万元。

学院依托"全国科普教育基地""全国核科普教育基地""科学家精神教育基地"，以及"核与辐射安全"省级科普培训基地等，牵头举办各类放射性工作人员培训班，培训学员超 15 万人，举办"与核同行"系列科普活动、全国核科普讲师培训班等，向社会公众全面开放，开发面向青少年的"核星筑梦"科普研学课程，激发青少年科技创新动能，消除大众"恐核"心理，建立全民科学核安全观，累计受益 5 360 万余人次，获国家、省、市级媒体报道 85 次，科普活动及科普作品获省部级以上奖项 96 项。柴之芳院士主编出版《中国大百科全书：核技术》，这是中国第一部核技术领域百科全书。"辐射与健康科普丛书"入选江苏省"十四五"重点出版规划项目、获优秀科普图书类二等奖，并入选江苏教育部2023 年全国中小学图书馆（室）推荐书目。

中国科学技术协会
China Association for Science and Technology

全国科普教育基地

（2021-2025年）

学院获批全国科普教育基地

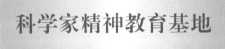
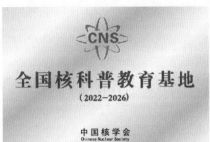

学院获批科学家精神教育基地和全国核科普教育基地

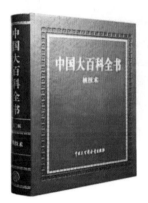
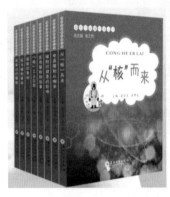
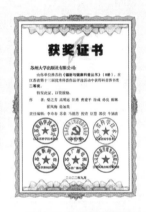

柴之芳院士主编的《中国大百科全书：核技术》、"辐射与健康科普丛书"及获奖证书

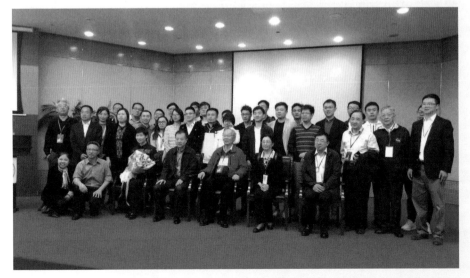

2018 年 4 月，我国第一位女航天员刘洋来学院做航天航空科普宣传讲座

2019 年学院与中国疾病预防控制中心辐射防护与核安全医学所共同主办 *Radiation Medicine and Protection* 英文期刊，搭建了交流平台，填补了我国放射医学领域英文期刊的空白，2021 年获中国科技期刊卓越刊称号、2022 年获得科爱杰出成就奖，成为中国科学引文数据库来源期刊并入选中国科技期刊卓越行动计划选育高水平办刊人才子项目。2023 年在苏州大学挂牌成立"RMP 苏州办公室"。

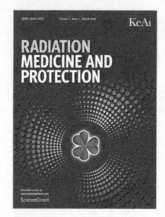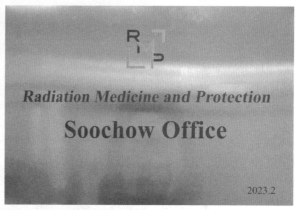

我国放射医学领域第一本英文期刊及"RMP 苏州办公室"

为推进我国核医学发展，让普通百姓可以低价享有 PET-CT 等高端检查医疗服务，学院打造产学研平台，强力推动我国分子核药物的研究与成果转化。2013 年与江苏华益科技有限公司合作建立华益分子影像研究院，拥有氧 -18 水（$H_2^{18}O$）分馏制备平台、1 000 m^2 同位素标记实验室、800 m^2 动物实验中心以及先进的 IBA 医用回旋加速器、合成模块、质控设备、Micro-PET/SPECT/CT、小动物核磁和荧光成像等设备，建立了完整的同位素分馏、药物合成、放射性标记、分析测试和生物评价临床前研究平台。研发推广正电子药物前体物、单光子显影剂前体物及其标记核素药物并产业化，包括氧 -18 水、正电子显像剂 ^{18}F-FDG 和 7 种 ^{99m}Tc 标记的单光子显像药物均获得了国家药品监督管理局注册，实现了从原料到制剂及应用的完整产业链开发，年均产值超过 1 亿元，并成为生产氧 -18 水的全球八家供应商之一，占全球市场的 8%；成为 PET（前体）试剂盒全球三家供应商之一，占国内市场的 50%，国际市场的 3%。实现了稳定同位素研发与生产、分子核药物研发的生产与应用、相关药物原料及原料药的研发与生产的自主化。

苏州苏大卫生与环境技术研究所有限公司（简称"苏大检测"）的前身为成立于1991年的苏州医学院放射医学研究所，依托特种医学学科、国重实验室在人才、技术和设备方面的优质资源，主要开展环境放射性、辐射防护和职业卫生等领域的检测与评价，以及氡计量检定，具备CMA和CNAS资质，是首家江苏省卫生系统外获得省职业卫生、放射卫生技术服务机构资质的第三方机构。

苏大检测已经发展成为江苏省辐射防护、职业卫生检测及评价的一流企业，获评国家高新技术企业、国家级专精特新"小巨人"企业、江苏省专精特新中小企业、江苏省中小企业公共服务示范平台、苏州市瞪羚企业等荣誉称号，建有省级工程技术研究中心、市级新型研发机构、市级企业技术中心、市级科技公共服务平台等市级及以上研发或技术平台。

苏大检测积极为核电和地方经济服务，承担了山东海阳、福建漳州和福建霞浦核电厂/站的环境本底调查，京沪高铁阳澄湖段水环境监测，苏州园林土壤和水体检测，苏州、无锡等城市的轨道交通、公共供水设施的卫生学检测与评价等重大项目，得到业内和社会的广泛认可。

第四节　国际交流声誉起

学院多次主办/承办相关领域重要国内学科及国际学术会议，包括放射性药物化学发展战略、放射生物学关键科学问题与多组织器官损伤救治前沿技术、我国伴生放射性煤矿开采利用中的职业健康挑战与环境风险、用于硼中子俘获肿瘤治疗的含硼药物四次香山科学会议，以及第四届分子影像与纳米医学国际研讨会等国际学术会议，促进了高水平科研合作，加强了资源互联互通，带动了创新资源开放共享。

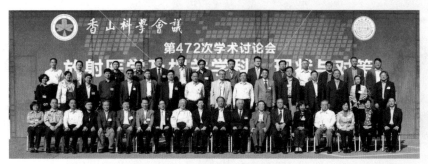

2013年主办的以"放射医学及相关学科：现状与对策"为主题的香山科学会议

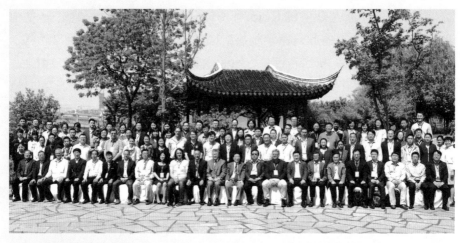

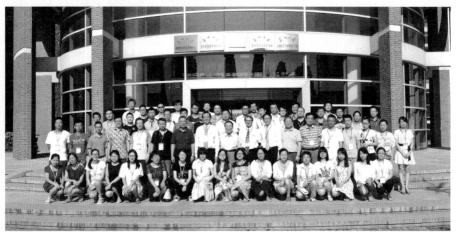

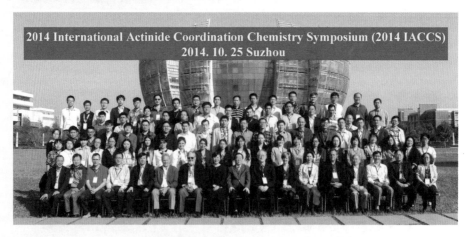

举办国际分子影像会议（2014 年 10 月）

学院构建了全方位的国际化合作交流平台，全面深入推进教育和人才培养的国际化。与IAEA、ICRP、联合国原子辐射效应科学委员会（United Nations Scientific Committee on the Effects of Atomic Radiation, UNSCEAR）、亚洲核合作论坛（Forum for Nuclear Cooperation in Asia, FNCA）等国际组织保持着密切联系，与美、德、日、法、加等国际上同类实验室、大学和研究机构等已建立了广泛的人员互访和合作研究渠道。2019年主办FNCA肿瘤放疗国际会议。积极参与国家"一带一路"建设，2019年，与意大利罗马第二大学建立博士联合培养项目；2020年，与日本国立放射医学综合研究所合作，获国家留学基金委2020年创新型人才国际合作培养项目；2021年，与波黑巴尼亚卢卡大学医学院签署贫铀弹污染防治战略合作协议。2022年，讲座教授Tom K. Hei获得江苏省医学会授予的国际科学技术合作奖。2023年获得江苏省"一带一路"创新合作项目、苏州市国际联合实验室新建项目各1项。2023年起，学院积极对接教育部留学基金委和国家原子能机构，争取中国政府原子能奖学金项目早日落地，以加大放射医学（医学）硕士、博士国际研究生的培养力度。2024年，在院的外国博士生6名，联合培养国外博士3名、国外硕士1名。举办了辐射生物学国际研讨会（2023年9月22日至24日）；2024年4月15日至19日，IAEA电离辐射损伤应急管理和治疗新技术讲习班（Workshop on New Technologies for

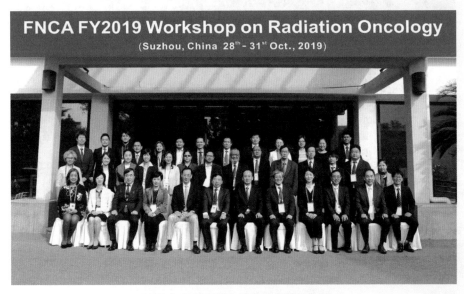

2019年主办FNCA肿瘤放疗国际会议

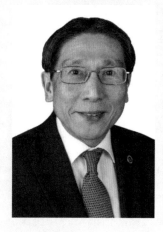

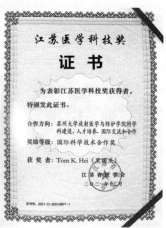

讲座教授 Tom K. Hei 获得江苏省医学会授予的国际科学技术合作奖

Emergency Management and Treatment of Ionizing Radiation Injuries）在我院成功举办，来自阿尔巴尼亚、孟加拉国、克罗地亚、埃塞俄比亚、格鲁吉亚、加纳、印度尼西亚、拉脱维亚、马达加斯加、马来西亚、黑山、北马

其顿、摩尔多瓦、罗马尼亚、沙特阿拉伯、新加坡、斯洛文尼亚、乌兹别克斯坦共 18 个国家的 21 位负责该国核应急管理、临床救治等方面的技术专家的国际代表参会，IAEA 特邀国际专家以及我院教师共同完成了理论授课、现场指导和技术参观。

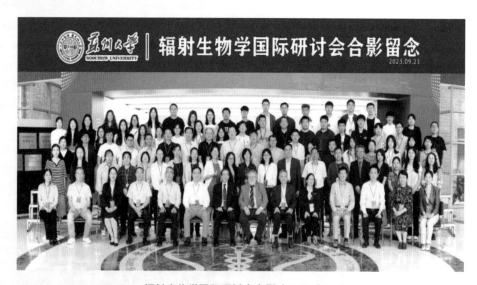

辐射生物学国际研讨会合影（2023 年 9 月）

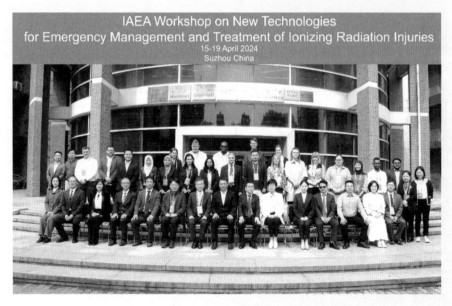

2024 年主办 IAEA 电离辐射损伤应急管理和治疗新技术讲习班

第五节　党建融合促发展

2011 年 6 月，苏州大学下发《关于组建医学部放射医学与防护学院、医学部公共卫生学院的实施意见》。2012 年 6 月，苏州大学放射医学及交叉学科研究院成立，该研究院为校级科研机构，挂靠医学部。柴之芳院士被聘任为放射医学及交叉学科研究院院长，同时为医学部放射医学与防护学院院长。2015 年 12 月，中共苏州大学医学部放射医学与防护学院委员会由刘芬菊、许玉杰、孙亮、易剑、曹建平（按姓氏笔画排序）等五名委员组成。曹建平任书记。2020 年 7 月，中共苏州大学医学部放射医学与防护学院委员会由王成奎、朱巍、朱本兴、许玉杰、孙亮、周光明、曹建平（按姓氏笔画排序）等七名委员组成。王成奎任书记。

进入新时代，中央和江苏省制定一系列有关高校二级院系的党建工作和党政共同负责制文件。2012 年，江苏省委教育工委印发《中共江苏省委教育工委关于贯彻〈中国共产党普通高等学校基层组织工作条例〉的若干意见》，意见进一步明确，"坚持院（系）工作集体领导原则，院（系）党组织与行政共同决策本单位重要事项、共同负责落实本单位各项工作、同步接受工作考核、协同推进事业发展",同时明确"党政联席会议是院（系）党政共同负责制的决策形式,院（系）重要工作和重大事项,应当由党政联席会议讨论决定",对重要工作和重大事项具体内容进一步明确细化。2018年6月,江苏省委教育工委办公室印发《江苏省普通高等学校院（系）党组织工作标准》,标准再次明确院（系）党组织"坚持党政共同负责制,与院（系）行政共同负责本单位工作,支持行政领导班子在其职责范围内独立负责地开展工作"。同时明确院（系）党组织"在教学科研管理等重大事项中坚持正确的政治原则、政治立场、政治方向,在干部队伍、教师队伍建设中发挥主导作用,在教师引进、课程建设、教材选用、学术活动等重大问题上把好政治关"。2020年10月,中组部、教育部《关于印发高等学校院系党委委员会议和党政联席会议议事规则示范文本的通知》,文本对党委委员会议的前置研究提出了明确的要求。2021年,江苏省委教育工委印发《新时代江苏高校三级党组织"强基创优"建设计划（2021—2025年）》,按照院（系）党组织"五个到位"、基层党支部"七个有力"要求,开始实施院（系）党组织创建党建工作标杆院（系）、基层党支部创建党建工作样板党支部。院（系）党委政治核心作用发挥和院（系）议事决策制度规范更加科学、更加系统、更加完善。

2020年学院党委根据《关于印发高等学校院系党委委员会议和党政联席会议议事规则示范文本的通知》示范文本要求,按照学校部署制定《放射医学与防护学院党委委员会议议事规则》《放射医学与防护学院党政联席会议议事规则》。新时代,学院党委深入探索党建与事业发展深度融合,以高质量党建引领高质量发展。

开展好系列主题教育活动。坚持主题教育活动与中心工作结合,与教学科研相结合,与解决问题相结合。学院党委先后开展了创先争优活动、党的群众路线教育实践活动、"三严三实"专题教育、"两学一做"学习教育、"不忘初心,牢记使命"主题教育、党史学习教育、学习贯彻习近平新时代中国特色社会主义思想主题教育、党纪学习教育等党内主题教育活动。完成了两轮校党委对学院党委的巡察整改工作。学院党员队伍管理和基层组织建设成效明显,涌现出一大批优秀共产党员和优秀党务工作者。获得学校表彰的有优秀共产党员易剑（2010年）、曹建平（2012年）、朱巍（2016年）、俞家华（2018年）、涂彧（2020年）、周光明（2021年）、陈俊畅（学生）（2021 年）、华道本（2022 年）、杨凯（2023 年）、何林玮（学生）（2023 年）、俞家华（2024 年）、王玉民（学生）（2024 年），优秀党务工作者包括刘芬菊（2016 年）、彭蓉（2018 年）、朱巍（2020 年）、王加华（2021 年）、孙亮（2022 年）、许玉杰（2023 年）、朱本兴（2024 年），先进基层党组织包括放射医学与防护学院党委研究生党支部（2014 年）、放射医学与防护学院党委教工第二党支部（2021 年）、放射医学与防护学院研究生第一党支部（2022 年）、放射医学与防护学院研究生第二党支部（2023 年）、放射医学与防护学院党委教工第一党支部（2024 年），优秀党支部书记刘芬菊（2010 年）；2020 年曹建平荣获"苏州市优秀教育工作者"。

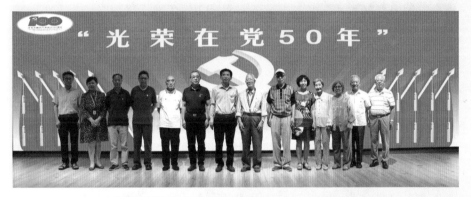

为"光荣在党 50 年"获得者佘桂枝（右七）颁发纪念章

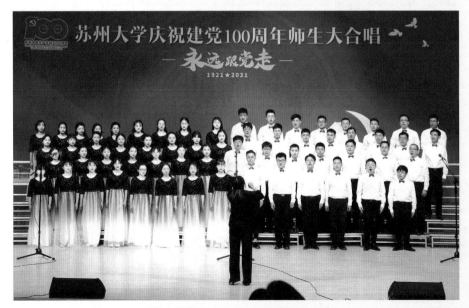

苏州大学庆祝建党 100 周年师生大合唱

注重做好政治引领人才工作。学院党委坚持政治引领教师成长，持续推进高知识群体发展党员工作，先后发展高层次人才党员第五娟、王殳凹、杨凯、畅磊、王亚星、曾剑峰等。积极引导高层次人才党员政治理论领学先学。通过"特聘教授微党课"不断引导青年高层次人才学思想、强党性。2022年5月，《新华日报》刊发国家级青年人才党员畅磊撰写的习近平总书记给南京大学的留学归国学者回信学习体会；2023年2月，《光明日报》刊发国家级青年人才党员第五娟撰写的党的二十大精神学习体会——《科研强核，守护好人民生命健康》；《新华日报》刊发王殳凹在学习习近平参加十四届全国人大江苏代表团审议时的重要讲话的感言。

坚持服务青年人才成长。学院党委紧扣青年人才政治成长、事业发展需求，强化服务人才功能，学院青年人才成长环境持续向优向好。实施政治导师、学业导师双导师制度。柴之芳院士担任青年人才的学术导师，学校党委书记江涌、副书记邓敏担任高层次人才政治导师，及时了解青年人才成长需求，服务好青年人才科研教学成长。把组织培养和个人发展紧密结合，不断推进青年教师以政治思想引领学术业务发展，强化青年教师科学家精神和为党育人、为国育才的信念。

实施青年教师奖励计划。柴之芳院士已经连续12年每年个人出资对优秀青年科研人才、优秀科普工作人员进行表彰，累计表彰49人次。通过学院优秀青年教师评选表彰和对聘期考核优秀的专职青年科研人员不断激发科研干劲，入选国家级人才达18人次。《光明日报》《新华日报》、江苏公共新闻、苏州新闻、学习强国平台及教育部、江苏省委组织部等媒体和网站多次聚焦报道学院党委发展高知识群体党员的具体做法和成效。

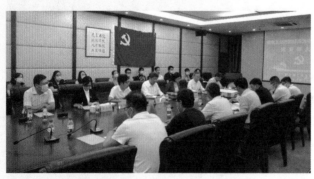

中国共产党成立99周年之际王殳凹教授光荣加入中国共产党（2020年6月29日）

2020年王殳凹、第五娟受邀参加全省高层次人才"爱国·奋斗·奉献"精神主题学习会，作为先进典型接受采访。2021年王殳凹教授荣获第25届"中国青年五四奖章"。

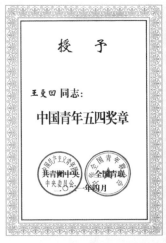

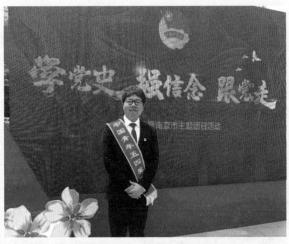

2021年4月，王殳凹教授荣获第25届"中国青年五四奖章"

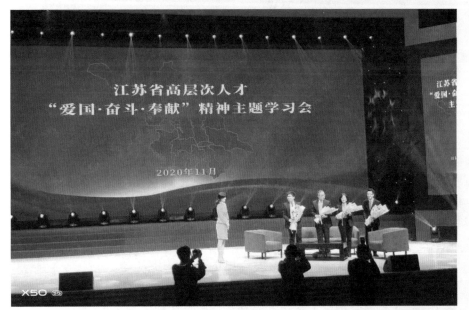

2020年11月，王殳凹、茅五娟受邀参加江苏省高层次人才"爱国·奋斗·奉献"精神主题学习会

全力做好推动事业发展工作。高质量做好国重实验室申报、建设管理、验收、重组的保障和推进工作；系统做好国家一流本科申报、第五轮学科评估的组织准备工作；统筹做好本科生导师制、课程思政、研究生思想教育等具体工作；做好新型冠状病毒感染疫情防控和科研统筹工作；挺膺担当做好实验室安全、意识形态工作、党风廉政建设责任制的落实工作。2018年、2020年放射医学与防护学院党委获评校先进基层党组织。2020

年、2021 年度放射医学与防护学院党委在学校综合考核中获评党的建设先进单位。2021 年 6 月放射医学与防护学院党委获评全省高校先进基层党组织，2022 年放射医学与防护学院党委入选"首批全省党建工作标杆院系"；2022 年 11 月《新华日报》刊发学院党委《提优"一核多能"党建工作法，开拓学院高质量发展新局面》的文章。2023 年获批江苏省、苏州市全国科学家精神教育基地。

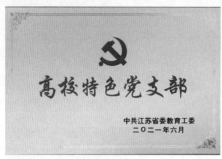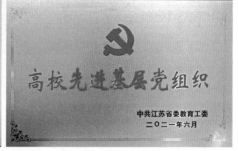

2021 年 6 月，学院党委获中共江苏省委教育工委"高校先进基层党组织"，教工第一党支部获中共江苏省委教育工委"高校特色党支部"

建强创优基层党支部。学院党委全面实施"强基创优"计划，积极开展党支部书记项目、党支部书记抓党建述职评议考核、特色主题党日活动、特聘教授微党课等特色主题活动，取得了显著的成效。主题党日活动校级优秀奖基本做到基层组织全覆盖，2013 年研究生党支部"苏大梦，廉洁情"获最佳党日活动鼓励奖；2016 年、2017 年学院党委组织开展的"走进科学家的世界——践行四讲四有，做合格党员"活动、"相约放医，携梦起航"活动获最佳党日活动优秀奖；2018 年教工第二党支部"规范党建筑堡垒，落实条例谱新篇"获最佳党日活动优秀奖；2019 年教工第一党支部"不负使命、与核同行"获最佳党日活动优秀奖；2020 年教工第二党支部"以核报国薪火传，立德树人育英才"获最佳党日活动优秀奖；2021 年教工第一党支部"共悟共建担使命，同心同德育新生"获最佳党日活动鼓励奖；2022 年研究生第二党支部"党的创新理论青年说，谱写放医青春新华章"获最佳党日活动优秀奖；2023 年研究生第一党支部"'三个'课堂燃青春，'核'你同行定有为"获最佳党日活动优秀奖，研究生第二党支部"在高水平科技自立自强使命中绽放青春"获最佳党日活动鼓励奖。其中，教工第二党支部"以核报国薪火传，立德树人育英才"主题党日活动获评江苏省教育工委最佳党日活动优胜奖。2018 年教工第一党支部入选"苏州市标兵行动支部"，教工第一党支部书记刘芬菊荣获江苏省委组织部二十年"老支书"称号，2021 年教工第一党支部获评江苏省教育工委特色党支部，2024 年教工第一党支部入选江苏省高校党建工作样板支部培育创建单位。2022 年 9 月，教工第二党支部"一个支部就是一个堡垒"的基层党支部建设做法刊登在《新华日报》的《以高质量党建引领"双一流"建设》的文章中。

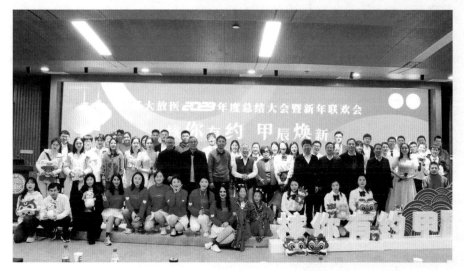

2023 年放射医学与防护学院年度总结大会暨新年联欢会

第六节　人物撷英

柴之芳　1942 年 9 月生于上海，1964 年毕业于复旦大学放射化学专业，之后进入中国原子能研究所工作。1980—1982 年获洪堡基金资助，在德国科隆大学从事核技术及其应用研究。其后，曾在美国普渡（Purdue）大学、法国斯特拉斯堡（Strassburg）核研究中心、荷兰代尔夫特（Delft）理工大学、荷兰能源研究中心、东京都立大学等地短期工作。1992 年晋升为中国科学院高能物理研究所研究员；2007 年当选为中国科学院院士；2012 年加

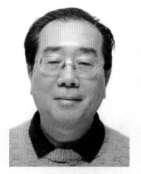

柴之芳

盟苏州大学，任苏州大学医学部放射医学与防护学院、放射医学及交叉学科研究院院长；2018 年任放射医学与辐射防护国家重点实验室主任、2023 年任名誉主任。

柴之芳院士长期致力于核技术和核分析方法学的发展，在放射化学、核能防护、乏燃料后处理复杂体系中锕系元素化学行为、环境毒理学和纳米安全性、核爆炸现场快中子谱等方面取得了一批成果，负责和组织了 1 项基金委重大研究计划和 4 项重大基金项目，发表论文 600 余篇，发表期刊包括 *Nature* 及其子刊、*Chem Soc Rev*、*PNAS*、*JACS*、*Nano Lett* 等，中文著作 10 本，英文著作 5 本，在国际重要会议作大会或基调报告 60 多次。曾任或现任国际纯粹与应用化学联合会（International Union of Pure and Applied chemistry, IUPAC）的领衔委员（Titular Member）、英国皇家化学会会员（Fellow）以及其他 5 个国际学术组织的委员或顾问；*Radiochimica Acta*、*Metallomics* 等 4 本国际刊物及《中国科学》等 10 本国内刊物的编委。是国家核反恐小组成员。曾获全国科学大会奖、国家自然科学二等奖、国家科技进步二等奖、中国科学院自然科学一等奖、中国科学院杰出科技成就奖（突出贡献者）等国家级和部委级奖 10 余项。2005 年获国际放射分析化学和核化学领域的最高奖—— George von Hevesy 奖，是发展中国家第 1 个获奖人。2023 年获"环境化学终身成就奖"。从 2012 年来一直入选汤森路透和爱思唯尔（Elsevier）中国高被引学者。现负责国家自然科学基金委员会重大研究计划"先进核裂变能的燃料增殖和嬗变"、江苏省"放射医学"协同创新、特种医学优势学科、苏州市"名城名校"等项目。

柴之芳院士几十年如一日，在放射化学、放射医学、核能防护、纳米毒理等领域辛勤耕耘，为推动我国核领域关键问题研究、政府重大决策以及科学教育事业作出了卓越贡献。

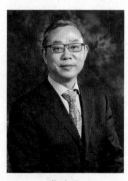
曹建平

曹建平 医学博士，教授，博士生导师，江苏南通启东人，1962 年出生。1984 年苏州医学院放射医学专业本科毕业后留校，1990 年获苏州医学院放射医学硕士学位，2003 年获苏州大学放射医学博士学位，至 2024 年已有 40 年教龄。现任放射医学与防护学院执行院长、放射生物学研究中心主任，曾任学院院长、党委书记、医学部副主任。国务院学科评议组成员、教育部学位论文评审专家、*Radiation Medicine and Protection* 主编、《中华放射医学与防护杂志》副主编、FNCA 肿瘤放疗项目中国国家协调员、中国毒理学会常委、中华预防医学会放射卫生专委会副主任委员、中国辐射防护学会放射卫生分会副主任委员、中华放射医学与防护学分会常务委员、中国抗癌协会肿瘤放射防护专委会副主任委员、国家卫健委放射生物学重点实验室学术委员会委员、江苏省预防医学会放射医学与防护专委会副主任委员、江苏省放射卫生专家库成员等。先后在日本、美国、德国开展研究，研究方向是放射损伤与救治、肿瘤放射敏感性机制。主持科技部精准放疗专项子课题、科技部重点研发计划子课题、国家自然科学基金联合重点项目和面上项目（6 项）、教育部留学回国人员启动基金、江苏省高校自然基金重大和重点项目等。发表论文 300 多篇。获得江苏省预防医学会科技进步奖二等奖（2023 年）等省部级奖项 7 项、苏州市科技进步奖一等奖、苏州市预防医学会科学技术二等奖、2022 年度中国科技期刊优秀主编称号。主编出版《简明放射医学》教材。培养硕士、博士研究生 60 多位。获教育部教指委全国高校学生创意大赛优秀指导教师、苏州大学国际合作与交流先进个人、优秀教师、教学先进个人、优秀共产党员、"我最喜欢的老师"等光荣称号。

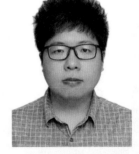

王殳凹

王殳凹　教授，博士生导师，湖南岳阳人，1985 年 6 月 7 日出生。2007 年从中国科学技术大学材料科学与工程系材料化学专业本科毕业。2012 年从美国圣母大学土木工程系环境放射化学专业博士毕业，后在美国劳伦斯伯克利国家实验室及加州大学伯克利分校开展博士后研究。2013 年 8 月，到苏州大学放射医学及交叉学科研究院任教。2019 年 11 月，担任苏州大学医学部放射医学与防护学院副院长。2020 年 6 月加入中国共产党。2020 年 12 月，担任苏州大学国际合作交流处处长兼港澳台办公室主任。2022 年 12 月，担任苏州大学先进技术处处长。2023 年 2 月，担任放射医学与辐射防护国家重点实验室主任。

王殳凹教授长期从事面向我国核能可持续发展及核安全重大需求的放

射化学与核技术应用研究，主持承担了基金委杰出青年基金及首批延续资助项目、基金委重大仪器研制项目、科技部重点研发计划项目、国防科工局核能开发项目等科研项目。近五年作为通讯作者在 *Nature* 等国际期刊上发表论文 190 余篇，授权国内外专利 25 项。曾获科学探索奖、中国青年五四奖章、中国青年科技奖、中国化学会青年化学奖、中国环境科学学会青年科学家奖等。

王殳凹教授留学归国后入职苏州大学，其后带领放射化学团队取得了一批居于世界前沿水平的科研成果，坚持课堂结合科研育人，培养了一批现阶段我国紧缺的放射化学青年人才。此外，他协助柴之芳院士在国重实验室平台建设、队伍建设、科学研究、成果转化、社会服务等方面取得了全方位进展，为学校学科建设和人才发展作出了重要贡献。

第五章
砥砺奋进　与时同行（2011年至今）

　　2011年6月，学校从促进学科发展的角度出发，撤销了原医学部放射医学与公共卫生学院，分别组建了放射医学与防护学院和公共卫生学院2个独立的学院。

　　自此，公共卫生学院以独立学院建制的形式，在以2位院长张永红、张增利和3位党委书记缪世林、芮秀文、陈赞等同志为主要负责人的领导班子的带领，以及全院师生的共同努力下，接续奋斗，砥砺前行，在文化传承、人才培养、科学研究和社会服务等方面都取得了沉甸甸的收获。

第一节　党建引领全面发展

2011 年 6 月，根据苏州大学《关于组建医学部放射医学与防护学院、医学部公共卫生学院的实施意见》精神，学校单独成立医学部公共卫生学院，缪世林同志担任学院党委副书记、主持工作。以卫生毒理学教研室、劳动与环境卫生学教研室和营养与食品卫生学教研室等所属教工、研究生党员相应成立教工第一党支部、研究生第一党支部；以流行病和卫生统计学教研室和儿少卫生与社会医学教研室等所属教工、研究生党员相应成立教工第二党支部、研究生第二党支部；单独成立退休教工党支部。2012 年 11 月 7 日举行了党员选举大会，选举产生学院首届党委委员。自此，学院各级党组织建设完备。

学院党委充分发挥政治核心作用，促进学院各方面工作全面高质量发展。党委不断加强班子政治建设，营造"重团结、重政治、重担当、重发展"的干事创业氛围。领导班子带头，结合工作实际，采取第一议题学习、理论中心组学习、双周三政治学习、学习强国平台、参加专题读书班、听报告、沉浸式教育等多种形式进行政治理论学习，切实提高政治站位和理论水平。学院学习强国平台学习情况排名经常位居全校前列。认真贯彻落实《公共卫生学院党政联席会议议事规则》《公共卫生学院党委委员会议议事规则》等，进一步坚持和完善学院党政共同负责的集体领导体制，充分发挥了学院党政领导班子的作用，实现议事制度化、规范化，保证决策民主化、科学化。班子成员分工明确，各司其职，各负其责，形成了齐抓共管的良好局面，也进一步优化了政治生态、净化了教书育人环境。学院党委梳理制定了廉政风险防控表，明确责任人，切实履行"一岗双责"，认真抓好廉政风险防控管理工作。

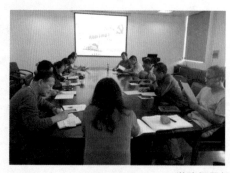 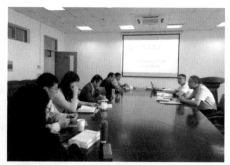

学院领导领学政治学习

　　始终坚定不移做好主题教育与实践，深入推进全面从严治党，不断加强党的建设。在2013年开始的党的群众路线教育实践活动、2015年开始的"三严三实"专题教育、2016年开始的"两学一做"学习教育、2019年开始的"不忘初心，牢记使命"主题教育、2021年开始的党史学习教育、2023年开始的学习贯彻习近平新时代中国特色社会主义思想主题教育、2024年开始的党纪学习教育等党内主题教育中，学院党委带领全院师生坚决做到规定动作不走样，自选动作有实效。在2016年学校"学党章党规学系列讲话精神"知识竞赛中，学院代表队获得校二等奖的好成绩。在"我和我的祖国"征文活动中，我院教工包揽了学校教工组的3个三等奖；在"党在我心中"主题征文活动中，学院获校一等奖1名、二等奖2名和优秀组织奖。张永红教授获学校高尚师德奖，为学院首获此殊荣的教师。钟宏良、聂继华、张明芝、张洁、李建祥等优秀党员获得学校的表彰。教工第一党支部书记"重预防，享健康"工作室获校教职工党支部书记示范工作室，教工第一党支部是校"党支部标准建设培育点"，江苏省党建工作样板支部。

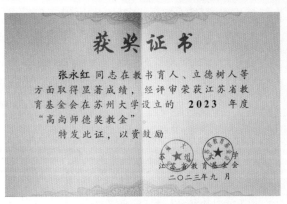

张永红院长高尚师德奖证书

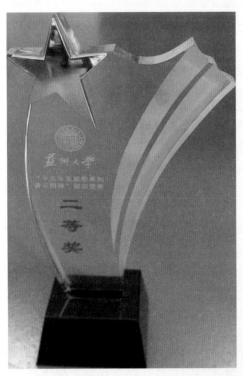

2016年"两学一做"知识竞赛二等奖

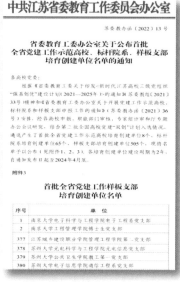

教工第一党支部入选江苏省党建工作样板支部

学院党委高度重视组织建设。为了强化研究生党团的管理工作，2011年即设立了院研究生会和院研究生团支部，2014年设立学院研究生工作办公室，2016年成立研究生党总支。2019年成立了党建工作小组和纪检工作小组，协同负责学院党建各项工作。配全配齐支委，并根据上级要求，支部增设了纪检委员。2023年研究生设立了四个党团支部。

在制度建设中，学院党委根据实际情况确定了"领导干部分工负责系（教研室）"、青年教师传帮带、新教师教学见习制度、硕士（MPH）专业学位研究生和导师双向选择管理暂行办法、研究生请假制度、双周学生干部例会制度、研究生听学术报告制度、研究生奖学金评定细则、研究生评奖评优制度、研究生学业奖学金评定细则等。2020年学院党委根据《关于印发高等学校院系党委委员会议和党政联席会议议事规则示范文本的通知》要求，按照学校部署制定《公共卫生学院党委委员会议议事规则》《公共卫生学院党政联席会议议事规则》。校党委第五轮巡察第六巡察组对学院进行了巡察，根据自查和巡察发现的问题，学院制定了66项制度，进一步强化了通过制度管人管事。

院党委高度重视学院思想政治和文化建设，充分发挥文化育人作用，营造风清气正的干事环境。教工第一党支部《高校教师党支部推动公共卫生专业"课程思政"教学改革探讨》论文发表在国家级杂志上；校第三届课程思政课堂教学竞赛中，张洁、韩淑芬分别获一、二等奖；张增利、张洁负责的"卫生毒理学"和"环境与健康"获校2021年度课程思政示范立项；张洁领衔获校师德建设优秀案例并被收录于《高校教师党支部党建创新案例精选》丛书。2014年起，学院每年举行欢送毕业生联欢晚会、迎新生晚会、师生迎新年晚会和各种师生联谊活动。2017级预防医学本科生班和2020级研究生班获江苏省先进班集体，2017级预防医学团支部和2018级研究生团支部获校五四红旗团支部。

苏 州 大 学

苏大教〔2021〕44号

关于公布2021年苏州大学课程思政示范项目的通知

各学院（部）、部门、直属单位：

根据《关于开展苏州大学 2021 年课程思政示范项目申报工作的通知》（教字〔2021〕107 号），各各学院认真经积、择优推荐基础上，经研究，确定 2021 苏州大学课程思政示范项目 49 项，现予以公布。

附件

2021 年苏州大学课程思政示范项目

序号	学院（部）	课程名称	课程门类	课程负责人	团队成员
1			专业教育课程	三月	
49			专业教育课程		

苏 州 大 学

苏大研〔2021〕156号

关于公布苏州大学2021年研究生
课程思政示范课程立项名单的通知

各学院（部）、部门、直属单位：

根据《关于开展苏州大学 2021 年研究生课程思政示范课程立项建设的通知》，经课程负责人申报，基层研究生培养单位推荐、研究生院审核、校内公示，现将我校 2021 年研究生课程思政示范课程立项结果予以公布。

附件

**苏州大学 2021 年研究生课程思政
示范课程立项名单**

序号	基层研究生培养单位	课程名称	课程负责人
1	材料与化学化工学部	现代高分子合成新方法	程振平
2	传媒学院	媒介伦理研究	吕明
40	医学部公共卫生学院	环境与健康	张增利

学校课程思政示范课程

为了更好地促进学院发展，学院党委积极筹措资源，扩展合作。2019 年 8 月，学院教工第一党支部获苏州工业园区湖东社区工作委员会"区域党建示范先锋团队"荣誉称号。2021 年 10 月，教工第一党支部荣获"2021 年全民营养周活动"创新示范单位，并在北京举行的总结交流会上做交流发言。2022 年 8 月与吴江区震泽镇镇南社区建立"研究生服务站"，并定期开展活动。

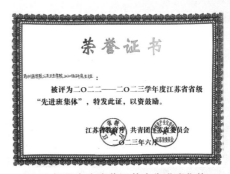

2020 级研究生班获江苏省先进班集体

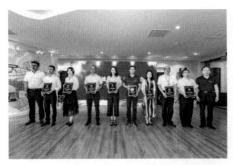

苏州工业园区湖东社区工作委员会"区域党建示范先锋团队"

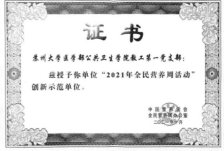

教工第一党支部荣获"2021 年全民营养周活动"创新示范单位

第二节　人才培养成效凸显

　　学院主要承担预防医学本科专业和公共卫生相关专业研究生的培养任务。2011 年招收 31 名本科生，之后逐年增加，至 2018 年开始分 2 班共招收 84 名学生，2019 年之后基本维持在每年 120 名招生计划，实际入学 115 名左右。2011—2023 年共招生培养 1 041 名本科生，1 612 名全日制和非全日制硕士研究生，97 名博士研究生。学院历来重视人才培养工作，人才培养质量成效显著。预防医学专业入选 2021 年度国家级一流本科专业建设点，获评江苏省品牌专业。

一、任务繁重保秩序

　　2011 年学院完成本科生课程教学 2 688 学时，研究生课程教学 1 227 学时。本科生教学课时数逐年大幅增加，至 2023 年，全年完成 9 985 课时教学任务，研究生教学工作量维持在 800 课时左右。

二、以赛促学显成效

　　学院注重通过竞赛检验教学成效。在 2018 年的首届全国大学生公共卫生综合技能大赛（教育部公共卫生与预防医学教学指导委员会主办）中获得二等奖，2019 年更上一层楼，斩获第二届大赛的一等奖，并获"样品采集和现场检测"和"公共卫生基本理论"两项单项奖，2021 年获中国大学生医学技术技能大赛预防医学专业赛道华东赛区二等奖。学院重视预防医学科普和大学生的健康素养，2018 年获大学生健康教育科普作品大赛一等奖、二等奖和最受学生欢迎奖，并获江苏省第一届大学生健康素养竞赛一等奖，

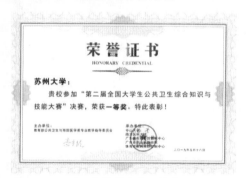

2019 年技能大赛一等奖

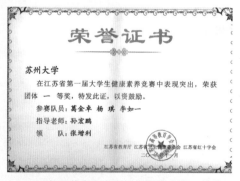

2018 年江苏省大学生健康素养竞赛一等奖

2019 年获全国大学生健康科普作品大赛二等奖、三等奖各 1 项，2021 年获优秀奖 1 项，2022 年获大赛短视频类优秀奖 1 项。在 SAS 公司主办的中国高校 SAS 数据分析大赛上，2017 年获全国二等奖（30 强）及江苏赛区第一名，2018 年获全国第八名（前 20 强）及 2 项百强，2019 年获 1 项全国前 30 强及 4 项全国百强。2020 年学院本科生获江苏省第十五届大学生职业规划大赛一等奖。2023 年，彭浩副教授指导学生获中国国际大学生创新大赛铜奖，实现学院在此项赛事国家级奖项零的突破。

三、多措并举提质量

为了贯彻落实学校关于"回归大学本位，提高办学质量"的精神，2014 年开始，学院积极开展"第二课堂"系列活动，主要包括开设"公卫大讲堂"、开放实验、开放课题三方面内容。仅 2014 年就开展了 8 个专题讲座，进行了 2 次开放实验活动，设立 22 个开放课题。2015 年更是安排了 11 次"公卫大讲堂"活动和 6 次开放实验活动，38 位导师设计了开放课题。

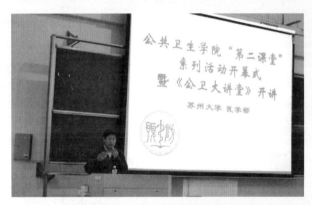

2014 年"公卫大讲堂"开幕

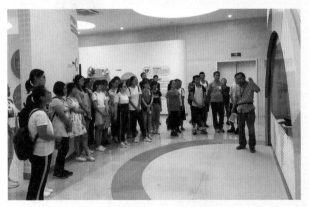

本科生参观园区疾病防治中心

2017 年起，学院开展全员导师制，给每名本科生配置导师。全体教师兼做本科生导师，关心本科生的思想、学习、生活、职业规划和就业指导等，坚持全员育人、全程育人、全方位育人，积极发挥教师在大学生思想政治工作中的重要作用。2021 年起，学院积极推进实施本科生成长陪伴计划。设置了 6 个导师组，配备优秀研究生作为导师，服务于预防医学本科生成长成才。

为了强化国际交流，在学校的支持下，2015 年学院与美国杜兰大学签署 "4+2" 联合培养本科 – 研究生的协议，目前有 9 名学生通过该计划完成学业。同时，学院做好留学生教育工作，加强学生与外国留学生的交流交往，提高国际化视野。社会医学专业的斯里兰卡硕士研究生于 2015 年 6 月毕业，营养与食品卫生专业的印度尼西亚博士研究生于 2019 年 11 月毕业，2023 年公共卫生与预防医学专业（卫生统计学方向）又招收了一名巴基斯坦博士研究生。另外，"医学统计学" 还入选 "十三五" 江苏高校外国留学生英文授课省级精品课程。

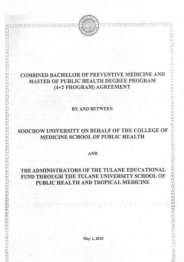

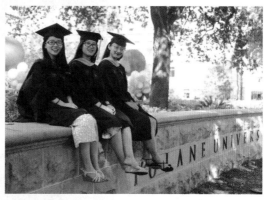

"4+2" 协议　　　　　　学院第一位参与 "4+2" 联合培养学生石梦瑶（中）毕业照

四、强化实践增本领

作为实践性学科和专业，学院一贯重视学生实践，并切实加强实践基地建设。2012 年 12 月首家公共卫生与预防医学专业 "苏州大学研究生工作站"（苏州市太仓疾病预防控制中心）揭牌。2013 年获批首家省级公共卫生与预防医学专业 "研究生工作站"（苏州工业园区疾病防治中心），并于 2017 年获 "江苏省优秀研究生工作站"，为学校首个也是当年度学校唯一的省级优秀研究生工作站。2017 年学院成功举办"研究生工作站和教学实习基地教学科研协同发展研讨会"。2018 年邀请李立明等教授就"我国公共卫生研究生教育的现状及展望"进行了专题报告。2019 年学院召开推进硕士专业学位研究生教育综合改革工作会议。2023 年，张洁教授主持的"理

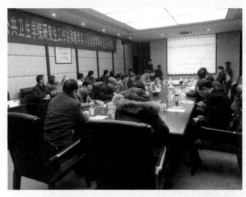

2017 年研究生工作站和教学实习基地教学科研协同发展研讨会

实结合提升公共卫生防控能力的劳动教育实践探索"获江苏省高等教育学会"2022 年度江苏省高等学校劳动教育优秀实践项目"一等奖。2023 年，张洁教授和苏州市疾控中心刘芳主任共同申请的课题"大健康理念下全面增强临床医学生公共卫生核心能力的探索与实践"获批江苏省高等教育教改研究课题立项（重点）。

　　学院在人才培养中的努力和取得的成绩获得了上级的认可和表彰，先后获校研究生工作考评综合奖（2016 年）和研究生工作考评优秀奖（2017 年）。2022 年还获苏州大学苏州医学院优秀教学单位一等奖。本科生及研究生的培养质量逐年提升，2018 年获江苏省普通高等学校本科毕业设计（论文）三等奖 1 项，2013 年以来共获得 3 篇江苏省优秀博士论文与 8 篇江苏省优秀硕士论文。

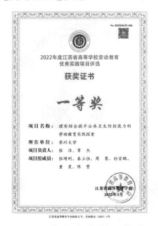

江苏省高等学校劳动教育优秀实践项目一等奖

2011 年以来江苏省优秀博士及优秀硕士论文

	学生	导师	论文题目
博士			
2015	徐添	张永红	脑卒中发病与预后的前瞻性队列研究
2016	彭浩	张永红	抗磷脂抗体与缺血性脑卒中预后关系的队列研究
2019	仲崇科	张永红	脑卒中预后标志物及血压和心率、脂质蓄积对脑卒中的联合效应
硕士			
2013	董加毅	秦立强	全谷物、精白米与 2 型糖尿病发病风险
2017	陈能	秦立强	芦丁、运动及其联合干预对高脂饮食诱导的小鼠肥胖模型脂肪组织分别和内质网应激的影响
2019	张茹	秦立强	谷物膳食纤维抑动脉粥样硬化的机制研究
2020	鲁静	李建祥	抗体偶联药物 S037 对食蟹猴的重复给药毒性和免疫原性研究
2020	刘纪廷	安艳	microRNAs 及其成熟相关基因多态性与铅作业公认血铅水平的关联性研究
2022	黄玉洁	陈涛	AHR 介导的线粒体损伤导致苯并(α)芘心脏发育毒性及白藜芦醇的保护机制
2023	乔亚南	柯朝甫	抑郁及焦虑与心血管代谢性病关联的前瞻性研究
2023	崔源	李新莉	苹果多酚提取物以生物节律为靶点改善脂代谢的体内外研究

江苏省优秀博士论文、优秀硕士论文

第三节　学科科研谱写新篇

自 2011 年独立设置公共卫生学院以来，学院师生接续奋斗，砥砺奋进，在学科科研方面走得很有力量，很有神采，很显底气。

一、学科建设崭露头角

2011 年公共卫生与预防医学一级学科博士点成功获批，自此，学院形成了从本科到博士、博士后全链条培养体系。在第四轮学科评估中，学院排名第 13 位。第五轮学科评估参评院校众多，学院仍然获得了 B⁺ 的成绩。

学院重点实验室

学院重点学科

2014 年江苏省老年病预防与转化医学重点实验室申报成功，标志着公共卫生与预防医学学科又上新台阶。2016 年公共卫生与预防医学专业获批"十三五"江苏省重点学科，2021 年继续获批"十四五"省重点学科（A 类）。在 2015 年博士后流动站综合评估工作中，学院公共卫生与预防医学博士后流动站成绩良好。以上无不充分彰显了学院学科实力。

在学校的大力支持下，学院承办了国家自然科学基金委主办的"2012 年预防医学发展战略研讨会"，来自全国 27 所高等院校和科研院所的预防医学学科专家从不同角度探讨了队列研究对预防医学发展的作用，对队列研究资助工作积极献计献策。为了响应"健康中国"的国家战略，学院在苏州大学健康研究所的基础上，2018 年组建了苏州大学健康中国研究院，立足苏州本地，开展健康中国理论研究，探索健康苏州科学发展道路。作为中国中西医结合学会时间生物医学专业委员会的主任委员单位和挂靠单位，学院分别于 2011 年、2013 年和 2015 年承办了 3 次全国时间生物医学学术会议，并于 2012 年开办全国时间生物医学基础与前沿学习班，彰显了学院在该研究领域的地位。

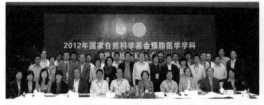

2012 年预防医学发展战略研讨会

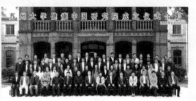

2018 年健康中国研究院成立合影

　　另外，学院还举办、承办各种形式的会议或培训班，促进学术交流，扩大学院的影响力。2014 年与美国杜兰大学合作举办 "Clinical and Translational Research Methods" 高级培训班，同年与上海瑞金医院和美国杜兰大学联合主办 "2014 年高血压高层论坛"，促进学院慢性病临床试验研究与转化的发展和国际合作。2014 年与中科院上海营养与健康研究所联合举办 "2014 食品安全与营养高层论坛"，同年还举办了 "学校突发公共卫生事件风险评估技术、预警技术及应对能力评估技术研讨会"。2016 年承办了江苏省预防医学会流行病与卫生统计学会、江苏省医学会临床流行病学专业委员会及江苏省信息学会卫生统计专业年会暨高层论坛；2017 年举办 "全国卫生事业管理学会青年委员会 2017 年青年沙龙会议"，同年挂牌成立 "应用贝叶斯生物统计研究中心"。2018 年召开基因组与转化医学国际研讨会，并成立国际华人基因组与转化医学协会；2019 年举办全国儿少卫生青年学者论坛，2020 年举办新形势下营养学科发展研讨会暨学术交流会，2021 年举办公共卫生研究生教育与发展研讨会，2022 年召开了公共卫生与预防医学发展学术研讨会。独立办院以来，学院致力于全面推进学科建设的高质量发展，2023 年 8 月成功举办了苏州大学公共卫生与预防医学学科建设研讨会，沈洪兵院士、詹启敏院士等国内公共卫生领域专家和苏州市及学校领导对学院的学科建设所取得的成绩予以充分肯定，并把诊问脉发展路径，为学院未来的学科发展指明了方向。

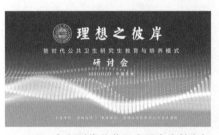

2021 年新时代公共卫生研究生教育与培养模式研讨会

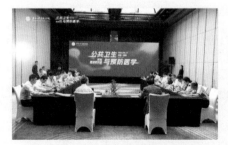

2023 年 8 月学科建设研讨会

二、科学研究多点开花

学院教师由 2011 年独立办院的 37 人增至 2024 年 6 月的 77 人，虽然体量偏小，但是学院教师人均科研产出一直处在医学院前三甲。学院 SCI 论文由 2011 年的 30 篇左右逐年攀升，2023 年全年发表 SCI 论文 162 篇，其中 1 区论文 37 篇，2 区论文 57 篇，专任教师年人均发表近 2.5 篇。学院的论文质量也有所突破，2014 年张永红教授团队与杜兰大学何江教授在国际著名医学期刊 *JAMA* 上发表研究成果，同年入选 2014 年中国百篇最具影响国际学术论文。秦立强教授连续 5 年入选 Elsevier 中国高被引学者。

学院教师积极承担各类科研项目，2011—2023 年间，学院共承担国家级科研项目 121 项。其中科技部国家重点研发计划项目 1 项、"973" 计划及重点研发课题各 1 项，国家自然科学基金委重点国际（地区）合作项目 3 项，国防科工委重大项目 1 项。近年来学院的人才培养也取得了突破，潘臣炜教授和陈国崇教授分别获国家自然科学基金优秀青年科学基金项目与优秀青年科学基金项目（海外）的资助。学院重点项目见表 5-1.

表 5-1　学院重点项目汇总

项目编号	负责人	立项时间	项目分类	项目子类	立项总经费／万元
81020108028	童　建	2011 年 1 月 1 日	国家级重点项目	国家自然科学基金重点国际（地区）合作研究项目	200
81320108026	张永红	2014 年 1 月 1 日	国家级重点项目	国家自然科学基金重点国际（地区）合作研究项目	280
2016YFC1307302	张永红	2016 年 9 月 1 日	国家级重点项目	国家重点研发计划课题	250
2017YFC1307603	张永红	2017 年 7 月 1 日	国家级项目	国家重点研发计划课题参与	105.2
2017YFC1310701	秦立强	2017 年 7 月 1 日	国家级重点项目	国家重点研发计划课题	79
82020108028	张永红	2021 年 1 月 1 日	国家级重点项目	国家自然科学基金重点国际（地区）合作研究项目	248
2021YFC2702103	柯朝甫	2021 年 12 月 1 日	国家级项目	国家重点研发计划课题参与	76
2021YFC2702104	潘臣炜	2021 年 12 月 20 日	国家级项目	国家重点研发计划课题参与	77
82122059	潘臣炜	2022 年 1 月 1 日	国家级重点项目	国家自然科学基金优秀青年科学基金项目（包干制）	200
2022YFE0124000	蔡晓明	2022 年 12 月 23 日	国家级重大项目	国家重点研发计划项目	85

项目编号	负责人	立项时间	项目分类	项目子类	立项总经费 / 万元
82220108001	许　锬	2023 年 1 月 1 日	国家级重点项目	国家自然科学基金重点国际（地区）合作研究项目	250
U22A20364	朱正保	2024 年 5 月 20 日	国家级重点项目	国家自然科学基金联合基金重点支持项目	63.75

在标准研制上，徐勇教授主持制定了国家标准《儿童安全与健康一般指南》（GB/T 31179—2014）及卫生行业标准《学校卫生标准研制和编写总则》（WS/T 587—2017），沈月平教授等制定团体标准《辐射流行病学调查技术规范》（T/CNS 7—2018）。

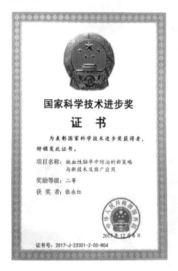

国家科技进步二等奖

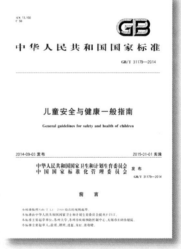

由徐勇教授等主要起草的国家标准《儿童安全与健康一般指南》

第四节　服务社会开新局

习近平总书记在 2016 年全国高校思想政治工作会议上强调，我国高等教育发展方向要同我国发展的现实目标和未来方向紧密联系在一起，为人民服务，为中国共产党治国理政服务，为巩固和发展中国特色社会主义制度服务，为改革开放和社会主义现代化建设服务。"四个服务"是高等教育发展的初心使命，更是高等教育的责任担当，为新时代高校开展全面社会服务指明了方向。学院自成立之初即把服务社会作为学院工作的重心之一，致力于服务苏州市尤其是国家的社会经济发展。

一、专业培训提技能

高校历来是人才高地，智力资源集聚之所，学院一贯重视发挥学院教师智慧，服务国家战略，服务地方社会经济的发展。利用流行病学和生物统计学的特长，学院举办了杜兰大学–苏州大学临床转化研究方法高级培训班、精准医学与贝叶斯统计方法高级培训班以及 DAG 在病因推断中的应用培训班，培训班邀请校内外和美国的专家授课，为学员在未来公共卫生和预防医学的科研拓展打下了良好的基础。利用营养食品以及毒理学的特长，学院开展了相关专业培训，如举办了"贵州省食品安全标准跟踪评价暨能力提升班""温州市营养高技能人才能力提升班"，并与苏州工业园区市场监督管理局合作成立"苏州工业园区联合检测中心苏州大学工作站"，与苏州市第五人民医院一起完善苏州市化学物中毒网的建设和人员培训工作。积极响应名城名校融合发展战略之健康城市研究项目的各项工作，举办了"基于健康城市建设的医疗数据管理及高级统计方法培训班""苏州市名城名校融合发展战略项目——2017 健康苏州建设"以及苏州市健康素养与烟草流行培训会等。

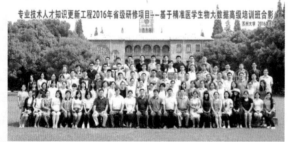

2016 年基于精准医学生物大数据高级培训班合影

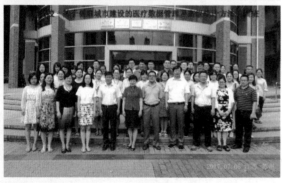

2017 年基于健康城市建设的医疗数据管理及高级统计方法培训班合影

二、强强联合共发展

响应产学研用深度融合发展，走出校门谋发展。学院在 2015 年与苏州硒谷科技有限公司共建功能农产品营养与安全联合实验室，并加入国家功能农业科技创新联盟，促进功能农产品营养相关研究。2015 年与苏州药明康德新药开发有限公司共同建立研究生工作站并进行毒理学检测研发合作，在干细胞体外毒性评价、生殖毒性体外实验、建立模型和背景数据库等方面进行共同研发。2018 年学院与日本大学药学部合作建立了中日环境与健康联合实验室，共同推进双方环境与健康相关研究，以及人才培养和师资队伍建设。2020 年与南京西格玛医学技术股份有限公司联合成立医疗器械临床转化技术研发中心，促进流行病与卫生统计学学科的应用和社会服务功用。学院于 2021 年、2022 年与诺米代谢公司共建了苏州大学 – 帕诺米克代谢组学协同创新中心及微生物组学协同创新中心，为脑卒中精准防治提供海量代谢组数据，筛选脑卒中代谢标志，构建脑卒中精准预测模型，进一步发展代谢组创新技术。2023 年 4 月与泗洪医院共建骨与免疫协同创新中心，在骨与免疫方面的新技术、新方法、新方案上寻求更大的突破，推动临床医疗、研发创新、成果转化、学科建设等协同快速发展。在学校的大力支持下，深入医教研合作，学院与常州市第七人民医院（苏州大学附属常州老年病医院）建立了合作关系，聘请兼职教授，共建苏州大学常州老年病研究所，共同推进老年病防治研究能力提升与老龄健康事业的发展。2024 年与新疆维吾尔自治区卫生健康委、新疆维吾尔自治区疾病预防控制中心、新疆维吾尔自治区第三人民医院等建立合作关系，目前已经举办第一期住院医师规范化能力提升培训班。

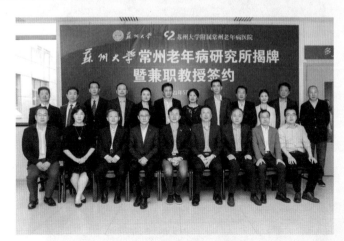

与苏州大学附属常州老年病医院建立合作关系

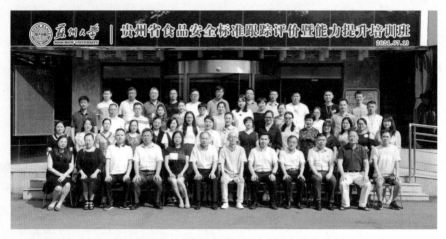

举办贵州省食品安全标准跟踪评价暨能力提升培训班

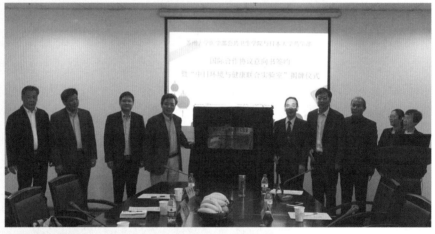

中日环境与健康联合实验室揭牌

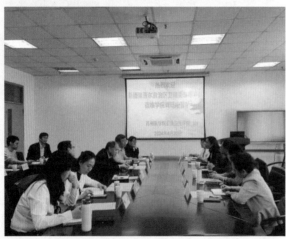

与新疆维吾尔自治区卫生健康委开展合作

三、送智上门谋事业

为了更好地促进教师实践能力提升，密切将理论联系实际，也进一步加强学院相关教学科研实践基地能力提升，学院制定了《选派优秀青年教师挂职办法》，自2014年起，陆续选派6名优秀青年教师赴苏州市工业园

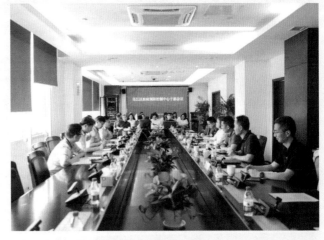

2024年彭浩副教授挂职吴江区疾控中心副主任

区、姑苏区及吴江区等地疾控中心挂职锻炼，推动疾控科研人员实事创新和成果转化，强化人才培养和团队建设。

学院在每年5月的全民营养周期间开展丰富多彩的宣传活动，将合理营养、健康饮食等科学知识送至学校师生，更送到千家万户。我院教工第一党支部荣获"'2021年全民营养周活动'创新示范单位"称号，由于学院举办的全民营养周活动的显著成效，

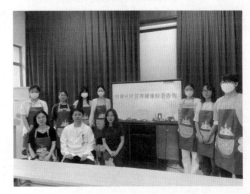

全民营养周活动进社区

被江苏省科协授予2023年全国科技活动周暨江苏省第35届科普宣传周优秀活动、优秀单位。在结核病日、脑卒中日、世界艾滋病日等活动中，学院还在校园和社区开展了丰富多彩的健康宣

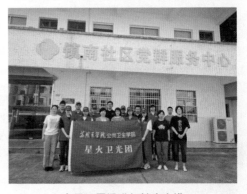

在吴江震泽进行健康宣讲

讲和义诊活动。2022年学院在吴江区震泽镇镇南社区建立"研究生服务站"，并定期举办健康宣讲、义诊活动，为当地居民健康素养提升贡献力量。

四、疫情防控促恢复

在新型冠状病毒感染疫情防控期间，学院领导和全体师生充分发挥公卫人的专长和担当，为苏州疫情防控作出了应有的贡献。学院领导陈赞书记与张增利院长多次赴周边疾控中心，了解情况并征求现场需求，指挥、协调学院师生参与疫情防控工作。张增利院长直接参与苏州大学的疫情防控工作，张永红等教授参与苏州市疫情防控策略和措施的研究和制定，徐勇教授向苏州市政府提出的加强苏州市公共卫生应急体系建设的建议获时任市委书记的批复。多名师生就疫情相关知识通过发表论文、撰写科普文章、发布微信公众号推文、开展线上讲座等形式向市民宣传，减少市民恐慌，助力科学防控。

学院师生积极参加疫情防控一线工作。多名教师参与社区与学校的疫情防控志愿者工作，进行核酸检测动员、秩序维护、快递及外卖整理派送等。3名教师参与了苏州甪直气膜实验室的核酸检测工作；2022年2—12月期间，1名教师及145名研究生志愿者参与苏州市及其下属区县疾控中心、派出所等的疫情防控工作，共计服务时长超过2.3万小时。

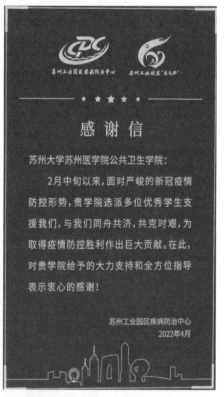

苏州工业园区疾病防治中心给学院的
支援抗疫感谢信

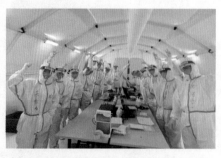

武龙飞等老师在苏州甪直气膜实验室工作

第五节　人物撷英

张永红　医学博士，教授，博士研究生导师。内蒙古通辽市人，1960 年 10 月生。1983 年本科毕业于白求恩医科大学卫生专业（学士学位），1988 年硕士研究生毕业于白求恩医科大学流行病学专业（硕士学位），1993 年博士研究生毕业于中国协和医科大学（博士学位），1994 年 1 月至 1996 年 1 月于哈尔滨医科大学做博士后工作；1996 年 1 月至 2003 年 11 月，先后任哈尔滨医科大学公共卫生学院流行病学教研室教授、博士生导师，教研室副主任、主任；

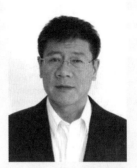

张永红

2003 年 11 月至今，任苏州大学流行病学教授、博士生导师；曾任苏州大学医学部公共卫生学院院长，江苏省老年病预防与转化医学重点实验室（苏州大学）主任，美国杜兰大学兼职教授。

现任学术兼职：江苏省卒中学会常务理事，江苏省卒中学会预防与控制专业委员会主任委员；江苏省预防医学会流行病学专业委员会副主任委员；《中华预防医学杂志》编委。曾任学术兼职：教育部预防医学本科教学指导委员会委员；中华预防医学会教育分会委员，中华预防医学会心脏病预防控制专业委员会常委；中国卒中学会脑血管病高危人群管理专业委员会委员；中国医师协会高血压专业委员会委员；江苏省预防医学会常务理事，苏州市预防医学会副会长；《中国公共卫生》编委，《中国疾病控制杂志》编委。

研究方向为心脑血管疾病流行病学，预防与转化医学。在该领域，已先后主持多项国家自然科学基金和科技部课题，先后主持（该领域）国家自然科学基金项目 9 项［包括重点国际（地区）合作项目 2 项、面上项目 5 项、其他项目 2 项］、国家"十三五"重点研发计划课题 1 项。在 *JAMA*、*BMJ*、*Neurology*、*Annals of Neurology*、*Hypertension*、*Stroke*、*Arterioscler Thromb Vasc Biol*、*Clin Chem* 等权威学术期刊上发表 SCI 论文 150 余篇。先后获国家科学技术进步二等奖 2 项，华夏医学科技奖二等奖和三等奖各 1 项，江苏省科学技术奖三等奖 1 项。曾获苏州大学优秀教师、苏州市优秀教育工作者和苏州大学高尚师德奖等荣誉称号。

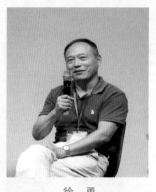

徐 勇

徐勇 教授，博士生导师。安徽六安人，1959年12月出生，1984年安徽医科大学预防医学专业本科毕业，留校任教，1989年上海医科大学硕士研究生毕业，1997年破格晋升教授。曾任苏州大学公共卫生学院副院长，苏州大学卫生发展研究中心主任。现任教育部高等学校健康教育教学指导委员会委员。曾任国家卫生健康委卫生标准委员会学校卫生分委会副主任、中国卫生监督协会学校卫生分委会副主任、全国儿少与学校卫生名词审定委员会副主任、国家首批健康教育专家库成员、《中国学校卫生》杂志副总编、中国阿尔茨海默病学会理事、江苏学校卫生学分会副主任委员和苏州市健康管理学会常务副会长。主持WHO项目、联合国儿童基金会项目、国家自然科学基金项目、国家社会科学基金项目共计10项，省部级科研项目8项。主编学术专著15本，参编教材、专著25本，在国内外学术期刊共计发表SCI和中文核心期刊学术论文200篇左右，主持制定国家卫生标准2项，获得国家发明专利3项，获得国家计算机软件著作权证书8项。培养硕士、博士研究生共计100多名。

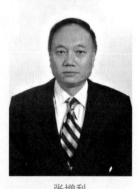

张增利

张增利 医学博士，教授，博士生导师。河北临城人，1967年出生。1988年毕业于山西医学院预防医学专业。毕业后在乌鲁木齐铁路局防疫站工作，历任医师、主治医师、防疫站站长等职务。任防疫站站长期间，主持处理多起传染病重大疫情、职业中毒和食物中毒事件。1998年考入苏州医学院放射医学系攻读研究生。2001年获苏州医学院职业卫生硕士学位并留校任教。2003年3月至2004年10月赴加拿大麦吉尔（McGill）大学做访问学者。2005年获苏州大学放射医学博士学位。现任苏州大学公共卫生学院院长。任《环境与职业医学》杂志编委、《中国骨质疏松杂志》常务编委、江苏省毒理学会副理事长、中国毒理学会免疫毒理专业委员会副主任委员、苏州预防医学会副会长、苏州市骨矿盐学会副主任委员、

苏州市职业病学会副会长。研究方向是职业病和职业相关性疾病。主持
国家自然科学基金面上项目 4 项。发表论文 100 多篇。主编《衰老预防
医学》教材，参编人民卫生出版社《职业卫生与职业医学》教材。培养
硕士、博士研究生 40 多位。获苏州大学"我最喜欢的老师"等荣誉称号。
为江苏省级一流本科课程负责人，苏州大学虚拟教研室负责人，苏州大
学微专业负责人。

附　录

附录一　放射医学与防护学院大事记

1964 年

8 月，第二机械工业部调西北 203 所放射医学研究室朱寿彭等及上海、北京等地医疗、卫生、防疫、科研机构具有放射卫生、放射科研专业知识的人员帮助苏州医学院筹建放射医学系。

9 月，放射医学系面向全国招收首届学生 50 名，学制 6 年。

是年，苏州医学院成立职业病研究室、放射卫生研究室、血液病研究室以及基础医学研究室。

1973 年

6 月 1 日，国务院科教组发文明确：放射卫生系的毕业生全部由第二机械工业部分配，医疗系毕业生江苏省和第二机械工业部各半。

1977 年

是年，国务院改革高等学校招生制度、实行全国统考。苏州医学院被批准招收本科（五年制）学生 360 名，其中临床医学专业 300 名，放射医学专业 60 名。

1980 年

2 月 7 日，日本高能物理访华团龟井亭教授一行 5 人来苏州医学院放射医学系参观和学术交流。

11 月 18 日，苏州医学院鲍耀东、陈悦书、李允鹤、苏燎原教授一行 4 人，应邀赴日本名古屋保健卫生大学考察并进行学术交流。

1981 年

6 月 2 日，苏州医学院《苏州医学院学报》编辑委员会成立。陈王善继院长任主编，黄文锦、刘林、杜子威、陈明斋、陈务民、陈悦书、鲍耀东、印其章任副主编。

1983 年

9月，卫生部确认苏州医学院的人类染色体、血液病、生理学、病理学、寄生虫学、放射卫生学、放射毒理学、脑外科、放射诊断学和妇产科等 10 个学科为卫生部医学教育进修基地，招收高年资教师、医师进修 1 年。

是年，为进一步发展核医学，核工业部批准学院成立"核工业放射医学研究所"，下设放射生物学和放射卫生学 2 个研究室。

1984 年

4月，根据核工业部和江苏省高教局的指示，苏州医学院增设预防医学专业。

是年，教育部要求高等学校以本院最具优势和特色的学科开办助教进修班。学院确定了生理学、放射卫生学、病理学和寄生虫学等 4 个学科举办助教进修班。

1986 年

1月 22 日，苏州医学院举办放射卫生学和人体寄生虫学助教进修班。

是年，在江苏省卫生厅支持下，苏州医学院正式筹建预防医学系，并于同年开始招生。

1989 年

9月 9 日，朱寿彭教授荣获全国教育系统优秀教师光荣称号，并被授予优秀教师奖章。

1990 年

10 月，中国核工业总公司决定：赵经涌任苏州医学院副院长。

是年，中国核工业总公司批准在放射医学专业内设核医学专业方向。

1991 年

1月 24 日，学院放射医学系陈涌副教授发明的 GDC-B 型光电磁综合治疗仪科学技术成果鉴定会在放射医学系召开，并通过部级鉴定。

3月15日，由于预防医学系发展的需要，院领导决定将基础部流行病学教研室划归预防医学系。

4月5日，江苏省教委苏教人〔1991〕17号文批准成立"苏州医学院放射医学研究所"，朱南康兼任所长。

5月，学院放射医学系1990届博士毕业生胡启跃被国家教委、国务院学位委员会授予"做出突出贡献的中国博士学位获得者"荣誉称号，这是中华人民共和国成立以来我国首次举办的表彰活动。

是年2月—1993年4月，放射医学系主任李延义教授，先后3次参加核工业部、卫生部组织的考察团前往白罗斯，对苏联切尔诺贝利核电站核泄漏事故进行考察和医疗援助。

1992 年

4月3日，台湾清华大学原子科学研究所所长董传中及曹惠霖教授等人，应邀来系参加访问、学术交流。

1993 年

2月22日，赵经涌等一行4人前往上海浦东中国核工业浦原总公司，与该公司总经理曹德宏、副总经理倪心德等洽谈合作事宜。

4月5日，中国核工业总公司党组对苏州医学院领导班子进行调整：何寿春任苏州医学院党委书记；阮长耿任苏州医学院院长；顾钢任常务副院长兼党委副书记；赵经涌、许鸿儒任副院长；聘任原院长杜子威教授为名誉院长；蔡衍郎因到任职年龄，免去党委书记职务。

5月5日，苏州市卫生局汪雪麟局长被学院聘任为预防医学系兼职副教授。

9月1日，中国核工业总公司总经理蒋心雄来学院视察。在校期间，蒋总经理一行视察了放射医学系辐照室。

1994 年

1月，在比利时布鲁塞尔举办的第42届尤里卡国际发明展览会上，苏州医学院的"新型生物敷料—辐照猪皮"和"光电磁综合治疗仪"分别荣获金、银牌奖。

10 月 15 日，部级核医学生物技术重点实验室在苏州医学院建成。核工业总公司安防卫生局潘自强局长、国家教委"211 工程"办公室常务副主任吴镇柔等参加了挂牌仪式。

10 月 24 日，为庆祝核工业创业 40 周年、核爆炸 30 周年和放射医学系成立 30 周年庆典，展示学院科技水平，学院举办了一次全院性学术交流会。核工业总公司代表潘自强局长、国家教委"211 工程"办公室常务副主任吴镇柔以及江苏省卫生厅、江苏省防疫站的领导出席了庆典仪式。典礼后还进行了"核医学研究所"成立挂牌仪式。

12 月，学院科技开发公司和吴江市松陵镇工业公司联合创办的融科技和生产为一体的高科技企业——吴江辐照中心投入使用。

1995 年

4 月 4 日，全国第二次环境放射化学学术研讨会在学院召开。中国原子能科学研究院、中国辐射防护研究院和北京大学、清华大学、苏州医学院等院校 30 余名专家参加了会议。

4 月 12 日，苏州医学院核医学生物技术集团公司成立，王顺利兼任该公司总经理。

6 月 12—15 日，中国核工业总公司副总经理张华祝来院视察。张华祝听取了院领导的工作情况汇报，参观了吴江辐照中心、学院生物技术研究所、放射医学研究所、血栓与止血研究所及 3 个附属医院，对学院的工作给予了肯定。

1996 年

10 月 31 日，苏州医学院核医学生物技术重点实验室通过省部级技术专家的验收。

1997 年

9 月，核工业总公司公布首批部级重点学科专业。苏州医学院放射医学、影像医学、核医学、劳动卫生与环境卫生学、生物技术、内科学（血液学）、急诊医学和放射治疗学被确定为首批部级重点学科专业。

10月16日，中国核工业总公司安防局局长陈竹舟来院宣布院级领导任免决定。中国核工业总公司党组决定：苏州医学院院长阮长耿；常务副院长顾钢；副院长王顺利、张学光、葛建一、朱南康；免去赵经涌、许鸿儒副院长职务。

是年，苏州医学院辐照技术研究所成立，朱南康任所长。

1998 年

4月7日，江苏省教育工委姜映梅副书记来学院视察，听取了院领导介绍及师生学习邓小平理论情况，并参观了核医学生物技术重点实验室、药学楼和图书馆等。

4月28日，学院举行第四届中青年教师授课比赛。放射医学系的朱巍助教组获第一名。

9月25日，学院1978级放射医学系学生、现美国马里兰大学内科副教授（终身教授）袁小剑博士来院访问。

10月14日，全国人大常委会副委员长吴阶平为学院题词"辛勤耕耘培养核医学人才成绩卓著"。

11月5—11日，德国维尔茨堡大学医学放射与细胞研究所所长、著名肿瘤专家U. R. Rapp教授应邀来院进行学术交流和商讨双方科技合作事宜。

12月19日,由16名留美学者组成的"生物医学工程"专家团访问学院，并在学术报告厅举行学术讲座。

12月，学院"放射医学专业试题库系统"通过部级成果鉴定。该试题库共综合了放射医学十二门专业课程的试题，该项成果为推动学院教考分离及提高教学质量发挥了积极作用。

1999 年

8月18日，苏州医学院辐照技术研究所通过了"TUV"产品服务有限公司的认证，并由该公司总经理凯普曼授予了认证书，获得了产品服务质量体系 ISO9002:1994、EN46002:1996 和 EN552:1994 的证书。这标志着经过学院辐照技术研究所辐照灭菌的医疗用品将获准进入欧洲市场，同时也使该所成为全国首家得到"TUV"授证的辐照企业。

10 月，苏州医学院放射医学被批准为设置第三批特聘教授岗位的学科。

11 月 29 日—12 月 4 日，第七届亚洲放射肿瘤研讨会在苏州召开。会议由日本科技厅和日本原子工业论坛主办，国家原子能机构和苏州医学院承办。

12 月，吴江辐照中心被评为 1999 年度江苏省高校科技和产业工作先进集体。

2000 年

2 月，苏州中核华东辐照有限公司成立。

3 月 12—18 日，由中华医学会放射医学与防护学会主办、苏州医学院承办的 IAEA/ 中国核医学质量控制研讨会在学院召开。

4 月 5 日，根据 3 月 29 日教育部教发〔2000〕71 号文和江苏省苏政发〔2000〕42 号文关于撤销苏州医学院建制并入苏州大学的决定，苏州大学召开两校干部大会，江苏省副省长王珉、江苏省教委主任陈万年等领导出席了大会，并宣布了上述决定。至此，苏州医学院并入苏州大学。随后放射医学系成立核医学院。

2001 年

2 月 23 日，为进一步加强预防医学专业教学实习，学院与苏州工业园区疾病预防中心签订合作协议，设立教学实习基地，该基地是核医学院成立以来首个签订的教学实习基地。

3 月 5 日，按教育部学位办关于申报国家级重点学科的通知精神，放射医学国家级重点学科申报工作正式启动。

3 月 21 日，为更好地为地方经济服务，决定成立新药安全评价研究室。

3 月 29 日，荷兰皇家科学院院士、欧洲科学院院士 Galjaard 教授来学院做"人类基因组计划最新研究进展"专题报告。

4 月 24 日，苏州大学卫生发展研究中心开展首次研讨活动，参加活动的六县市、工业园区、新区卫生防疫站领导就如何加强与学院联合培养人才及申报课题等主题进行了研讨。

5 月 28 日，顺利完成学院辐照中心第一次退源回收工作，共退役废钴源棒 39 根约 6 千居里和第八次增源的工作（加钴源棒 2 根约 2 万居里），从而确保了学院辐照中心的正常安全运行，为全校的教学、科研工作提供了必要的实验条件和手段。

5月28日—6月1日，受IAEA委托成功举办了"辐射损伤诊断和生物剂量估算研讨班"，IAEA技术官员为学员做了相关技术的学术讲座，为学院承担的（IAEA）合作项目顺利开展打下了基础。

10月27日—11月1日，与中国同位素与辐射行业协会、江苏省核学会联合举办了"辐射防护与辐射加工新进展研讨会"，会上邀请了日本专家及国内院士、专家做了辐射防护与辐射加工领域最新进展的学术报告。

12月31日，放射医学申报国家级重点学科以免答辩的优异成绩通过专家组评议。

2002 年

5月14日，顺利通过由北京华盛中天咨询有限责任公司专家代表财政部来学院进行的专项资金评估工作，标志着中央与地方共建高校专项经费项目获得立项。

6月28日，核工业集团公司科技委主任潘自强院士来学院进行学术访问。

7月19日，《关于调整有关学科和院系的通知》（苏大委〔2002〕66号文）："核医学院"更名为"放射医学与公共卫生学院"。

8月29日，接国防科工委〔2002〕86号文，学院范我教授主编的《核药学》获国防科工委重点教材建设计划立项。

9月18日，学院召开教材建设工作会议，确定了《放射毒理学》《放射卫生学》《辐射剂量学》《基础核医学》作为学科首批再版教材资助项目。

11月26日，英国国家放射防护学会主席、现任国际放射防护委员会主席Roger H. Clarke教授，前国际放射防护委员会主席C. B. Meinhold教授，德国A.M. Kellerer教授来学院进行学术访问。

11月27日，第三军医大学程天民院士及第四军医大学相关专家一行莅临学院指导工作。

12月22日，中央候补委员、国防科工委张华祝副主任一行莅临学院指导工作。

2003 年

2 月 9 日，应用化学（环境和食品检测与检验方向）获江苏省教育厅批准，学院布置相关工作，应用化学自考本科特色班及专升本于 9 月、10 月相继开班，这标志着学院成人教育工作零的突破。

2 月 26 日，美国阿尔伯特·爱因斯坦医学院放射肿瘤系副教授、美国阿尔伯特·爱因斯坦医学院肿瘤生物系副教授、美国纽约北岸 – 长岛犹太医学研究所放射肿瘤系分子肿瘤学实验室主任樊赛军博士被聘任为苏州大学兼职教授。

4 月 4 日，中国工程院院士乔登江教授来院指导工作，做了"电离辐射和非电离辐射"专题讲座。

10 月 30 日，"省重中之重学科中期评估验收专家组实地考察"准备工作正式启动，并于 12 月顺利通过评估，评估等级为 A。

2004 年

3 月 23 日，中国科学院高能物理研究所博士生导师柴之芳研究员莅临学院做"核分析技术研究环境污染的分子毒理"学术报告。

5 月 27 日，中核总科技委主任潘自强院士莅临学院指导工作。

6 月 23 日，召开省重点实验室更名论证会。

8 月 12 日，中华医学会赵书贵秘书长、杨民主任，中华医学会放射与防护分会李开宝主任莅临学院考察放射医学与防护培训基地。

9 月 2 日，美国核能管制委员会 Anthony Ning Tse 博士莅临学院讲学。

9 月 27 日，学院召开放射医学系历任领导座谈会，就放射医学系 40 年来的建设、发展和成绩给予了充分肯定，并对学院今后的发展寄予厚望。

是年，学院圆满地举行了"ICRP 国际学术交流会暨放射医学与公共卫生学院建院四十周年"院庆活动，其间国际辐射防护委员会现任副主席 Lars–Erik Holm 博士、我国肿瘤分子学重点实验室主任（国家"973"计划重大基础研究项目首席科学家）詹启敏博士受聘为校兼职教授。

是年，中华医学会首个"放射医学与防护"培训基地在学院隆重揭牌，它意味着放射医学人才培养又添继续教育新平台。

2005 年

6 月 17 日，学院"十一五"发展规划研讨会在吴江平望举行，与会人员：学院领导、教授博导、特聘教授、系及教研室正副主任共 24 人。

12 月 7 日，江苏省教育厅科技发展处储宪国处长来学院检查和指导重点实验室建设。

12 月 27 日，召开江苏省放射医学与防护重点实验室第一届学术委员会第一次会议。出席专家：程天民院士、李开宝教授、周湘艳教授、金泰廙教授、王心如教授、浦跃朴教授、樊飞跃研究员、樊赛军教授、贾廷珍教授。

2006 年

4 月 4 日，美国哥伦比亚大学辐射肿瘤系辐射研究中心辐射肿瘤学、环境健康科学教授 Tom K. Hei 博士，马里兰大学辐射肿瘤研究实验室主任、教授 William F. Morgan 博士来学院进行学术访问。

10 月 10—11 日，召开了由学院教授、教研室主任参加的"发展国家重点学科、建研究型学院"研讨会。

2007 年

5 月 8—10 日，日本广岛大学医学部放射线医科学研究所铃木文男所长、神谷研二副所长来学院进行学术访问。

6 月 15 日，化学品安全评价与研究中心揭牌。

6 月 27 日，WHO 官员 Dr. Susan Mercado、Dr. Faten Ben Abdelaziz、Hiroshi Ueda（WHO 神户中心）、Dr. Dunielle C. Ompad（纽约医学院）、Prof. Vivian Lin（澳大利亚筹伯大学）、WHO 驻华代表处国家项目官员何静等一行 6 人来学院进行学术访问。

9 月 16—22 日，国家环保总局辐射安全知识培训班 D0701 期在我院开班，国内各地学员 103 人出席。

10 月 20—21 日，教育部《毒理学》双语教材定稿会在苏州大学召开，国内 13 位专家出席。

11 月 9 日，WHO 健康城市化项目官员 Dr. Susan Mercado、Dr. Faten Ben Abdelaziz、Hiroshi Ueda（WHO 神户中心）、Dr. Dunielle C. Ompad（纽约医学院）、Prof. Vivian Lin（澳大利亚筹伯大学）、WHO 驻华代表处国家项目官员何静来学院举办 "WHO 健康城市化项目研讨班"。

12 月 21—22 日，学院 "2007 科研研讨会" 在吴江举行，学院领导、教授、教研室正副主任 30 余人出席研讨会。

2008 年

1 月 28 日，中国医学科学院协和医科大学副校长李立明教授一行 2 人来学院讲学。

3 月 25 日，中国疾病预防控制中心辐射防护与核安全医学所郑钧正研究员参加兼职教授受聘仪式并讲学。

4 月 21 日，军事医学科学院放射与辐射医学研究所周平坤研究员来学院讲学。

5 月 7—9 日，环境保护部首届放射源与辐射安全管理工作技术交流与研讨会在苏州大学召开，刘华司长和潘自强院士出席，近百名与会代表参加了研讨。

5 月 18—20 日，由学院协办的第十九届中韩日职业卫生学术交流会在苏州召开。

7 月 3 日，学院党委庆祝改革开放 30 周年暨党支部书记培训班在常熟疾病预防控制中心举行，特邀组织部邓敏副部长授课，院党委委员及支部委员参加了培训。

11 月 14—16 日，江苏省核学会放射医学与防护研讨会暨第六届三次理事会在我校召开 (与会代表 86 人)。

12 月 19 日，学院名誉院长潘自强院士受聘仪式在校本部红楼举行。

12 月 20 日，举行江苏省放射医学与防护重点实验室学术委员会会议，与会专家和领导：潘自强院士、苏旭研究员、周平坤研究员、樊飞跃研究员、曹佳教授、周建伟教授、常学奇研究员、吴李君教授、郭国祯教授、蔡建明教授、江其生研究员、王晓天处长、路建美副校长、朱巧明。

2009 年

2月21日，教育部高教司五人专家组对我院创新团队进行现场考核。

3月31日，中国原子能科学研究院张锦荣副院长来学院交流，洽谈科研工作。

4月11日，美国科学院院士，纽约州立大学石溪分校终身教授，前国际时间生物学会主席 Leland N. Edmunds 教授来我院讲学。

4月23—25日，全国研究生论坛第八届环境与职业医学研究生学术研讨会在苏州大学召开，会议邀请加拿大渥太华大学教授 Sam Kacew 前来讲学。

5月22日，苏州大学医学部放射医学与公共卫生学院与常州市疾病预防控制中心科研合作签约仪式在苏州大学举行。

5月25日，中国医学科学院肿瘤医院肿瘤研究所博士生导师、首席放射物理师胡逸民研究员受聘为苏州大学兼职教授。

5月27日，"长三角辐射加工联席会第二次论坛暨食品辐照技术推广会"在我校召开（辐照技术研究所承办）。

6月14日，"放射医学学科回顾与展望暨祝寿会"在东吴饭店举行。

7月11日，江苏省医学会放射医学与防护专业委员会筹备会议在苏州大学召开，出席人员：施爱民、张乙眉、吴玉丽、蒲汪旸、陈晓强、曹建平、朱南康、许玉杰、钟宏良、朱本兴。

10月31日，中国核能行业协会张华祝理事长一行2人莅临我院指导工作。

12月10日，美国纽约大学医学院王海潮（Haichao Wang）教授受聘为学院兼职教授。

2010 年

4月14日，潘自强院士一行来学院指导工作。

4月16日，ICRP 主席 Dr. Claire Cousins 来学院讲学。

5月12日，召开苏州大学医学部放射医学与公共卫生学院后援（上海世界博览会）舆情支持小组和核与辐射事故应急专家组成立会议。

11月11日，美国阿尔伯特·爱因斯坦医学院外科学首席教授、北海岸大学医院外科及长岛犹太医学中心研究员王平（Ping Wang），受聘为学院兼职教授并讲学。

12 月 28 日，仁普（苏州）药业有限公司董事长赵永俊博士来学院进行交流。

2011 年

2 月 24 日，江苏省疾病预防控制中心慢性非传染性疾病防治所副所长、副主任医师向全永博士来学院讲学。

4 月 21 日，举行苏州市疾病预防控制中心主任沈洁兼职教授受聘仪式。

5 月 30 日，第三军医大学程天民院士、王云贵副校长一行 4 人来学院交流。

6 月 3 日，哥伦比亚大学终身教授 Tom K. Hei 博士来学院交流。

6 月 3 日，美国认证保健物理学家、物理学家、化学工程师卡斯普尔·孙博士来学院交流。

7 月 14—15 日，中国 CDC 辐射防护与核安全医学所苏旭所长一行 5 人来学院交流。

8 月 3—5 日，卫生部放射卫生研讨会在苏州召开。

9 月 10—11 日，学院首届战略发展研讨会在昆山宾馆召开。

9 月 15—18 日，由我院主办的全国时间生物医学会议在南宁召开。

11 月 2 日，中国核能行业协会张华祝会长莅临学院指导。

11 月 7 日，中国辐射防护研究院常学奇院长来学院交流。

11 月 22—24 日，日本广岛大学原爆放射线医科学研究所铃木文男所长来学院交流。

11 月 25 日，得克萨斯健康科学中心大学教授、国际生物电磁学会理事 Vijayalaxmi 教授做学术报告——电磁辐射防护。

2012 年

1 月 10—13 日，我院承办"亚洲核合作论坛肿瘤放疗 2011 年会"，13 国代表 27 人出席，国防科工局任美珍专职副秘书长、苏州大学葛建一副校长到会致辞。

2 月 19—23 日，受广岛大学原爆放射线医科学研究所所长神谷研二教授的邀请，由曹建平院长带队，放射医学与防护学院和公共卫生学院联合组团（童建教授、许玉杰副院长、朱本兴主任、周新文副教授）参加"福岛核灾害性事故恢复国际研讨会暨广岛大学原爆放射线医科学研究所创立50周年纪念庆典"以及"第一届放射性灾害暨凤凰国际领导人教育计划研讨会"。

3月6—10日，曹建平教授应邀出席在日本福冈召开的"亚洲核合作论坛协调员会议"。

3月7—11日，加拿大韦仕敦大学化学系 Jungsook Clara Wren 教授来访，受聘为苏州大学客座教授。

5月18日，日本广岛大学原爆放射线医科学研究所原所长铃木文男教授应邀访问我院，参加学校"百年苏医"庆典。

5月18日，美国哥伦比亚大学 Tom K. Hei 教授应邀访问我院，参加学校"百年苏医"庆典。

6月26日，中国科学院柴之芳院士受聘为学院院长。

9月10日，中国科学院高能物理研究所赵宇亮研究员来学院，受聘为苏州大学客座教授。

9月11日，IBM Watson 研究中心软物质科学实验室主任、哥伦比亚大学化学系兼职教授周如鸿高级研究员来学院，受聘为苏州大学兼职教授。

9月23—26日，"973"计划项目"重离子治癌关键科学技术问题研究"暨"中国科学院重离子辐射生物医学重点实验室"2012年年会在苏州召开。

10月12—14日，科技部的纳米药物与生物医学"973"计划首席科学家会议在苏州举行。中国科学院高能物理研究所柴之芳院士、赵宇亮研究员，中国科学院合肥智能机械研究所张忠平副所长出席会议。

12月1日，召开江苏省放射医学与防护重点实验室第三届学术委员会第一次会议。

2014 年

5月9日，美国哥伦比亚大学 Tom K. Hei 来学院，受聘为苏州大学讲座教授。

5月11—15日，由国际辐射研究协会中国委员会主办，苏州大学承办的第二届全球华人辐射研究大会（the 2nd Global Chinese Congress of Radiation Research，GCCRR 2014）在中国苏州召开。

5月12日，中国核能行业协会理事长张华祝莅临学院指导。

5月12日，南京航空航天大学陈达院士莅临学院指导。

5月12日，举行放射医学与防护学院成立50周年纪念大会。

6月18日，举行"急性放射损伤救治技术与放疗增敏基础的研究"科技成果鉴定会。

7月16日，中国疾病预防控制中心辐射防护与核安全医学所所长苏旭教授受聘为苏州大学讲座教授。

9月19日，召开江苏高校放射医学协同创新中心2014推进会。

9月19日，召开江苏省放射医学与防护重点实验室第三届学术委员会第二次会议。

9月25—27日，由江苏省卫生计生委、卫生部核事故医学应急中心和苏州大学医学部放射医学与防护学院承办的2014年核与辐射突发事件受照人员生物剂量估算培训班在苏州举办。

10月20日，国家纳米科学中心陈春英研究员受聘为苏州大学讲座教授，台湾阳明大学陈志成教授受聘为苏州大学客座教授。

11月4—8日，美国哥伦比亚大学终身教授、苏州大学讲座教授Tom K. Hei来学院进行学术交流。

11月4日，江苏省科技厅副厅长蒋跃建、产学研合作处副处长万发苗一行到我院调研考察。

11月6—8日，国家纳米中心赵宇亮、陈春英来学院，7日组织召开辐射纳米毒理学团队研讨会。

11月27—29日，2014教育部高等学校核工程类专业教学指导委员会暨全国高校核工程类专业院长/系主任联席会议在我院召开。

2015 年

3月3日，中国核能行业协会张华祝理事长来学院指导。

4月3日，国家工业和信息化部毛伟明副部长一行来我院调研。

4月25日，学院放射医学专业建设研讨会召开。

4月25—28日，由中国科学院化学研究所和苏州大学医学部放射医学与防护学院联合主办，第三届分子影像与纳米医学国际学术研讨会（3rd International Symposium on Molecular Imaging and Nanomedicine）在苏州召开。

7月30日，学院召开第三届发展战略研讨会。

9月7日，江苏省委罗志军书记来学院调研放射医学科技创新成果产业化情况，并慰问柴之芳院士及教师。

11月6日，召开江苏省放射医学与防护重点实验室第三届学术委员会第三次会议。

11月19日，召开江苏省特种医学优势学科推进会。

2016 年

1月20日，举行放射医学与防护学院与江苏超敏仪器有限公司战略合作协议签署暨产学研基地揭牌仪式。

1月22日，举行苏州大学汇佳生物"精准放射生物示范实验室"揭牌仪式。

2月23日，举行苏州大学医学部放射医学与防护学院和南京中硼联康医疗科技有限公司合作协议签约仪式。

3月22日，台湾大学生医电子与资讯学研究所所长 Erich Chuang 教授和美国西南医学中心放射肿瘤学系 Benjamin Chen 副教授来我院进行学术交流。

5月5日，放射医学与防护学院举行仪式聘请世界著名核物理学家 I. Tanihata 教授为苏州大学客座教授，同时签署放射医学与防护学院与大阪大学核物理研究所合作备忘录。

5月13日，科技部基础司副司长郭志伟一行到我校调研考察，重点考察我校省部共建重点实验室培育基地及江苏省放射医学与防护重点实验室的建设情况。

5月16—18日，以"空间辐射生物交叉学科研究"为主题的香山科学会议第561次学术讨论会在北京香山召开。此次研讨会由放射医学与防护学院、放射医学及交叉学科研究院发起申请并承办。

6月6日，中广核达胜加速器技术有限公司肖锋董事长、侯志强副总经理、朱南康、清华大学何仕均等来校交流。

7月1日，美国路易斯安那州立大学物理系医学物理专业贾广副教授来我院访问。

7月26日，应我院院长柴之芳院士邀请，台湾阳明大学陈志成教授及锡安生技股份有限公司陈进安总经理一行来我院进行学术交流。

8月22—23日，"空间生命科学学科发展战略研讨会"在苏州大学召开。

9月3—4日，欧阳晓平院士来学院指导。

10月26—27日，承办中国计量测试学会电离辐射专业委员会暨全国电离辐射计量学术研讨会。

2017 年

3月19日，江苏省教育厅党组书记、江苏省委教育工委书记葛道凯一行莅临我校，就进一步做好江苏省教育大会筹备工作开展调研并召开座谈会。

5月7日，我院与桂林市卫生监督所在桂林市举行了共建"放射防护示范医院"协议签订仪式。

5月17日，江苏省科技厅组织专家组在南京江苏省会议中心对省部共建放射医学与辐射防护国家重点实验室的建设计划进行了可行性论证。

5月24日，第五届空间辐射和粒子放射治疗国际研讨会（International Symposium on Space Radiation and Particle Radiotherapy，ISSRPRT）在苏州开幕。

8月21—25日，由学院组织的博士、硕士研究生及本科生一行9人赴日本国立放射线医学综合研究所（National Institute of Radiological Sciences，NIRS）进行了为期5天的交流学习。

8月29日，曹建平书记带队，放射医学与防护学院、公共卫生学院、苏州大学附属第二医院的教师一行8人赴中国原子能科学研究院，共同商讨、交流由我院承担的国防科工局"我国核工业部分典型单位从业人员健康状况60年辐射流行病学回顾性调查与前瞻性队列的建立"项目的启动和执行情况。

9月8日，我院首位外籍教师 Dr. Mark A. Silver 全职加盟核能环境放射化学研究中心，任副教授，拟开展环境放射化学及锕系元素配位化学研究。

2018 年

3月30日，我院辐射防护团队主持编写的《辐射流行病学调查技术规范》团体标准在北京国家会议中心正式发布。

4月27日，科技部与江苏省人民政府在北京召开省部共建放射医学与辐射防护国家重点实验室专题协商会议。

4月27日，中国核学会团体标准《车载式医用X射线诊断系统放射防护设计规范》立项启动会在苏州大学附属第一医院南区生物实验室三楼会议室举行。

5月6日，全国人大常委会副委员长、中国红十字会会长陈竺莅临我校就医学教育发展、中国红十字会与苏州大学合作共建红十字国际学院相关情况开展调研。

6月13日，江苏省科技厅会同科技部基础研究司对省部共建放射医学与辐射防护国家重点实验室建设运行实施方案组织专家论证。

7月7日，苏州大学与中国广核集团有限公司签约仪式在苏州举行。

8月1日，王殳凹教授荣获第一届中国环境科学学会青年科学家奖金奖。

9月5日，柴之芳院士与浙江韩情生物科技有限公司建立院士专家工作站，签约仪式在苏州大学独墅湖校区举行。

9月10日，省部共建放射医学与辐射防护国家重点实验室获得科技部和江苏省人民政府批建（国科发基〔2018〕161号）。

10月8日，苏州大学–中广核核技术发展股份有限公司战略合作框架协议签约仪式在苏州大学独墅湖校区举行。

10月26日，江苏省政协副主席阎立一行来苏考察调研省部共建放射医学与辐射防护国家重点实验室。

10月30日，省部共建放射医学与辐射防护国家重点实验室启动会暨揭牌仪式在苏州大学独墅湖校区炳麟图书馆学术报告厅举行。

11月4—8日，苏州大学放射医学与辐射防护国家重点实验室和放射医学与防护学院共同举办第四届分子影像与纳米医学国际学术研讨会。

11月20日，江苏省副省长马秋林、江苏省科技厅副厅长夏冰、苏州市副市长陆春云等来到苏州大学考察，调研放射医学与辐射防护国家重点实验室。

12月1日，省部共建放射医学与辐射防护国家重点实验室第一届学术委员会第一次会议暨建设运行小组会议在苏州大学独墅湖校区401幢一楼会议室举行。

2019 年

3 月 11 日，苏州市政协主席、党组书记周伟强及市政协秘书长金建立一行调研考察苏州大学放射医学与辐射防护国家重点实验室。

4 月 22 日，举行苏州大学与瓦里安医疗"放疗新星"启航仪式。

4 月 25 日，江苏省政协主席黄莉新一行来学校调研放射医学与辐射防护国家重点实验室。

4 月 30 日，我校与苏州市人民政府、中国广核集团有限公司签署战略合作框架协议及相关落地协议，质子肿瘤治疗国产化及临床应用研究中心也同时揭牌成立。

5 月 17—18 日，召开中国同位素与辐射行业学会放射医学与辐射防护分会成立大会和放射医学与辐射防护行业联盟成立大会暨学术交流会。

8 月 21—26 日，泰和诚医疗集团有限公司联合苏州大学医学部放射医学与防护学院共同开展为期六天的新加坡夏令营活动。

8 月 24 日，中国癌症基金会赵平理事长、唐淼、张涛、安涛一行来学院交流。

9 月 7 日，"不负使命，与核同行"弘扬核科学精神及应用科普系列活动之动感校园行在苏州大学顺利举行。

10 月 27 日—11 月 1 日，由国家原子能机构主办，苏州大学承办的"2019年 FNCA 肿瘤放疗研讨会"在苏州召开。

10 月 31 日—11 月 1 日，由国家自然科学基金委员会化学科学部主办，苏州大学放射医学与辐射防护国家重点实验室承办的"放射化学学科人才发展战略研讨会"在苏州大学顺利召开。

11 月 2 日，放射医学与辐射防护国家重点实验室第一届学术委员会第二次会议暨学术交流会在苏州大学独墅湖校区举行。

11 月 20 日，苏州大学与泰和诚集团签订战略合作框架协议。

12 月 1—3 日，由苏州大学放射医学与防护学院、苏州大学附属第二医院举办的苏州大学 – 日本广岛大学放射医学与核应急准备双边研讨会（Bilateral Workshop on Radiation Medicine and Nuclear Emergency Preparedness between Soochow University and Hiroshima University）在苏州大学独墅湖校区举行。

12 月 7 日，苏州大学放射医学与辐射防护国家重点实验室和中国疾病预防控制中心辐射防护与核安全医学研究所联合办刊——《放射医学与防护》英文刊 *Radiation Medicine and Protection* 启动会在苏州召开。

2020 年

1 月 14 日，苏州市曹后灵副市长一行来放射医学与辐射防护国家重点实验室进行 2020 年春节前安全生产检查。

3 月，我院与苏州大学附属第一医院放疗科整合优质专业教学资源，为中国癌症基金会"基层肿瘤中心建设培训项目"录制了放射治疗培训线上课程。

3 月，江苏省科技厅委托江苏省科技评估中心对全省学科重点实验室 2017—2019 年的运行绩效进行了评估，放射医学与辐射防护国家重点实验室被评为"优秀"。

5 月 12 日，放射医学与辐射防护国家重点实验室中能多粒子超导医学研究加速器论证会在苏州西交利物浦国家会议中心成功举行。

11 月 19 日，放射医学与辐射防护国家重点实验室质子重离子学术论坛（2020）暨苏州大学质子重离子医学研究中心成立大会在苏州召开。

11 月 20 日，放射医学与辐射防护国家重点实验室第一届学术委员会第三次会议暨学术交流会在苏州大学独墅湖校区举行。

12 月 25 日，中能多粒子超导医学研究加速器论证会在苏州大学独墅湖校区医学楼一楼会议室召开。

2021 年

1 月 29 日，教育部党组成员、副部长翁铁慧莅临放射医学与辐射防护国家重点实验室调研考察。

2 月 10 日，根据《教育部办公厅关于公布 2020 年度国家级和省级一流本科专业建设点名单的通知》（教高厅函〔2021〕7 号），放射医学专业入选 2020 年国家级一流本科专业建设点。

5 月，王殳凹教授荣获第 25 届"中国青年五四奖章"。

6 月 29 日，苏州大学放射医学与辐射防护国家重点实验室、中国疾病预防控制中心辐射防护与核安全医学所共同主办的 *Radiation Medicine and Protection* 英文刊获国家新闻出版署创刊批复，英文刊的国内统一连续出版物号为 CN 10–1773/R。

7 月 11 日，"辐射与健康科普丛书"新书首发式暨辐射科普知识讲座在苏州国际博览中心第十一届江苏书展的书香苏州馆举行。

7 月 16 日，国家发展改革委社会司副司长孙志诚、国家发改委社会发展司卫生健康处处长刘丹等一行莅临调研放射医学与辐射防护国家重点实验室。

2022 年

1 月 8 日，放射医学与辐射防护国家重点实验室第一届学术委员会第四次会议暨学术交流会在苏州大学独墅湖校区成功举行。

1 月 9 日，放射医学与辐射防护国家重点实验室与中物院 FLASH 放疗技术联合研发中心成立仪式暨学术交流会在苏州大学独墅湖校区成功举行。

3 月 30 日，放射医学与辐射防护国家重点实验室被命名为第一批全国科普教育基地（教育科研与重大工程类）。

6 月 4 日，中能多粒子超导医学研究加速器终端评审会在苏州大学独墅湖校区医学楼一楼会议室召开。

7 月 9 日，中能多粒子超导医学研究加速器主加速器评审会在苏州大学独墅湖校区医学楼一楼会议室召开。

8 月 26 日，首届放射医学专业建设与人才培养研讨会在苏州大学独墅湖校区医学楼四楼报告厅召开。

10 月，由中国科学院院士柴之芳领衔主编，苏州大学放射医学与辐射防护国家重点实验室相关专家参与编写的"辐射与健康科普丛书"在江苏省第十三届优秀科普作品评选活动中获评科普图书类二等奖。

12 月 15 日，苏州大学放射医学与辐射防护国家重点实验室第一届学术委员会第五次会议暨学术交流会在苏州大学独墅湖校区成功举行。

12 月 16 日，国家自然科学基金委重大项目"乏燃料后处理复杂体系中的锕系元素化学研究"2022 年度交流会在线上召开。

2023 年

2 月 26 日，*Radiation Medicine and Protection*（RMP）苏州办公室揭牌仪式、2023 年第二次研讨会在苏州大学独墅湖校区医学楼一楼会议室举行。

2月27日，苏州大学与广东和祐国际医院战略合作及人才培养研讨会在苏州大学独墅湖校区举行。

3月8日，中国工程院院士、苏州大学苏州医学院院长詹启敏一行调研放射医学与防护学院及国家重点实验室。

4月11日，江苏省政协副主席马余强一行来放射医学与辐射防护国家重点实验室调研。

4月12日，中国财政科学研究院科教文研究中心主任韩凤芹研究员一行来放射医学与辐射防护国家重点实验室调研实验室体系建设。

4月19日，江苏省教育厅科学技术与产业处徐宁副处长来学院指导。

4月21日，中共北京市委教育工作委员会委员、北京市教育委员会副主任柳长安等一行20人来学院参观放射医学与辐射防护国家重点实验室。

4月21日，北京工业大学党委书记姜泽廷，党委副书记、校长、中国工程院院士聂祚仁一行来我校调研交流。

4月26日，右江民族医学院党委书记邓砚等一行来放射医学与辐射防护国家重点实验室交流。

5月10—12日，为推进全国放射卫生、放射医学专业教育发展，提高专业教育水平，研讨专业前景与科学研究方向，中国疾病预防控制中心辐射防护与核安全医学所联合苏州大学、吉林大学在海南省海口市召开放射卫生教育专家研讨会。

5月16日，军事医学科学院放射与辐射医学研究所所长刘曙晨研究员，所科技委主任周平坤研究员，机关参谋袁勇副研究员，关华副研究员，田瑛副研究员，彭涛副研究员来学院交流国家重点实验室重组事宜。

5月19日，江苏省人大常委会副主任陈星莺率调研组莅临我校开展专题调研。

5月20日，我院2009级放射医学专业研究生校友返校活动在苏州大学独墅湖校区医学楼一楼会议室顺利举行。

5月27日，第二届苏医核医学学术论坛在上海市成功举办。

5月30日，放射医学与辐射防护国家重点实验室入选2023年度科学家精神教育基地。

7月6日，举行放射医学建系办学思想座谈会。

7月17日，第5届"科学探索奖"获奖名单正式揭晓，放射医学与辐射防护国家重点实验室王殳凹教授位列其中。

8月20—24日，由江苏省医学类研究生教育指导委员会主办，苏州大学研究生院、苏州大学苏州医学院放射医学与防护学院承办，吉林大学公共卫生学院、中国医学科学院放射医学研究所协办的以"核应急医学救援"为主题的学术创新论坛在我院成功举办。

8月28—29日，IAEA前副总干事长杨大助先生来学院交流。

9月15日，由人民卫生出版社主办、苏州大学苏州医学院放射医学与防护学院承办的全国高等学校放射医学专业规划教材编写论证会在苏州召开。

9月22—24日，辐射生物学国际研讨会在我院召开。来自美国、德国、中国等的150多位辐射生物学的科研工作者参加了会议。会议主席由美国哥伦比亚大学医学中心放射肿瘤学系主任Tom K. Hei担任。

10月10日，学院第十届战略发展研讨会在苏州大学独墅湖校区医学楼四楼报告厅举行。

10月27—31日，第十八届"挑战杯"全国大学生课外学术科技作品竞赛终审决赛在贵州大学隆重举行。学院的胡文涛老师与孟炬宇老师等指导的两支参赛队伍分别获得主体赛国家级一等奖与"揭榜挂帅"专项赛国家级二等奖。

11月7日，江苏省政府副省长赵岩一行来校调研。

11月22—24日，全国核科普教育基地经验交流会暨核科普讲师培训班在苏州举办。

附录二 公共卫生学院大事记

2011 年

3 月 16 日，公共卫生与预防医学一级学科博士点成功获批。

6 月 9 日，根据苏大委〔2011〕13 号文《关于组建医学部放射医学与防护学院、医学部公共卫生学院的实施意见》，学校成立医学部公共卫生学院。

6 月 23 日，学校任命缪世林同志担任学院党委副书记、主持工作。

6 月 30 日，学校任命张永红同志担任学院院长、徐勇同志担任学院副院长。

9 月 15—18 日，"2011 年全国时间生物医学学术会议"在广西南宁召开，童建教授当选第二届全国时间生物医学专业委员会主任委员。

10 月 14 日，张永红教授获国家科学技术进步奖二等奖（排名第三）。

2012 年

10 月 20—22 日，承办国家自然科学基金委主办的"2012 年预防医学发展战略研讨会"。

10 月 26—28 日，举办"2012 年全国时间生物医学基础与前沿学习班"会议。

11 月 7 日，按照学校党委部署举行党员选举大会，选举产生了首届党委委员会，完成了学院党委工作班子组建。

12 月 17 日，首家公共卫生与预防医学专业"苏州大学研究生工作站"（苏州市太仓疾病预防控制中心）揭牌。

2013 年

9 月 3 日，国内首家省级公共卫生与预防医学专业"研究生工作站"（苏州工业园区疾病防治中心）获批。

10 月 17—19 日，学院承办、南昌大学协办"全国第十届时间生物医学学术研讨会"。

11 月 17 日，张永红教授在 *JAMA* 上发表研究论文"Effects of immediate blood pressure reduction on death and major disability in patients with acute ischemic stroke: the CATIS randomized clinical trial"。

2014 年

1 月 3 日，芮秀文同志任学院党委副书记，主持工作。

5 月 7 日，与美国杜兰大学合作，签署"4+2"合作办学的新模式。

6 月 6 日，"江苏省老年病预防与转化医学重点实验室"获江苏省教育厅批准，于 7 月 20 日顺利举行发展规划论证会。

6 月 28 日—7 月 7 日，在美国国立卫生研究院（National Institutes of Health, NIH）资助下，与美国杜兰大学合作举办"Clinical and Translational Research Methods"高级培训班。

10 月 25 日，苏州大学、上海瑞金医院和美国杜兰大学联合主办、公共卫生学院承办"2014 年高血压高层论坛"。

11 月 4 日，加拿大维多利亚大学吸烟、酒精和非法药物使用研究中心研究科学家赵锦辉受聘为讲座教授。

11 月 6 日，学院"第二课堂"系列活动开幕式暨"公卫大讲堂"首次开讲。

11 月 13 日，与中科院上海营养与健康研究所联合举办"2014 食品安全与营养高层论坛"。

12 月 2 日，美国得克萨斯健康科学中心教授、国际生物电磁学理事 Vijayalaxmi 受聘为讲座教授。

2015 年

7 月 5—11 日，举办第三届杜兰大学 – 苏州大学"Clinical and Translational Research Methods"高级培训班。

7 月 9 日，开展学院行政换届工作，张永红院长连任、张增利新任副院长。

10 月 31 日—11 月 3 日，在成都举办"生命的节律——协同、创新、卓越，驱动时间生物医学发展"会议。

12 月 1 日，在由人力资源和社会保障部、全国博士后管理委员会组织的 2015 年博士后流动站综合评估工作中，获良好成绩。

12 月 10 日，举办"2015 江苏省老年病预防与转化医学重点实验室学术年会及学术委员会会议"。

12 月 25—30 日，举办"精准医学与贝叶斯统计方法高级培训班"。

2016 年

1 月 17 日，获 2016 年度校研究生工作考评特色奖。

1 月 18 日，获医学部考评主任特别奖。

1 月 23 日，举行"江苏省毒理学会放射毒理、工业毒理及兽医毒理三个专业委员会成立大会暨第三次江苏省毒理学学术交流会"。

6 月 22 日，学院组队参加校"学党章党规学系列讲话精神"知识竞赛，获二等奖。

9 月 5 日，彭浩博士（导师：张永红教授）获江苏省优秀博士论文。

10 月 11 日，与美国杜兰大学全面合作开展本硕"4+2"合作办学的新模式。

11 月 24—25 日，承办江苏省预防医学会流行病与卫生统计学会、江苏省医学会临床流行病学专业委员会及江苏省信息学会卫生统计专业年会暨高层论坛。

11 月 30 日，举行党委换届改选大会，由芮秀文、张永红、张增利、钟宏良、张洁共 5 名同志组成新一届党的委员会，芮秀文同志为党委书记。

12 月 9 日，公共卫生与预防医学专业成功获批江苏省重点学科，实现了省级重点学科零的突破。

12 月，与放射医学与防护学院共同申报获批国防科工局的核工业作业人员辐射流行病学调查重大专项 1 项。

2017 年

1 月 17 日，获校研究生工作综合考评优秀奖。

4 月 12 日，与江苏海尔森检测技术服务有限公司合作，设立学院研究生专项奖学金。

7 月 13 日，学院设立的苏州工业园区疾病防治中心研究生工作站获"江苏省优秀研究生工作站"。

7 月 5 日，举办"基于健康城市建设的医疗数据管理及高级统计方法培训班"。

7 月 12 日，举办首届全国优秀大学生夏令营活动。

10月26日，举办"苏州市名城名校融合发展战略项目——2017健康苏州建设"培训会议。

11月18日，张永红教授获华夏医学科技进步二等奖1项。

11月20日，获SAS公司主办的2017年中国高校SAS数据分析大赛全国二等奖，并荣获江苏赛区第一名。

11月25日，举办"全国卫生事业管理学会青年委员会2017年青年沙龙会议"。

12月6日，张永红教授获国家科技进步奖二等奖1项，排名第四。

12月15日，举办江苏省老年病预防与转化医学重点实验室学术年会。

12月16日，第一届江苏省卒中学会预防与控制专委会主任委员单位。

2018年

1月4日，成立"应用贝叶斯生物统计研究中心"。

1月6日，举办"研究生工作站和教学实习基地教学科研发展研讨会"。

4月21日，获首届全国大学生公共卫生综合技能大赛二等奖。

4月21日，获2018年大学生健康教育科普作品一等奖、二等奖和最受学生欢迎奖各1项。

6月14—17日，召开首届基因组与转化医学国际研讨会，并成立国际华人基因组与转化医学协会。

10月19日，与日本大学药学部合作建立"中日环境与健康联合实验室"。双方签署师资和研究生培养、科学研究等合作意向书。

11月11日，成立由苏州大学主管，学院与苏州市卫生和计划生育委员会共建"苏州大学健康中国研究院"。

11月26日，获2018年中国高校SAS数据分析大赛第八名、前20强、2项百强和优秀组织奖。

12月8日，获由江苏省教育厅、省卫健委、省红十字会等主办的江苏省第一届大学生健康素养竞赛一等奖。

2019年

1月9日，与苏州工业园区市场监督管理局合作成立"苏州工业园区联合检测中心苏州大学工作站"。

1 月 16 日，公共卫生与预防医学获江苏省"十三五"重点学科中期考核优秀。

3 月 7 日，与日本大学达成科研合作、研究生交流、本科生交流等三个方面合作意向。

5 月 8 日，学院党委书记调整，陈赞同志任学院党委书记。

5 月 13 日，获全国大学生健康科普作品大赛二等奖、三等奖各 1 项。

5 月 18 日，获第二届全国大学生公共卫生综合知识与技能大赛一等奖，并获得"样品采集和现场检测"和"公共卫生基本理论"2 项单项奖。

6 月 13 日，获 2018 年江苏省普通高等学校本科毕业设计（论文）三等奖 1 项。

6 月 21 日，徐勇教授被聘为第八届国家卫生健康标准委员会学校卫生标准专业委员会副主任委员。

8 月 1 日，学院教工第一党支部获湖东社区党工委"区域党建示范先锋团队"荣誉称号。

12 月 5 日，开展学院行政班子的换届工作，张增利同志任学院副院长，主持工作，秦立强同志担任学院聘任制副院长。

12 月 8 日，获 2019 年中国高校 SAS 数据分析大赛前 30 强 1 项、百强 4 项。

12 月 13 日，仲崇科博士（导师:张永红教授）获江苏省优秀博士论文。

2020 年

1 月 13 日，获校研究生工作考评特色奖。

5 月 8 日，校长熊思东，党委常委、副校长陈卫昌率学校相关职能部门的主要负责人来医学部调研公共卫生学院的公共卫生学科发展。

6 月 16 日，成立学院党建工作小组。

6 月 22 日，获批"公共卫生与预防医学"第二学士学位。

10 月 18 日，举办苏州大学医学部公共卫生学院发展研讨会。

11 月 4 日开始，学院接受校党委第五轮巡察第六巡察组巡察。

12 月 22 日，学院党委换届，陈赞、张增利、秦立强、张洁、饶永华等 5 位同志当选新一届党委委员，陈赞同志任书记。

12 月 30 日，张增利同志任院长、张洁同志任副院长。

2021 年

4 月 7 日，熊思东校长、沈明荣副校长、校办吴鹏主任等来院调研。

4 月 19 日，校党委邓敏副书记来院调研。

5 月 10—13 日，3 个教工党支部完成了换届选举。

5 月 20 日，与苏州大学附属常州老年病医院开展合作，签订相关合作协议，于 6 月成立苏州大学常州老年病研究所。

7 月 12—16 日，举行 2021 年贵州省食品安全标准跟踪评价暨能力提升培训班。

9 月 16 日，成立苏州大学 – 帕诺米克代谢组学协同创新中心。

10 月 11—15 日，举办温州市营养高技能人才能力提升班。

10 月 15 日，教工第一党支部荣获"2021 年全民营养周活动"创新示范单位。

11 月 1 日，举行研究生工作站建设暨公共卫生专业学位研究生培养研讨会。

11 月 20—21 日、27—28 日，举行公共卫生研究生教育与发展研讨会。

11 月 23 日，成立苏州大学 – 诺米代谢微生物组学协同创新中心。

12 月 7 日，张永红教授等获华夏医学科技奖三等奖。

2022 年

1 月 21 日，公共卫生与预防医学获批江苏省"十四五"省重点学科（A 类）。

5 月 16 日，董晨教授调研通报"关于提高 60 岁以上人群新冠疫苗接种率的政策建议"获苏州市主要领导批示。

5 月 26 日，教工第一党支部获评全省党建工作样板支部培育创建单位。

6 月 10 日，孙宏鹏获校"我最喜爱的老师"称号。

6 月 17 日，预防医学专业入选 2021 年度国家级一流本科专业建设点，获评江苏省品牌专业。

6月22日，学院与光福镇政府签订战略合作协议。

8月24日，苏州市吴江区震泽镇镇南社区挂牌设立苏州大学苏州医学院公共卫生学院研究生服务站。

全年，学院积极助力苏州市疾控条线抗疫工作，师生100多人次参与抗疫支援；遴选了20名教师参加苏州市行动支部防疫导师工作。

2023 年

3月10日，张洁教授领衔的"理实结合提升公共卫生防控能力的劳动教育实践探索"获江苏省高等教育学会"2022年度江苏省高等学校劳动教育优秀实践项目"一等奖。

3月22日，张天阳副教授获江苏省第十七届哲学社会科学优秀成果奖三等奖。

7月12日，张永红教授获2022年度江苏省科学技术奖三等奖。

7月13日，张永红教授获学校高尚师德奖。

8月11日，举行公共卫生与预防医学学科建设研讨会，包括国家疾控局副局长沈洪兵院士和医学院詹启敏院士等在内的十数位国内公共卫生领域顶尖专家和苏州市卫生健康委相关领导参会。

9月19日，获江苏省科协2023年全国科技活动周暨江苏省第35届科普宣传周优秀活动、优秀单位。

12月8日，彭浩副教授指导的学生获得中国国际大学生创新大赛铜奖。

12月21日，学院张洁教授和苏州市疾控中心刘芳主任共同申请的课题"大健康理念下全面增强临床医学生公共卫生核心能力的探索与实践"获批2023年江苏省高等教育教改研究课题立项（重点）。

附录三　放射医学与防护学院历任领导名单

主任 / 院长 （含主持工作、执行、常务）	副主任 / 副院长
张家骅（名誉主任）	刘　林（1972 年 8 月—1979 年 10 月）
刘　林（1964 年 10 月—1966 年 4 月）	宗　洛（1966 年 4 月—1983 年 9 月）
（副主任主持工作）	黄宗湘（1979 年 10 月—1983 年 9 月）
（1966 年 4 月—1972 年 8 月）	李延义（1983 年 9 月—1985 年 11 月）
（1979 年 10 月—1983 年 9 月）（兼）	朱南康（1983 年 9 月—1993 年 4 月）
朱　峰（1972 年 8 月—1979 年 10 月）（兼）	李召华（1986 年 12 月—1992 年 12 月）
李延义（1985 年 11 月—1990 年 8 月）	张成柱（1990 年 8 月—2000 年 10 月）
赵经涌（1990 年 8 月—1993 年 4 月）	童　建（1993 年 2 月—2002 年 10 月）
朱南康（1993 年 4 月—1993 年 12 月）	王六一（1996 年 4 月—1999 年 3 月）
（副主任主持工作）	盛惠良（2000 年 10 月—2002 年 6 月）
（1993 年 12 月—1999 年 3 月）	芮秀文（2000 年 10 月—2004 年 3 月）
王六一（1999 年 3 月—2002 年 2 月）	缪世林（2002 年 7 月—2008 年 1 月）
（副院长主持工作）	叶明昌（2004 年 3 月—2008 年 1 月）
童　建（2002 年 10 月—2008 年 1 月）	涂　彧（2002 年 9 月—2011 年 6 月）
曹建平（2008 年 1 月—2011 年 6 月）	许玉杰（2011 年 6 月—2019 年 11 月）
（常务副院长）	周光明（2019 年 11 月至今）
（2011 年 6 月—2012 年 3 月）	王殳凹（2019 年 11 月至今）
（2019 年 11 月—2023 年 9 月）	史海斌（2023 年 11 月至今）
（常务副院长）	华道本（2023 年 11 月至今）
（2023 年 9 月至今）（执行院长）	
潘自强（名誉院长）	
柴之芳（2012 年 6 月至今）	
高明远（2018 年 5 月—2019 年 11 月）	
（常务副院长）	
（2019 年 11 月—2023 年 9 月）	
（执行院长）	

续表

总支书记／党委书记	副书记
朱　峰（1966 年 4 月—1979 年 10 月）	刘　林（1965 年 5 月—1966 年 4 月）（兼）
刘　林（1979 年 10 月—1983 年 9 月）	扶曲臣（1965 年 5 月—1966 年 4 月）
佘桂枝（1985 年 11 月—1994 年 10 月）	赵根生（1972 年 8 月—1977 年 11 月）
张成柱（1997 年 12 月—2000 年 10 月）	（工宣队）
陆思东（2000 年 10 月—2006 年 12 月）	胡光敏（1972 年 8 月—1979 年 10 月）
童　建（2006 年 12 月—2007 年 10 月）	李鹤群（1979 年 10 月—1983 年 9 月）
陈晓强（2007 年 10 月—2010 年 12 月）	候锦如（1979 年 10 月—1981 年 5 月）
陈　赞（2011 年 6 月—2012 年 4 月）	黄宗湘（1983 年 9 月—1985 年 12 月）
（副书记主持工作）	宋振铎（1990 年 8 月—1992 年 9 月）
曹建平（2014 年 7 月—2019 年 12 月）	薛炳泉（1994 年 9 月—1997 年 12 月）
（2012 年 4 月—2014 年 6 月）	王六一（1997 年 12 月—2000 年 10 月）（兼）
王成奎（2019 年 12 月至今）	芮秀文（2000 年 10 月—2004 年 3 月）（兼）
	叶明昌（2004 年 3 月—2008 年 1 月）（兼）

附录四　放射医学与防护学院、公共卫生学院不同历史时期教职工名单

20 世纪 60 年代后期（建系初期）（统计不完全）

张家骅	刘　林	扶曲臣	章仲候	胡光敏	黄宗湘	赵经涌
宗　洛	朱寿彭	刘克良	王恒昌	韩开春	汪　涛	朱炳显
王国林	苏昆源	马祥瑞	单汉清	陈菊欣	芦玉英	刘　群
祝素珍	苏培兰	高鲜花	张孟茂	郑惠黎	苏燎原	费荣堂
陈伯忠	李士骏	江家贵	石洪福	董奎先	李淑光	李召华
刘兴亚	周立人	（俞　政	严荣芬	王　谨	朱子辉）	

1972 年（共 70 人）

朱　峰（总支书记）　　胡光敏（总支副书记）　刘　林（副主任）

宗　洛（副主任）　　　曹　钰（秘书）　　　　赵经涌（班主任）

助教：

陈伯忠（副组长）　于孝忠（副组长）　钱君贤（副组长）

陈　勇	费荣棠	韩开春	曹金山	张　觐	虎银秀	庄如珍
林义锟	郑里平	史继安	陈希贤	钱声远	苏燎原	苏昆源
汪　涛	莫啟忠	江家贵	刘克良	张继和	马祥瑞	佘桂枝
石洪福	李士骏	宋妙发	姜德芝	李召华	潘汉森	殷昌硕
胡世洪	姜允申	郭夕昌	黄宗湘	张亚兰	周立人	高玉棠
刘兴亚	朱子辉	杨希云	张家明	陈巾范		

讲师：

朱寿彭（副组长）　章仲候　俞　政（副组长）　李淑光

教辅：

陶明山	王思康	王国林	李巧珍	冯纪辛	高鲜花	季惺同
赵秀英	王惠玉	张芝元	李坛奇	章　瑜	沈如华	徐全秀
徐惠珍	王沙史	王洪云				

1973 年（共 82 人）

朱　峰（总支书记）　　胡光敏（总支副书记）　　刘　林（副主任）
宗　洛（副主任）　　曹　钰（干事）

助教：

陈伯忠　　于孝忠　　赵经涌　　钱君贤　　陈　勇　　费荣棠　　韩开春
张　觐　　虎银秀　　庄如珍　　常自持　　林义锟　　郑里平　　史继安
陈希贤　　黄宗祺　　钱声远　　曹金山　　吕国刚　　巫柱中　　程绍山
沈大全　　苏燎原　　苏昆源　　汪　涛　　莫啟忠　　江家贵　　刘克良
张继和　　马祥瑞　　佘桂枝　　石洪福　　李士骏　　宋妙发　　姜德芝
李召华　　潘汉森　　殷昌硕　　胡世洪　　姜允申　　郭夕昌　　黄宗湘
张亚兰　　周立人　　高玉棠　　刘兴亚　　朱子辉　　杨希云　　张家明
陈巾范　　周焕庚　　郑斯英

讲师：

朱寿彭　　章仲候　　俞　政　　李淑光　　王　瑾

教辅：

陶明山　　王思康　　王国林　　李巧珍　　冯纪辛　　高鲜花　　季惺同
赵秀英　　王惠玉　　张芝元　　李坛奇　　章　瑜　　沈如华　　徐全秀
徐惠珍　　丁秋月　　王沙史　　王洪云　　劳勤华

护士：

夏琴妹

1974 年（共 81 人）

朱　峰（总支书记）　　胡光敏（总支副书记）　　刘　林（副主任）
宗　洛（副主任）　　曹　钰（干事）

助教：

陈伯忠　　于孝忠　　赵经涌　　钱君贤　　陈　勇　　费荣棠　　韩开春
张　觐　　虎银秀　　庄如珍　　常自持　　林义锟　　郑里平　　史继安
陈希贤　　黄宗祺　　钱声远　　曹金山　　吕国刚　　巫柱中　　程绍山

沈大全　　苏燎原　　苏昆源　　汪　涛　　莫啟忠　　江家贵　　刘克良
张继和　　马祥瑞　　佘桂枝　　石洪福　　李士骏　　宋妙发　　姜德芝
李召华　　潘汉森　　殷昌硕　　胡世洪　　姜允申　　郭夕昌　　黄宗湘
张亚兰　　周立人　　高玉棠　　刘兴亚　　朱子辉　　杨希云　　张家明
陈巾范　　周焕庚　　郑斯英　　林兴成

讲师：

朱寿彭　　章仲候　　俞　政　　李淑光　　王　瑾

教辅：

陶明山　　王思康　　王国林　　李巧珍　　冯纪辛　　高鲜花　　赵秀英
王惠玉　　李坛奇　　章　瑜　　沈如华　　徐全秀　　徐惠珍　　丁秋月
王沙史　　王洪云　　劳勤华

护士：

夏琴妹

1975 年（共 79 人）

朱　峰（总支书记）　　　胡光敏（总支副书记）　　　刘　林（副主任）
宗　洛（副主任）　　　曹　钰（干事）

助教：

陈伯忠　　于孝忠　　赵经涌　　钱君贤　　陈　勇　　韩开春　　张　觐
虎银秀　　庄如珍　　常自持　　林乂锟　　史继安　　陈希贤　　黄宗祺
钱声远　　曹金山　　吕国刚　　巫柱中　　程绍山　　沈大全　　苏燎原
苏昆源　　汪　涛　　莫啟忠　　江家贵　　刘克良　　张继和　　马祥瑞
佘桂枝　　石洪福　　李士骏　　宋妙发　　姜德芝　　李召华　　潘汉森
殷昌硕　　胡世洪　　姜允申　　郭夕昌　　黄宗湘　　张亚兰　　周立人
高玉棠　　刘兴亚　　朱子辉　　杨希云　　张家明　　陈巾范　　周焕庚
郑斯英　　林兴成

讲师：

朱寿彭　　章仲候　　俞　政　　李淑光　　王　瑾

教辅：

陶明山　　王思康　　王国林　　李巧珍　　冯纪辛　　高鲜花　　赵秀英
王惠玉　　李坛奇　　章　瑜　　沈如华　　徐全秀　　徐惠珍　　丁秋月
王沙史　　王洪云　　劳勤华

护士：

夏琴妹

1976 年（共 85 人）

朱　峰（总支书记）　　　胡光敏（总支副书记）　　刘　林（副主任）
宗　洛（副主任）　　　曹　钰（干事）

助教：

陈伯忠　　于孝忠　　赵经涌　　陈　勇　　韩开春　　张　觐　　虎银秀
庄如珍　　常自持　　林义锟　　史继安　　陈希贤　　黄宗祺　　钱声远
曹金山　　吕国刚　　巫柱中　　程绍山　　沈大全　　苏燎原　　苏昆源
汪　涛　　莫敞忠　　江家贵　　刘克良　　马祥瑞　　佘桂枝　　石洪福
李士骏　　宋妙发　　姜德芝　　李召华　　殷昌硕　　胡世洪　　郭夕昌
黄宗湘　　张亚兰　　周立人　　高玉棠　　刘兴亚　　朱子辉　　张家明
陈巾范　　周焕庚　　郑斯英　　林兴成　　邓　一　　张寿华　　符荣初
沈维民　　陆治钊　　李伟林　　朱永烈　　王崇道　　吴瑞森　　巫柱中

讲师：

朱寿彭　　章仲候　　俞　政　　李淑光　　王　瑾

教辅：

陶明山　　王思康　　王国林　　李巧珍　　冯纪辛　　高鲜花　　赵秀英
王惠玉　　李坛奇　　章　瑜　　沈如华　　徐全秀　　徐惠珍　　丁秋月
王沙史　　王洪云　　劳勤华　　段莹莹

护士：

夏琴妹

1977 年（共 84 人）

朱　峰（总支书记）　　胡光敏（总支副书记）　　刘　林（副主任）
宗　洛（副主任）　　曹　钰（干事）

助教：

陈伯忠	于孝忠	赵经涌	陈　勇	韩开春	张　觐	虎银秀
庄如珍	常自持	林义锟	史继安	陈希贤	黄宗祺	钱声远
曹金山	吕国刚	巫柱中	程绍山	沈大全	苏燎原	苏昆源
汪　涛	莫启忠	江家贵	刘克良	马祥瑞	佘桂枝	石洪福
李士骏	宋妙发	姜德芝	李召华	殷昌硕	胡世洪	郭夕昌
黄宗湘	张亚兰	周立人	高玉棠	刘兴亚	朱子辉	张家明
陈巾范	周焕庚	郑斯英	林兴成	张寿华	符荣初	沈维民
陆治钊	李伟林	朱永烈	王崇道	吴瑞森	巫柱中	

讲师：

朱寿彭　章仲候　俞　政　李淑光　王　瑾

教辅：

陶明山	王思康	王国林	李巧珍	冯纪辛	高鲜花	赵秀英
王惠玉	李坛奇	章　瑜	沈如华	徐全秀	徐惠珍	丁秋月
王沙史	王洪云	劳勤华	段莹莹			

护士：

夏琴妹

1978 年（共 91 人）

朱　峰（总支书记）　　胡光敏（总支副书记）　　刘　林（副主任）
宗　洛（副主任）　　曹　钰（干事）

放射化学教研室　助教：

沈大全　张寿华　沈维明　符荣初

核辐射物理学教研室　助教：

于孝忠（副主任）　庄如珍　虎银秀　黄宗祺　陈　勇　程绍山

林义锟　巫柱中　吕国刚　张　觐

放射基础教研室　助教：

苏燎原　汪　涛　刘克良　马祥瑞　江家贵　林兴成

放射基础教研室　讲师：

王明锁　薛智谋

放射毒理学教研室　副教授：

朱寿彭（主任）

放射毒理学教研室　助教：

赵经涌　苏昆源　王崇道　江　骥　文　涛

辐射遗传学教研室　助教：

周焕庚（副主任）　郑斯英　朱永烈　范跃山　卢中燕

放射卫生学教研室　讲师：

章仲候（副主任）

放射卫生学教研室　助教：

佘桂枝（副主任）　姜德芝　石洪福　宋妙发　李士骏　陆治钊
吴瑞森　宋振铎　万海云　张成柱

劳动卫生学教研室　讲师：

俞　政（副主任）

劳动卫生学教研室　助教：

周立人　张亚兰　潘汉森（副主任）　殷昌硕　胡世洪

环境卫生学教研室　助教：

朱子辉（副主任）　李召华　赵建明

环境卫生学教研室　讲师：

王　瑾

营养卫生学教研室　助教：

刘兴亚（副主任）　陈巾范　兰旅滨

营养卫生学教研室　讲师：

　　　李淑光

职业病学教研室：

　　　黄宗湘

职业病学教研室　助教：

　　　郭夕昌　　杨占山　　王顺利　　刘芬菊

卫生统计学教研室　副教授：

　　　高玉棠（副主任）

卫生统计学教研室　助教：

　　　常自持　　张家明　　李伟林　　张占英

技术员：

　　　李巧珍　　陶明山　　王思康　　冯纪辛　　王洪云　　王国林　　高鲜花
　　　劳勤华　　赵秀英　　王惠玉　　沈如华　　章　瑜　　王沙史　　徐全秀
　　　徐惠珍　　丁秋月　　段莹莹　　江伟威

1979 年（共 96 人）

　　　朱　峰（总支书记）
　　　胡光敏（总支副书记）（1979 年 10 月 22 日免职）
　　　李鹤群（总支副书记）　　刘　林（副主任）　　宗　洛（副主任）
　　　曹　钰（干事）　　　　　闻宇平（干事）　　　朱德安

放射化学教研室　助教：

　　　沈大全　　张寿华　　沈维明　　符荣初　　强亦忠

核辐射物理学教研室　助教：

　　　于孝忠（副主任）　虎银秀　　黄宗祺　　陈　勇　　程绍山　　林义锟
　　　巫柱中　　吕国刚　　张　觐　　程其钧　　冯定华

放射基础教研室　助教：

　　　苏燎原　　汪　涛　　刘克良　　马祥瑞　　江家贵　　林兴成

放射基础教研室　讲师：

王明锁　薛智谋

放射毒理学教研室　副教授：

朱寿彭（主任）

放射毒理学教研室　助教：

赵经涌　苏昆源　王崇道　江骥　文涛

辐射遗传学教研室　助教：

郑斯英　朱永烈　范跃山　卢中燕

放射卫生学教研室　讲师：

章仲候（副主任）

放射卫生学教研室　助教：

佘桂枝（副主任）　姜德芝　石洪福　宋妙发　李士骏

陆治钊　吴瑞森　宋振铎　万海云　张成柱

劳动卫生学教研室　讲师：

俞　政（副主任）

劳动卫生学教研室　助教：

周立人　张亚兰　潘汉森（副主任）　殷昌硕　胡世洪　李清壁

环境卫生学教研室　助教：

朱子辉（副主任）　李召华　赵建明

环境卫生学教研室　讲师：

王　瑾

营养卫生学教研室　助教：

刘兴亚（副主任）　陈巾范　兰旅滨

营养卫生学教研室　讲师：

李淑光

职业病学教研室：

黄宗湘

职业病学教研室　助教：

郭夕昌　杨占山　王顺利　刘芬菊

卫生统计学教研室　副教授：

高玉棠（副主任）

卫生统计学教研室　助教：

常自持　张家明　李伟林　张占英

技术员：

李巧珍　陶明山　王思康　冯纪辛　王洪云　王国林　高鲜花
劳勤华　赵秀英　王惠玉　沈如华　章　瑜　王沙史　徐全秀
徐惠珍　丁秋月　段莹莹　陈涵珠

1980 年（共 99 人）

李鹤群（总支副书记）　候锦如（总支副书记）　宗　洛（副主任）
黄宗湘（副主任）　　曹　钰（总支秘书）　　曹根发
朱德安　　　　　　张夕南（干事）

放射化学教研室：

张寿华　沈大全　沈维明　符荣初　陈涵珠

核辐射物理学教研室：

陈祺钧（副主任）　于孝忠（副主任）　黄宗祺　陈　勇
程绍山　林义锟　巫柱中　吕国刚　张　觐　虎银秀

放射基础教研室：

苏燎原（副主任）　汪　涛　刘克良　马祥瑞　江家贵
林兴成　王明锁　薛智谋

放射毒理学教研室：

朱寿彭（主任）　赵经涌（副主任）　苏昆源　王崇道　江　骥
文　涛

辐射遗传学教研室：

郑斯英（副主任）　朱永烈　范跃山　卢中燕

放射卫生学教研室：

章仲候（副主任） 佘桂枝（副主任） 姜德芝 石洪福 宋妙发
李士骏 陆治钊 吴瑞森 宋振铎 万海云 张成柱 冯定华
强亦忠 朱南康

劳动卫生学教研室：

俞 政（副主任） 张亚兰 殷昌硕 胡世洪 李清璧

环境卫生学教研室：

朱子辉（副主任） 王 瑾 李召华 赵建明

营养卫生学教研室：

刘兴亚（副主任） 李淑光 陈巾范 兰旅滨

职业病学教研室：

潘汉森（副主任） 周立人 郭夕昌 杨占山 王顺利 刘芬菊

卫生统计学教研室：

高玉棠（副主任） 常自持 张家明 李伟林 张占英 张沪生

技术员：

李巧珍 陶明山 王思康 冯纪辛 王洪云 王国林 高鲜花
劳勤华 赵秀英 王惠玉 沈如华 章 瑜 王沙史 徐全秀
徐惠珍 丁秋月 江伟威 段莹莹 陈跃进

1988 年（共 139 人）

系部：

李延义（主任） 佘桂枝（总支书记） 朱南康（副主任）
李召华（副主任） 张锡南 张成柱 黄纯玉 陆树程 朱浴宇
胡雪珍 徐五零

放射化学教研室：

张寿华 吴瑞森 沈维明 王春雷 李巧珍

放射卫生学教研室：

冯定华　李士骏　常自持　陆治钊　姜德芝　宋妙发　符荣初
雷　魁　王恩杰　王惠玉　陆　鸣　周　星　赵山川

放射损伤学教研室：

苏燎原　刘克良　汪　涛　马祥瑞　江家贵　孙国器　王明锁
刘芬菊　耿勇志　黄汉贤　徐映东　胡　倩　杨宏德　冯纪辛
王洪云　刘　犁　易　剑　凌　翔

放射毒理学教研室：

朱寿彭　苏昆源　王崇道　曹根发　王六一　夏　芬　伦明跃
赖冠华　王国林　劳勤华　杨淑琴　钟慎斌

核辐射物理学教研室：

程祺钧　陈　勇　于孝忠　吕国刚　林义锟　刘瑞源　巫柱中
黄宗祺　虎银秀　钱声远　王思康　朱福敏

辐射遗传学教研室：

郑斯英　卢中燕　吴　钒　赵秀英　朱财英　杨卫东　徐　鸣

辐照室：

石洪福　陶明山　张　觐　高鲜花　滕维芳

职业病学教研室：

周立人　杨占山　耿　聆　徐　璎　刘德贵　章　瑜　段莹莹
陈跃进　曹　霞

营养卫生学教研室：

刘兴亚　朱圣陶　丁秋月　江伟威　付春玲

环境卫生学教研室：

朱子辉　吴星跃　胡晓磐　徐全秀　徐惠珍　洪承皎

劳动卫生学教研室：

俞　政　殷昌硕　胡世洪　时锡金　王道锦　徐建文　李清璧
张亚兰　童　建　刘少军

社会医学与儿少卫生学教研室：

王　谨　朱永烈　涂　彧　段蓉芳

卫生化学教研室：

沈大全　沈如华　陈涵珠　王小平　邹　兵　陈国平　李立红

卫生统计学教研室：

汤忠鎏　张家明　李伟林　杨永生　张占英　许惠娟　朱　彪
刘迎春

计算机室：

张沪生　许阿渠　徐炽康　郑连苏　马知言　杨成友　莫亚虹

1989 年（共 140 人）

系部：

李延义（主任）　　佘桂枝（总支书记）　　　朱南康（副主任）
李召华（副主任）　张锡南　张成柱　黄纯玉　朱浴宇　胡雪珍
徐五零

放射化学教研室：

张寿华　吴瑞森　沈维明　王春雷　李巧珍

放射卫生学教研室：

冯定华　李士骏　常自持　陆治钊　姜德智　宋妙发　符荣初
宋振铎　赵山川　雷　昊　王惠玉　陆　鸣

放射生物学教研室：

苏燎原　刘克良　汪　涛　马祥瑞　江家贵　孙国器　王明锁
刘芬菊　耿勇志　黄汉贤　徐映东　胡　倩　杨宏德　冯纪辛
王洪云　刘　犁　易　剑　凌　翔

放射毒理学教研室：

朱寿彭　苏昆源　王崇道　曹根发　王六一　夏　芬　伦明跃
赖冠华　王国林　劳勤华　杨淑琴　钟慎斌　陶　峰

核辐射物理学教研室：

程祺钧　陈　勇　于孝忠　吕国刚　林义锟　刘瑞源　巫柱中
黄宗祺　虎银秀　钱声远　王思康　朱福敏

辐射遗传学教研室：

郑斯英　卢中燕　吴　钒　赵秀英　朱财英　杨卫东　徐　鸣

辐照室：

石洪福　陶明山　张　觐　高鲜花　滕维芳

职业病学教研室：

周立人　杨占山　耿　聆　徐　璎　刘德贵　章　瑜　段莹莹
陈跃进　杜泽吉　曹　霞

营养卫生学教研室：

刘兴亚　朱圣陶　蓝旅滨　丁秋月　江伟威　付春玲

环境卫生学教研室：

朱子辉　吴星跃　胡晓磐　徐全秀　徐惠珍　洪承皎

劳动卫生学教研室：

俞　政　殷昌硕　胡世洪　时锡金　王道锦　徐建文　刘少军

卫生毒理学教研室：

李清璧　张亚兰　童　建

社会医学与儿少卫生学教研室：

王　谨　朱永烈　涂　彧　段蓉芳

卫生化学教研室：

沈大全　沈如华　陈涵珠　王小平　邹　兵　陈国平　李立红

卫生统计学教研室：

汤忠鎏　张家明　李伟林　杨永生　张占英　许惠娟　朱　彪
刘迎春

计算机室：

张沪生　许阿渠　徐炽康　郑连苏　马知言　杨成友　莫亚虹

1993 年（共 159 人）

系部：

佘桂枝　朱南康　张成柱　童　建　黄纯玉　戴玲芬　陆　群
孔向蓉　胥宝辉　田建新　胡雪珍　徐五零　胡启跃（出国）

计算机室：

张沪森　徐炽康　郑连苏　马知言　杨成友（研究生外读）
莫亚虹

卫生统计学教研室：

汤忠鎏　张家明　李伟林　杨永生　张占英（研究生系读）
许惠娟（出国进修）　沈月平　刘迎春

卫生化学教研室：

沈大全　陈涵珠　王小平　马颖亮　邹　兵　陈国平　李立红
沈如华

社会医学与儿少卫生学教研室：

朱永烈　霍金芝　涂　彧　段蓉芳

卫生毒理学教研室：

张亚兰　朱金华　周建华

劳动卫生学教研室：

殷昌硕　胡世洪　陆肇红　时锡金　王道锦
蔡俊超（上海进修）　王爱青　俞　政

环境卫生学教研室：

朱子辉　吴星跃　胡晓磐　田海林　高世同　洪承皎　徐惠珍

营养卫生学教研室：

刘兴亚　朱圣陶　蓝旅滨　付春玲　丁秋月　江伟威

流行病学教研室：

殷秋华　米志苏　周荣林　吴　邗　熊　旭　程亦陵　郭志荣

张同成　　汪丽枝　　钟宏良　　印梦筱（进修）

职业病学教研室：

周立人　　徐　缨　　耿　聆（出国）　　刘德贵　　章　瑜　　陈跃进

放射化学教研室：

张寿华　　吴瑞森　　李巧珍

放射卫生学教研室：

李士骏　　姜德智　　冯定华　　陆治钊　　宋妙发　　符荣初　　曹建平
戴金贤　　陆　鸣　　刘　犁

放射生物学教研室：

苏燎原　　刘克良　　汪　涛　　江家贵　　孙国器　　王明锁　　刘芬菊
耿勇志　　黄汉贤（出国）　　徐映东（出国）　　杨宏德　　冯纪辛
王洪云　　易　剑　　杜泽吉

放射毒理学教研室：

朱寿彭　　苏昆源　　王崇道　　曹根发　　王六一　　夏芬（出国）
伦明跃　　陶　峰（出国）　　赖冠华　　王国林　　劳勤华　　钟慎斌
杨淑琴　　杨占山

核辐射物理学教研室：

程祺钧　　陈　勇　　黄宗祺　　于孝忠　　林义锟　　刘瑞源　　巫柱中
虎银秀　　钱声远　　王思康　　朱福敏

辐射遗传学教研室：

郑斯英　　杨卫东（出国）　　吴　钒　　赵秀英　　朱财英　　朱　巍

辐照室：

石洪福　　陶明山　　张　觐　　高鲜花　　滕维芳　　王春雷（出国）
柏佩彬（调附二院）　　陆国良　　姜建平

基础核医学教研室：

马祥瑞　　沈维明　　雷　昊（出国）　　许玉杰　　钱建华　　高建军
朱本兴　　胡明江

资料室：

常自持　丁　竞　曹　霞（出国）

1994 年（共 129 人）

系部：

佘桂枝　朱南康　张成柱　黄纯玉　孔向蓉　徐五零　刘德贵
童　建　胥宝辉

计算机室：

张沪森　徐炽康　郑连苏　马知言　莫亚虹

卫生统计学教研室：

汤忠鎏　张家明　李伟林　杨永生　沈月平　刘迎春

卫生化学教研室：

沈大全　陈涵珠　王小平　马颖亮　邹　兵　陈国平　李立红

社会医学与儿少卫生学教研室：

朱永烈　霍金芝　涂　彧　段蓉芳

卫生毒理学教研室：

张亚兰　朱金华　周建华

劳动卫生学教研室：

殷昌硕　胡世洪　陆肇红　时锡金　王道锦　王爱青

环境卫生学教研室：

吴星跃　胡晓磐　田海林　洪承皎　徐惠珍　杨晓虹

营养卫生学教研室：

刘兴亚　朱圣陶　付春玲　江伟威　姚　铎

流行病学教研室：

殷秋华　米志苏　周荣林　张占英　程亦陵　郭志荣　张同成
汪丽枝　钟宏良　印梦筱

职业病学教研室：

　　周立人　章　瑜　陈跃进

放射化学教研室：

　　张寿华　吴瑞森　李巧珍　张友九

放射卫生学教研室：

　　李士骏　姜德智　冯定华　陆治钊　宋妙发　符荣初　曹建平
　　陆　鸣　刘　犁

放射生物学教研室：

　　苏燎原　刘克良　汪　涛　江家贵　孙国器　王明锁　刘芬菊
　　耿勇志　杨宏德　冯纪辛　王洪云　易　剑　杜泽吉

放射毒理学教研室：

　　朱寿彭　苏昆源　王崇道　曹根发　王国林　劳勤华　杨淑琴
　　杨占山

核辐射物理学教研室：

　　程祺钧　陈　勇　于孝忠　林义锟　刘瑞源　巫柱中　黄宗祺
　　虎银秀　钱声远　王思康　朱福敏

辐射遗传学教研室：

　　郑斯英　吴　钒　赵秀英　朱财英　朱　巍

辐照室：

　　陶明山　张　觐　高鲜花　滕维芳　王春雷　陆国良

基础核医学教研室：

　　马祥瑞　沈维明　雷　昊　许玉杰　朱本兴　胡明江　钱建华

资料室：

　　常自持　丁　竞

1996 年（共 119 人）

系部：

朱南康　薛炳泉　张成柱　童　建　黄纯玉　时锡金　胥宝辉
王艾丽　潘金燕　常自持　徐五零　石洪福　段蓉芳　赵秀英

卫生统计学教研室：

汤忠鎏　张沪森　张家明　李伟林　杨永生　徐炽康　郑连苏
沈月平　莫亚虹

卫生化学教研室：

沈大全　陈涵珠　王小平　陈国平　李立红

社会医学与儿少卫生学教研室：

朱永烈　霍金芝　涂　彧

劳动卫生与职业病学教研室：

周立人　殷昌硕　张亚兰　胡世洪　周建华　陆肇红　李建祥
刘德贵　朱金华　章　瑜　陈跃进　王道锦

环境卫生学教研室：

吴星跃　胡晓磐　田海林　王　静　杨晓虹　洪承皎

营养卫生学教研室：

朱圣陶　付春玲　江伟威　姚　铎

流行病学教研室：

张占英　米志苏　周荣林　郭志荣　张同成　汪丽枝　钟宏良

放射化学教研室：

张寿华　吴瑞森　张友九　李巧珍

放射卫生学教研室：

李士骏　姜德智　宋妙发　冯定华　符荣初　曹建平　陆　鸣
刘　犁

放射生物学教研室：

苏燎原　郑斯英　刘克良　汪　涛　江家贵　王明锁　孙国器

刘芬菊　吴 钒　杜泽吉　孔向蓉　朱 巍　王洪云　朱财英
易 剑

放射毒理学教研室：

朱寿彭　王六一　苏昆源　王崇道　杨占山　王国林　劳勤华
杨淑琴

核辐射物理学教研室：

程祺钧　黄宗祺　陈 勇　林义锟　刘瑞源　巫柱中　虎银秀
钱声远　王思康　朱福敏

辐照室：

陶明山　张 觐　高鲜花　王春雷　姜建平　陆国良　丁 竞

基础核医学教研室：

马祥瑞　范 我　沈维明　钱建华　许玉杰　朱本兴　胡明江

2000 年（共 77 人）

陆思东　芮秀文　盛惠良　戴建英　段蓉芳　黎春虹　荣亚伟
孙 静　钟宏良　崔凤梅　薛 莲　张振山　朱 然　蔡崇贵
张明芝　范 我　符荣初　郭志荣　黄宗祺　霍金芝　江家贵
李士骏　李伟林　刘芬菊　刘瑞源　米志苏　钱建华　钱声远
宋妙发　王崇道　王六一　王明锁　巫柱中　杨永生　张 觐
赵经涌　郑斯英　周荣林　朱永烈　童 建　杨占山　朱圣陶
曹建平　刘清芳　涂 彧　徐 勇　周建华　曹根发　陆肇红
王春雷　张友九　朱 巍　傅春玲　胡晓磬　李建祥　沈月平
王小平　许玉杰　杨鲁静　陈跃进　洪承皎　胡明江　江伟威
姜建平　刘 犁　宁 萍　潘金燕　时锡金　王 玲　王艾丽
王道锦　杨淑琴　易 剑　张同成　朱本兴　朱财英　朱福敏

2002 年（共 76 人）

陆思东　芮秀文　缪世林　戴建英　段蓉芳　黎春虹　孙 静
易 剑　钟宏良　周 瑾　朱本兴　崔凤梅　薛 莲　朱 然

李红美	李新莉	许　燕	蔡崇贵	张明芝	范　我	符荣初
郭志荣	霍金芝	江家贵	李士骏	刘芬菊	王崇道	王六一
王明锁	杨永生	张保国	赵经涌	郑斯英	朱永烈	童　建
杨占山	朱圣陶	曹建平	刘清芳	涂　彧	魏志勇	文万信
徐　勇	周建华	曹根发	陆肇红	王春雷	孙　亮	周新文
张友九	朱　巍	傅春玲	胡晓磐	李建祥	沈月平	王小平
许玉杰	杨鲁静	朱　虹	张友九	张增利	陈跃进	洪承皎
胡明江	江伟威	姜建平	刘　犁	宁　萍	潘金燕	时锡金
王艾丽	王道锦	杨淑琴	张同成	朱财英	朱福敏	

2004 年（共 81 人）

陆思东	缪世林	叶明昌	戴建英	段蓉芳	黎春虹	孙　静
易　剑	钟宏良	朱本兴	刘彦斌	王维芳	洪承皎	李冰燕
钱晓燕	朱福敏	张保国	江伟威	李新莉	朱圣陶	傅春玲
王小平	陈跃进	童　建	曹　毅	李建祥	曹根发	张增利
王艾丽	李红美	张明芝	沈月平	高　歌	郭志荣	滕国兴
佟伟军	张永红	刘清芳	时锡金	薛　莲	田海林	周建华
肖　卫	胡晓磐	陆肇红	胡明江	王道锦	范　我	许玉杰
张友九	朱　然	姜建平	潘金燕	王春雷	刘　犁	符荣初
李士骏	涂　彧	文万信	万　骏	孙　亮	蔡崇贵	宁　萍
朱财英	江家贵	周新文	曹建平	刘芬菊	朱　巍	杨淑琴
赵经涌	杨占山	王崇道	崔凤梅	许　燕	霍金芝	朱永烈
马亚娜	徐　勇	杨鲁静	朱　虹			

2006 年（共 81 人）

陆思东	缪世林	叶明昌	戴建英	段蓉芳	黎春虹	孙　静
易　剑	钟宏良	朱本兴	舒洪灶	王维芳	陈跃进	洪承皎
胡明江	江伟威	李冰燕	李　刚	刘　犁	刘彦斌	宁　萍
钱晓燕	时锡金	王道锦	朱财英	朱福敏	张保国	张友九
王艾丽	秦立强	李新莉	朱圣陶	傅春玲	王小平	聂继华

曹根发	童 建	曹 毅	李建祥	张增利	李红美	张明芝
沈月平	高 歌	郭志荣	滕国兴	佟伟军	许 锬	张永红
刘清芳	薛 莲	田海林	周建华	肖 卫	胡晓磐	陆肇红
范 我	王 畅	许玉杰	朱 然	姜建平	潘金燕	王春雷
李士骏	涂 彧	文万信	万 骏	孙 亮	蔡崇贵	徐加英
曹建平	刘芬菊	陈 秋	朱 巍	岳 凌	杨占山	崔凤梅
饶永华	马亚娜	徐 勇	朱 虹			

2008 年（共 69 人）

陈晓强	陆思东	钟宏良	朱本兴	易 剑	刘 敏	聂继华
饶永华	岳 凌	曹根发	郭志荣	滕国兴	佟伟军	万 骏
张保国	安 艳	曹建平	樊赛军	傅春玲	李建祥	马亚娜
秦立强	沈月平	孙 亮	田海林	涂 彧	王 畅	文万信
许 锬	许玉杰	杨占山	张绍艳	张永红	张友九	张增利
周建华	周新文	朱圣陶	童 建	曹 毅	高 歌	李新民
刘芬菊	刘清芳	王小平	肖 卫	徐 勇	陈 秋	崔凤梅
焦 旸	李新莉	杨 巍	蔡崇贵	胡晓磐	李红美	陆肇红
薛 莲	张明芝	朱 虹	朱 然	朱 巍	陈跃进	洪承皎
李冰燕	梁先华	宁 萍	万建美	王维芳	徐加英	

2010 年（共 74 人）

陈晓强	钟宏良	朱本兴	易 剑	刘 敏	聂继华	饶永华
岳 凌	曹根发	郭志荣	滕国兴	佟伟军	万 骏	张保国
安 艳	曹建平	樊赛军	傅春玲	李建祥	马亚娜	秦立强
沈月平	孙 亮	田海林	涂 彧	王 畅	文万信	许 锬
许玉杰	杨占山	张绍艳	张永红	张友九	张增利	周建华
周新文	朱圣陶	童 建	曹 毅	高 歌	李新民	刘芬菊
刘清芳	王小平	肖 卫	徐 勇	陈 秋	崔凤梅	焦 旸
李新莉	杨 巍	蔡崇贵	胡晓磐	李红美	陆肇红	薛 莲
张明芝	朱 虹	朱 然	朱 巍	陈跃进	洪承皎	李冰燕

梁先华　宁　萍　万建美　王艾丽　王爱清　王维芳　徐加英
李　明　汤在祥　张　洁　张舒羽

2011 年（放射医学与防护学院，共 30 人）

陈　赞（学工办）　朱本兴　易　剑　曹建平　刘芬菊　樊赛军
朱　巍　陈　秋　杨　巍　张舒羽　李　明　俞家华　文万信
万　骏　涂　彧　孙　亮　蔡崇贵　李新民　张保国　杨占山
周新文　崔凤梅　岳　凌　许玉杰　朱　然　王　畅　刘　敏
张友九　徐加英　焦　旸

2011 年（公共卫生学院，共 40 人）

刘清芳　曹根发　钟宏良　傅春玲　李建祥　胡晓磐　朱圣陶
童　建　王小平　田海林　陆肇红　郭志荣　沈月平　周建华
王艾丽　薛　莲　张明芝　徐　勇　张增利　朱　虹　李红美
李新莉　高　歌　曹　毅　王维芳　滕国兴　张永红　肖　卫
马亚娜　许　锬　秦立强　饶永华　聂继华　张绍艳　安　艳
张　洁　汤在祥　缪世林　何　艳　吕大兵

2012 年（放射医学与防护学院，共 38 人）

柴之芳　曹建平　刘芬菊　杨红英　陈　秋　杨　巍　焦　旸
刘　赓　朱　巍　李　明　俞家华　张舒羽　许玉杰　王　畅
朱　然　刘　敏　杨占山　于　冬　周新文　崔凤梅　岳　凌
涂　彧　万　骏　孙　亮　陈丹丹　文万信　张保国　李新民
蔡崇贵　华道本　张友九　刘志勇　陈　赞　朱本兴　易　剑
郭明凯　徐加英　王敬东

2012 年（公共卫生学院，共 48 人）

刘清芳　曹根发　钟宏良　傅春玲　李建祥　胡晓磐　朱圣陶
童　建　王小平　田海林　陆肇红　郭志荣　沈月平　王艾丽

薛　莲	张明芝	徐　勇	张增利	朱　虹	李红美	李新莉
高　歌	曹　毅	王维芳	滕国兴	张永红	肖　卫	马亚娜
许　锬	秦立强	饶永华	聂继华	张绍艳	安　艳	张　洁
汤在祥	缪世林	何　艳	吕大兵	雷署丰	陈　涛	孙宏鹏
信丽丽	张　欢	陆　鑫	韩淑芬	邓飞艳	董　晨	

2013 年（放射医学与防护学院，共 50 人）

柴之芳	陈　赞	朱本兴	易　剑	郭明凯	王敬东	杨再兴
徐加英	曹建平	刘芬菊	杨红英	陈　秋	杨　巍	焦　旸
刘　赓	朱　巍	李　明	俞家华	张舒羽	王立功	许玉杰
张友九	王　畅	朱　然	刘　敏	汪　勇	杨占山	于　冬
周新文	崔凤梅	葛翠翠	岳　凌	田　欣	王杨云	吴安庆
封　琼	段广新	涂　彧	万　骏	孙　亮	陈丹丹	文万信
张保国	李新民	蔡崇贵	王殳凹	华道本	第五娟	杨世通
刘志勇						

2013 年（公共卫生学院，共 52 人）

刘清芳	曹根发	钟宏良	傅春玲	李建祥	胡晓磐	童　建
王小平	田海林	陆肇红	郭志荣	沈月平	王艾丽	薛　莲
张明芝	徐　勇	张增利	朱　虹	李红美	李新莉	高　歌
曹　毅	王维芳	滕国兴	张永红	肖　卫	马亚娜	许　锬
秦立强	饶永华	聂继华	张绍艳	安　艳	张　洁	汤在祥
缪世林	何　艳	吕大兵	雷署丰	陈　涛	孙宏鹏	信丽丽
张　欢	陆　鑫	韩淑芬	邓飞艳	董　晨	李敏敬	莫兴波
陈丽华	潘臣炜	万忠晓				

2014 年（放射医学与防护学院，共 71 人）

柴之芳	陈　赞	朱本兴	易　剑	彭　蓉	郭明凯	王敬东
封　琼	周如鸿	孙　巧	李伟峰	杨再兴	赵　琳	徐加英

曹建平	刘芬菊	杨红英	陈 秋	杨 巍	焦 旸	刘 赓
尚增甫	朱 巍	李 明	张昊文	俞家华	张舒羽	李 桢
王立功	史海斌	许玉杰	张友九	王 畅	杨燕美	朱 然
刘 敏	汪 勇	曾剑峰	于 冬	张乐帅	周新文	崔凤梅
葛翠翠	杨 凯	郭正清	李永强	岳 凌	田 欣	王杨云
吴安庆	涂 彧	万 骏	孙 亮	陈丹丹	文万信	张保国
李新民	蔡崇贵	刘汉洲	闫思齐	畅文娟	王殳凹	华道本
第五娟	杨世通	刘志勇	肖成梁	何伟伟	王艳龙	盛道鹏
陈兰花						

2014 年（公共卫生学院，共 55 人）

钟宏良	傅春玲	李建祥	胡晓磐	童 建	王小平	田海林
陆肇红	沈月平	王艾丽	薛 莲	张明芝	徐 勇	张增利
朱 虹	李红美	李新莉	高 歌	曹 毅	王维芳	滕国兴
张永红	肖 卫	马亚娜	许 锬	秦立强	饶永华	聂继华
张绍艳	安 艳	张 洁	汤在祥	何 艳	吕大兵	雷署丰
陈 涛	孙宏鹏	信丽丽	张 欢	陆 鑫	韩淑芬	邓飞艳
董 晨	李敏敬	莫兴波	陈丽华	潘臣炜	万忠晓	芮秀文
裴育芳	张 垒	武龙飞	常 杰	朱行星	朱 虹	

2015 年（放射医学与防护学院，共 78 人）

柴之芳	朱本兴	易 剑	彭 蓉	王敬东	封 琼	周如鸿
孙 巧	李伟峰	杨再兴	赵 琳	徐加英	曹建平	周光明
刘芬菊	杨红英	陈 秋	杨 巍	焦 旸	刘 赓	尚增甫
朱 巍	李 明	张昊文	裴海龙	张 琦	聂 晶	俞家华
张舒羽	李 桢	王立功	史海斌	许玉杰	张友九	王 畅
杨燕美	朱 然	刘 敏	汪 勇	曾剑峰	王广林	吴 艳
于 冬	张乐帅	周新文	崔凤梅	葛翠翠	杨 凯	郭正清
李永强	赵 利	岳 凌	田 欣	王杨云	马晓川	吴安庆
涂 彧	万 骏	孙 亮	陈丹丹	陈 娜	文万信	张保国

蔡崇贵　刘汉洲　屈卫卫　闫思齐　畅文娟　王殳凹　华道本
第五娟　杨世通　刘志勇　肖成梁　何伟伟　王艳龙　盛道鹏
陈兰花

2015 年（公共卫生学院，共 57 人）

钟宏良　傅春玲　李建祥　胡晓磐　童　建　王小平　田海林
陆肇红　沈月平　王艾丽　薛　莲　张明芝　徐　勇　张增利
朱　虹　李红美　李新莉　高　歌　曹　毅　王维芳　滕国兴
张永红　肖　卫　马亚娜　许　锁　秦立强　饶永华　聂继华
张绍艳　安　艳　张　洁　汤在祥　何　艳　吕大兵　雷署丰
陈　涛　孙宏鹏　信丽丽　张　欢　陆　鑫　韩淑芬　邓飞艳
董　晨　莫兴波　陈丽华　潘臣炜　万忠晓　芮秀文　裴育芳
张　垒　武龙飞　常　杰　舒啸尘　白艳洁　陶莎莎　尹洁云
张天阳

2016 年（放射医学与防护学院，共 85 人）

柴之芳　周如鸿　周光明　李　桢　王殳凹　曹建平　刘芬菊
文万信　张保国　涂　彧　华道本　王立功　史海斌　于　冬
杨红英　孙　巧　第五娟　张乐帅　胡　亮　李伟峰　孟烜宇
刘志勇　肖成梁　杨世通　陈　秋　焦　旸　刘　赓　尚增甫
杨　巍　俞家华　张舒羽　朱　巍　王　畅　许玉杰　孙　亮
万　骏　崔凤梅　葛翠翠　郭正清　李永强　杨　凯　赵　利
周新文　张友九　杨再兴　杨燕美　赵　琳　何伟伟　王艳龙
李　明　裴海龙　张昊文　张　琦　刘　敏　汪　勇　王广林
曾剑峰　朱　然　陈丹丹　陈　娜　蔡崇贵　刘汉洲　屈卫卫
王璐瑶　王仁生　马晓川　田　欣　王杨云　岳　凌　徐加英
吴　艳　盛道鹏　聂　晶　畅文娟　闫思齐　吴安庆　封　琼
王敬东　陈兰花　彭　蓉　易　剑　朱本兴　李瑞宾　胡文涛
崇　羽

2016年（公共卫生学院，共57人）

钟宏良	傅春玲	李建祥	胡晓磐	童 建	王小平	田海林
沈月平	王艾丽	薛 莲	张明芝	徐 勇	张增利	朱 虹
李红美	李新莉	曹 毅	王维芳	滕国兴	张永红	肖 卫
马亚娜	许 锬	秦立强	饶永华	聂继华	张绍艳	安 艳
张 洁	汤在祥	何 艳	吕大兵	雷署丰	陈 涛	孙宏鹏
信丽丽	张 欢	陆 鑫	韩淑芬	邓飞艳	董 晨	莫兴波
陈丽华	潘臣炜	万忠晓	芮秀文	裴育芳	张 垒	武龙飞
常 杰	舒啸尘	白艳洁	陶莎莎	尹洁云	张天阳	柯朝甫
蒋 菲						

2017年（放射医学与防护学院，共87人）

柴之芳	曹建平	许玉杰	朱本兴	易 剑	彭 蓉	周光明
刘芬菊	杨红英	杨 巍	陈 秋	尚增甫	俞家华	刘 赓
朱 巍	张舒羽	焦 旸	张 琦	李 明	张昊文	裴海龙
聂 晶	胡文涛	李 桢	王立功	史海斌	张友九	王 畅
杨燕美	朱 然	冯 源	刘 敏	汪 勇	曾剑峰	王广林
吴 艳	李瑞宾	杨 凯	于 冬	张乐帅	周新文	崔凤梅
葛翠翠	李永强	郭正清	赵 利	岳 凌	田 欣	王杨云
马晓川	崇 羽	郑会珍	吴安庆	涂 彧	孙 亮	万 骏
陈丹丹	陈 娜	文万信	张保国	蔡崇贵	刘汉洲	屈卫卫
胡 亮	王璐瑶	王仁生	闫思齐	畅文娟	王殳凹	华道本
第五娟	刘志勇	杨世通	肖成梁	何伟伟	王艳龙	盛道鹏
陈兰花	周如鸿	孙 巧	杨再兴	李伟峰	孟烜宇	赵 琳
徐加英	王敬东	封 琼				

2017年（公共卫生学院，共61人）

钟宏良	傅春玲	李建祥	胡晓磐	童 建	王小平	田海林
沈月平	王艾丽	薛 莲	张明芝	徐 勇	张增利	朱 虹

李红美	李新莉	曹　毅	王维芳	滕国兴	张永红	肖　卫
马亚娜	许　锬	秦立强	饶永华	聂继华	张绍艳	安　艳
张　洁	汤在祥	何　艳	吕大兵	雷署丰	陈　涛	孙宏鹏
信丽丽	张　欢	陆　鑫	韩淑芬	邓飞艳	董　晨	莫兴波
陈丽华	潘臣炜	万忠晓	芮秀文	裴育芳	张　垒	武龙飞
常　杰	舒啸尘	白艳洁	陶莎莎	尹洁云	张天阳	柯朝甫
蒋　菲	蔡晓明	武　婧	郅雪原	彭　浩		

2019 年（放射医学与防护学院，共 106 人）

柴之芳	王成奎	王加华	朱本兴	易　剑	彭　蓉	朱一丹
孙　絮	王敬东	封　琼	王春雷	佟　鑫	燕　倩	曹建平
周光明	畅　磊	刘芬菊	杨红英	杨　巍	陈　秋	焦　旸
尚增甫	俞家华	朱　巍	张　琦	刘宁昂	李　明	张昊文
裴海龙	胡文涛	聂　晶	裴炜炜	高明远	许玉杰	李　桢
王立功	史海斌	苗庆庆	张友九	王　畅	朱　然	李　庆
刘　敏	汪　勇	曾剑峰	王广林	吴　艳	李瑞宾	杨　凯
于　冬	张乐帅	葛翠翠	周新文	崔凤梅	李永强	郭正清
赵　利	田　欣	王杨云	马晓川	岳　凌	崇　羽	郑会珍
高　梦	方　舸	吴安庆	涂　彧	孙　亮	万　骏	陈丹丹
陈　娜	文万信	张保国	刘汉洲	屈卫卫	胡　亮	王璐瑶
王仁生	闫思齐	畅文娟	王殳凹	华道本	刘志勇	王亚星
何伟伟	王艳龙	徐美芸	陈　龙	张　朵	李　辉	王晓梅
Matthew Sheridan		王子昱	马付银	盛道鹏	陈兰花	周如鸿
孙　巧	杨再兴	代　星	孟烜宇	赵　琳	徐加英	刘胜堂
段广新	第五娟					

2019 年（公共卫生学院，共 66 人）

钟宏良	李建祥	胡晓磬	王小平	田海林	沈月平	王艾丽
薛　莲	张明芝	徐　勇	张增利	朱　虹	李红美	李新莉
曹　毅	滕国兴	张永红	肖　卫	马亚娜	许　锬	秦立强

饶永华	聂继华	张绍艳	安 艳	张 洁	汤在祥	何 艳
吕大兵	雷署丰	陈 涛	孙宏鹏	信丽丽	张 欢	陆 鑫
韩淑芬	邓飞艳	董 晨	莫兴波	陈丽华	潘臣炜	万忠晓
芮秀文	裴育芳	张 全	武龙飞	常 杰	舒啸尘	白艳洁
陶莎莎	尹洁云	张天阳	柯朝甫	蒋 菲	蔡晓明	武 婧
郅雪原	彭 浩	朱行星	左 辉	仲崇科	陈 玲	陈 赞
李云虹	张有捷	何 培				

2020 年（放射医学与防护学院，共 110 人）

柴之芳	王成奎	王加华	朱本兴	彭 蓉	朱一丹	孙 絮
王敬东	封 琼	王春雷	佟 鑫	燕 倩	曹建平	周光明
畅 磊	杨红英	杨 巍	陈 秋	焦 旸	李世红	叶才勇
尚增甫	俞家华	朱 巍	张 琦	刘宁昂	李 明	张昊文
裴海龙	胡文涛	聂 晶	裴炜炜	张亚楠	高明远	许玉杰
李 桢	王立功	史海斌	苗庆庆	张友九	王 畅	朱 然
李 庆	刘 敏	汪 勇	曾剑峰	王广林	吴 艳	刘春梦
李瑞宾	杨 凯	于 冬	张乐帅	葛翠翠	周新文	崔凤梅
郭正清	赵 利	田 欣	王杨云	马晓川	岳 凌	崇 羽
郑会珍	高 梦	方 舸	李 佳	刘 腾	吴安庆	涂 彧
孙 亮	万 骏	陈丹丹	闫聪冲	陈 娜	文万信	张保国
刘汉洲	屈卫卫	胡 亮	王璐瑶	王仁生	闫思齐	王殳凹
华道本	刘志勇	王亚星	何伟伟	王艳龙	徐美芸	陈 龙
张 朵	李 辉	王晓梅	Matthew Sheridan		王子昱	马付银
盛道鹏	陈 斌	陈兰花	周如鸿	孙 巧	杨再兴	代 星
孟烜宇	赵 琳	徐加英	刘胜堂	段广新	第五娟	

2020 年（公共卫生学院，共 70 人）

钟宏良	李建祥	胡晓磐	王小平	田海林	沈月平	王艾丽
薛 莲	张明芝	徐 勇	张增利	朱 虹	李红美	李新莉
曹 毅	张永红	肖 卫	马亚娜	许 锬	秦立强	饶永华

聂继华	张绍艳	安 艳	张 洁	汤在祥	何 艳	吕大兵
雷署丰	陈 涛	孙宏鹏	信丽丽	张 欢	陆 鑫	韩淑芬
邓飞艳	董 晨	莫兴波	陈丽华	潘臣炜	万忠晓	裴育芳
张 垒	武龙飞	常 杰	舒啸尘	白艳洁	陶莎莎	尹洁云
张天阳	柯朝甫	蒋 菲	蔡晓明	武 婧	郅雪原	彭 浩
朱行星	左 辉	仲崇科	陈 玲	陈 赞	李云虹	张有捷
何 培	Khemayanto Hidayat		陈婧司	朱正保	仲晓燕	朱正保
左 辉						

2021 年（放射医学与防护学院，共 115 人）

柴之芳	王成奎	王加华	朱本兴	彭 蓉	朱一丹	孙 絮
郭 青	王敬东	封 琼	王春雷	佟 鑫	燕 倩	李 兵
曹建平	周光明	畅 磊	杨红英	杨 巍	陈 秋	焦 旸
李世红	叶才勇	俞家华	朱 巍	张 琦	刘宁昂	李 明
张昊文	裴海龙	胡文涛	聂 晶	裴炜炜	高明远	许玉杰
李 桢	王立功	史海斌	苗庆庆	崔家斌	张友九	王 畅
朱 然	李 庆	刘 敏	汪 勇	曾剑峰	王广林	段瑞雪
吴 艳	刘春梦	李瑞宾	杨 凯	杨光保	于 冬	张乐帅
葛翠翠	周新文	崔凤梅	郭正清	赵 利	田 欣	王杨云
马晓川	岳 凌	崇 羽	郑会珍	高 梦	方 舸	刘 腾
包守信	吴安庆	涂 彧	孙 亮	万 骏	陈丹丹	闫聪冲
陈 娜	文万信	张保国	何亦辉	刘汉洲	屈卫卫	胡 亮
申南南	王璐瑶	王仁生	闫思齐	王殳凹	华道本	刘志勇
王亚星	何伟伟	王艳龙	徐美芸	陈 龙	张 朵	张海龙
李 辉	王晓梅	Matthew Sheridan		王子昱	马付银	盛道鹏
陈 斌	陈兰花	孙 巧	杨再兴	代 星	孟烜宇	赵 琳
徐加英	刘胜堂	段广新	第五娟			

2021 年（公共卫生学院，共 71 人）

钟宏良	李建祥	胡晓磐	王小平	田海林	沈月平	王艾丽

薛莲	张明芝	徐勇	张增利	朱虹	李红美	李新莉
曹毅	张永红	马亚娜	许锁	秦立强	饶永华	聂继华
张绍艳	安艳	张洁	汤在祥	吕大兵	雷署丰	陈涛
孙宏鹏	信丽丽	张欢	陆鑫	韩淑芬	邓飞艳	董晨
莫兴波	陈丽华	潘臣炜	万忠晓	裴育芳	张垒	武龙飞
常杰	舒啸尘	白艳洁	陶莎莎	尹洁云	张天阳	柯朝甫
蒋菲	蔡晓明	武婧	郅雪原	彭浩	朱行星	左辉
仲崇科	陈玲	陈赞	李云虹	张有捷	何培	陈国崇
Khemayanto Hidayat			陈婧司	朱正保	仲晓燕	李加付
潘萌	石梦瑶	杨乾磊				

2022 年（放射医学与防护学院，共 122 人）

柴之芳	王成奎	王加华	朱本兴	彭蓉	周丹丹	孙絮
郭青	王敬东	封琼	王春雷	刘德贵	佟鑫	燕倩
李兵	曹建平	周光明	畅磊	杨红英	杨巍	陈秋
焦旸	李世红	叶才勇	俞家华	朱巍	杨再兴	张琦
刘宁昂	李明	张昊文	裴海龙	胡文涛	孟烜宇	赵琳
徐加英	聂晶	刘胜堂	裴炜炜	高明远	许玉杰	李桢
王立功	史海斌	苗庆庆	崔家斌	吴书旺	孙巧	张友九
王畅	朱然	李庆	刘敏	汪勇	曾剑峰	王广林
段瑞雪	刘春毅	单善善	程侠菊	段广新	吴艳	刘春梦
李瑞宾	杨凯	杨光保	于冬	张乐帅	葛翠翠	周新文
崔凤梅	郭正清	赵利	田欣	王杨云	马晓川	岳凌
崇羽	郑会珍	高梦	胡林	方舸	刘腾	吴安庆
涂彧	孙亮	万骏	陈丹丹	闫聪冲	陈娜	文万信
张保国	何亦辉	刘汉洲	屈卫卫	胡亮	申南南	王璐瑶
王仁生	肖宝	闫思齐	王殳凹	华道本	刘志勇	王亚星
何伟伟	王艳龙	徐美芸	陈龙	张朵	张海龙	李辉
Matthew Sheridan		杨雪清	王子昱	马付银	盛道鹏	陈兰花
代星	第五娟	王晓梅	陈斌			

2022 年（公共卫生学院，共 75 人）

钟宏良	李建祥	胡晓磐	王小平	田海林	沈月平	王艾丽
薛莲	张明芝	徐勇	张增利	朱虹	李红美	李新莉
曹毅	张永红	马亚娜	许锬	秦立强	饶永华	聂继华
张绍艳	安艳	张洁	汤在祥	吕大兵	雷署丰	陈涛
孙宏鹏	信丽丽	张欢	陆鑫	邓飞艳	董晨	莫兴波
潘臣炜	万忠晓	裴育芳	张垒	武龙飞	常杰	舒啸尘
陶莎莎	尹洁云	张天阳	柯朝甫	蒋菲	蔡晓明	武婧
郅雪原	彭浩	朱行星	左辉	仲崇科	陈玲	陈赞
李云虹	张有捷	何培	Khemayanto Hidayat			陈婧司
朱正保	仲晓燕	李加付	潘萌	石梦瑶	杨乾磊	陈国崇
黄一帆	王进	宋肖垚	闫朝阳	石泉泉	张楠	赵云

2023 年（放射医学与防护学院，共 123 人）

柴之芳	王成奎	王加华	朱本兴	彭蓉	周丹丹	孙絮
王敬东	封琼	王春雷	佟鑫	燕倩	岳清玉	李兵
曹建平	周光明	畅磊	杨红英	杨巍	陈秋	焦旸
叶才勇	俞家华	朱巍	杨再兴	张琦	刘宁昂	李明
张昊文	裴海龙	胡文涛	孟炟宇	赵琳	徐加英	聂晶
刘胜堂	裴炜炜	高明远	许玉杰	李桢	王立功	史海斌
崔家斌	吴书旺	孙巧	张友九	王畅	朱然	汪勇
曾剑峰	王广林	刘春毅	单善善	程侠菊	段广新	王婷婷
吴艳	刘春梦	李瑞宾	杨凯	杨光保	于冬	张乐帅
葛翠翠	周新文	崔凤梅	郭正清	赵利	田欣	王杨云
马晓川	岳凌	崇羽	郑会珍	高梦	胡林	方舸
刘腾	吴安庆	涂彧	孙亮	万骏	陈丹丹	闫聪冲
陈娜	文万信	何亦辉	刘汉洲	屈卫卫	胡亮	申南南
王璐瑶	王仁生	肖宝	徐晓禹	黄珍	闫思齐	王殳凹
华道本	刘志勇	王亚星	何伟伟	王艳龙	徐美芸	陈龙
张朵	张海龙	李辉	李友兵	杨雪清	李凯	王子昱

马付银　陈黎熙　李宝玉　盛道鹏　陈兰花　代　星　第五娟
王晓梅　陈　斌　芦舒涵　徐　悦

2023 年（公共卫生学院，共 78 人）

李建祥　王小平　田海林　沈月平　王艾丽　薛　莲　张明芝
徐　勇　张增利　朱　虹　李红美　李新莉　曹　毅　张永红
马亚娜　许　锬　秦立强　饶永华　聂继华　张绍艳　安　艳
张　洁　汤在祥　吕大兵　雷署丰　陈　涛　孙宏鹏　信丽丽
张　欢　陆　鑫　邓飞艳　董　晨　莫兴波　潘臣炜　万忠晓
裴育芳　张　垒　武龙飞　常　杰　舒啸尘　陶莎莎　尹洁云
张天阳　柯朝甫　蒋　菲　蔡晓明　武　婧　郗雪原　彭　浩
朱行星　左　辉　仲崇科　陈　玲　陈　赞　李云虹　张有捷
何　培　Khemayanto Hidayat　　　陈婧司　朱正保　仲晓燕
李加付　潘　萌　石梦瑶　杨乾磊　陈国崇　黄一帆　王　进
宋肖垚　闫朝阳　石泉泉　张　楠　赵　云　穆跃瑄　杨利超
熊玲红　吕洁琼　霍俊龙

附录五　本科生校友名单

1965—2024 年共培养放射医学本科生约 3 246 人,其中临床医学(放射医学七年制)约 225 人;1986—2024 年培养预防医学本科生约 1 309 人。

1965 级 65-3 班(卫生系)(共 48 人)

高启杰	崔永先	王桂芝	李翠云	浦建芳	王克慧	张民主
彭兰芝	许毛大	吴爱华	孙惠英	毕菊仙	顾士芬	叶龙昌
陈新伯	顾春湘	宋锡奎	仲兆兰	张曼尼	潘风娣	雷秋兰
邢桃香	周蓓丽	延玉根	陈素英	费寿南	张宪文	邓生荣
李若实	郭孝汉	王克武	袁志冲	李肇仁	刁春荣	陈德清
许柏林	陆庆平	黎省民	张宗周	陈贤志	李贺敏	黄文和
李秉鲁	段成信	李长林	王素英	黄祥泰	龚光录	

1973 级放射医学(共 60 人)

黄松柏	刘云霞	余火生	周春娣	曹家麟	色照和斯图	
宋元清	王文勇	毛慧生	谢正会	范正平	王庭荣	周兆梅
陈世年	郑宝山	徐慧敏	徐渊	苏木增	王秀珍	杨敬荣
孙文钧	姚兰春	李正刚	李尚望	冯军	邹荷芳	唐恩渝
夏汉昌	冉光道	赖世英	姜书欣	李智敏	刘义军	江骥
张树宝	赵书彦	范辉堂	侯光萍	李应全	包济婴	张亚军
吕汉文	郑靖华	宋振铎	龙邑泉	王顺利	石秋苏	叶堂真
仇月玲	焦彩琴	陈庆先	张晋利	张树林	景锡南	周立成
白小锐	戴向前	陈为民	祝梅君	单汉斌		

1974 级放射医学(共 60 人)

张成柱	唐祖明	徐萍	王少玲	黄生根	闫新文	刘跃军
文涛	段新全	李全	卢春玲	唐培兰	张樨	刘文华
曹和赣	崔建民	郭文明	徐志安	王永华	孙守宪	郑一宁
范耀山	郭东君	李家昌	江广贵	杨珠珍	韩树林	靳希江

吴和平	李 岗	任荣祥	梁家庆	王朝龙	路淮英	孙国珍
朱致品	王京武	江志洪	苏 鲁	方锦山	高长文	陈瑞华
王勇武	钟美昌	高晓东	项培芝	张凤阁	杨翠春	巴格那
杨生华	赵 群	马小光	马文清	李书元	李世明	朱宝芬
邓琼芬	红 胜	关兴建	尉迟军			

1975 级放射医学（共 60 人）

刘新屋	董殿荣	覃卷能	刘美华	解永凤	黄业汉	陈德明
李建军	罗晓萍	李宝兴	郭念思	刘乐群	张占英	赵建明
王蓉蓉	薛智谋	张志平	王清梅	王坤权	刘芬菊	蔡经齐
兰旅宾	杨发根	梁文娥	贺德银	李翠芳	刘淑霞	耿建礼
张长青	刘世森	马群波	徐国英	万春勋	胥家红	苏 静
康顺昌	郭革荣	肖洪儒	文甫礼	刘桂英	吴尉吉	解永军
应莲娥	钱仁荣	张德江	刘栋梁	原进社	徐雪英	李素英
王建权	卢中燕	钱万红	余宪法	龚瑞发	曾练坚	任荣珍
梁焕术	张军亚	谢满廷	王爱平			

1976 级放射医学（共 59 人）

周兴文	费孟迅	王子龙	崔永保	历桂荣	张桂华	张时伟
陈道芝	严雪铭	甘云涛	覃登校	王少武	郑子鑫	齐忠义
王兰珍	陈祖云	解建平	康金妹	闻玉龙	刘洪平	高久安
程忠新	白连春	宋长安	孙 超	陈启青	王世芳	李秀梅
陈永明	李成光	甘功将	何宝珠	张 献	鲁志新	程亚沙
候茹蓉	吕彩霞	涂毕清	李元模	王德其	杨义德	马星火
高明星	巫芳来	梁曼丽	夏 丽	褚敏菊	吴富荣	俞荣生
杜玉明	曹根发	史文宗	林治华	陈茅荣	张 援	万丽芳
应 莹	候锡才	胡毓亮				

1977级放射医学（共60人，休学2人）

苏成海	刘文明	赵山川	陈 英	张国宪	陈 木	詹启敏
程向明	钟庆晨	顾德建	苟治忠	马洪基	程 林	耿勇志
全跃龙	余宁乐	李圣元	贾 力	伦明跃	关宴星	甘建和
华 济	郭暮春	吴 莹	周高潮	樊飞跃	彭明娥	许惠娟
赵农生	安 靓	黄汉贤	印湖莲	谢玖如（休学）		万加华
胡启跃	蒋守一	李建华	李连波	丁 虹	崔建国	郭 莹
薛经建	程 滨（休学）		王爱玲	王少峰	殷 跃	王 娇
杨秋生	闫 凯	何顺祥	段 骊	陈德春	李建亚	王六一
周东波	李治江	黄伟荧	吴跃生	王 彬	孙保福	

1978级放射医学（共60人，休学4人，复学1人）

李京瑞	向明章	彭祖光	蔡伟波	陈 文	崔铁军	谢渝成
王洪英	夏 芬	王 娟	王 蔚	李裕清	刘志平	杨觉雄
赖山珊	裘建民	袁小剑	喻建国	徐映东	府 俭	杨晓明
郭 锐	陆以农	耿 聆	娄晋宁	李 键	孙德雄	张秀萍
莫济玲	闫祖安	曾照利	樊赛军（休学）		闻建华	常学齐
胡勤方	朱晓华	官 建	代兴华	王燕妮	郑 蕾	张国洲
贺 声	方一夫	李建中（休学）		强永刚（休学）		黄 正
贺再清（休学）		张家生	顾 红	王力平	陈世坚	殷建林
柳海铭	付 强	秦 晋	廖邦富	漆丹义	李 勤	张燕燕
谢玖如（复学）						

1979级放射医学（共62人，复学4人）

张 俊	陈国昌	陈亚林	吴保平	童 杰	黎旭光	徐 欣
朱小欧	曹 霞	黄 洁	凌 翔	王 达	施 辉	冯 江
范恒俊	余永虎	张义江	屠 斌	姜向阳	强金伟	许 浒
李唯亮	聂 鹏	马 宁	周 佳	朱锡霞	刘维莉	胡小琴
毛亦佳	曹建平	陈正予	崔 伟	夏应坚	陈世旭	秦 岚

雷 魁　王红侠　魏 权　李建中（复学）　　贺再清（复学）
戴 辉　陈建清　谢梅林　罗浩森　李执如　　徐 鸣　陶 峰
陆菊仙　余学英　邹蓉珠　樊赛军（复学）　　徐正府　吴建明
陈晓荣　王 捷　宋 谦　问清华　李亘山　　朱月芬　张宇光
何 玲　强永刚（复学）

1980 级放射医学（共 52 人，休学 1 人）

徐明琦　金海燕　卓秀慧　赵玉珍　李慧芳　　马嘉琳　桑士标
王 东　刘 鹏　李 宁　张 波　周坚华　　张明煌　鲍 虹
茅 力　刘 静　李 滨　周立云　陆汉奎　　王 玻　苏世甸
张 毅　夏云飞　周 毅　李宇东（休学）　　朱银霞　李维佳
何小涓　艾 虹　米泰宇　张兴诚　董 青　　吴 军　邓大平
郑仕中　刘忠昌　李晓南　单海荣　徐 颖　　陈 仪　翁小琳
孙 娟　陈 谦　范 斌　张 骏　刘学锋　　熊高贵　许玉杰
张续宗　张 宏　赵 茜　廖兴进

1981 级放射医学（共 51 人，休学 3 人，复学 1 人）

裴红蕾　路伟英　庞玉皮（良）　　张德志　蒋惟伟（休学）
胡晓磐　王卓龙　奉 林（休学）　　崔正和　刘汉江　韩 红
赵芬艳　马春浓　厉彦春　李炎冬　赖冠华　　叶 谦　朱 虹
高一翔（休学）　陈全生　王飞江　彭慧珠　　王中敏　黄 瑾
聂振祥　朱雪新　胡春洪　张 毅　林伟杰　　王凤水　付尚志
孟苏梅　杨瑞冬　诸静雯　陈 明　刘禄清　　邓印辉　韩宝山
韩 斌　叶章文　段君华　周 琳　张乙眉　　吴 钒　范喜明
周业政　田 野　赵亚平　全昌斌　孔繁荣　　李宇东（复学）

1982 级放射医学（共 51 人，休学 1 人，复学 2 人）

江伟文　陈 静（休学）　申 彪　郑洪川　谢国栋　吴福林
刘 璋　贺 早　周亮华　奉 林（复学）　　陆宇红　王 静

龚佑彬　王仁生　张福正　赵培荣　李长严　　刘宝龙　谯承德
钱　进　崔素珍　何　蓓　李志海　杨代智　　刘德贵　卢定友
徐开宇　崔日升　谢建平　蒋惟伟（复学）　　施翠菊　胡丽彩
谢　琦　董江波　黄明刚　刘　军　赵建宏　　高清乐　胡继青
范小云　张莉萍　王　青　赵　靖　姚从虎　　刘一之　叶飞轮
陈泽金　杨立军　袁　颖　曹兴毅　司马玉平

1983 级放射医学（共 50 人，休学 1 人）

郭文杰　周菊英　夏爱君　杨曙光　田大龙　　周寿荣　沈　炜
庞　昱（休学）　王　祁　徐永祥　黄世权　　彭　忠　刘　真
朱　瑾　彭国球　谷泽亮　涂　彧　张宇忠　　朱久法　但建国
叶亚云　周莉莉　刘祝华　王一鸣　许　敏　　唐国华　胡蓓西
许蔓春　郭一玲　黎　静　胡怀建　张达人　　沈新平　牛政权
白　庆　谭　兵　张庆宏　史建平　肖　锋　　李　珊　张文燕
廖　伟　欧巧洪（欧阳巧洪）　　丁　勇　　熊增寿　徐龙宝
王泽坤　高建涛　杨贞勇　王东平

1984 级放射医学（共 29 人，1 人复学）

唐　枫　王　萍　吴　革　刘口霞　刘俊茂　　孔凡彬　徐建平
杨卫兵　李宏斌　张军宁　刘　英　贾春梅　　李利利　贺　伟
殷信道　宴国珍　袁其云　李洪涛　吕兑财　　黄　永　钟巧萍
华爱珍　姚立新　刘增礼　田　荣　徐　伟　　谢道海　张惠生
庞　昱（复学）

1985 级放射医学（共 29 人）

姜淑燕　王　蓓　孔令华　陶加维　王志文　　谢小望　吴立广
张正文　闵晓霞　宋霄文　周翠林　邓　海　　陈吉华　王远青
吴　兵　洪继东　陈步云　孙丽革　杨巧玲　　陈征兵　邓民斌
刘玉龙　罗红霞　黄　萍　段晓岷　陈　烨　　刘晋元　李葆青
王伯生

1986 级放射医学（共 40 人）

邓丽萍	贾 筠	陆青良	周素珠	孔向蓉	孙天燕	汪 勇
杜志泉	吴一鸿	张云峰	唐 轶	颜 兵	高东升	潘桂华
刘志辉	牛颖菲	叶 斌	刘玉福	袁红香	赵长缨	郭 洁
张业嵩	周明涛	郭山峰	武红文	胡泽明	尹忠文	陆妙珍
张 殷	刘 莹	郭文梅	朱芸芸	周 健	袁新宇	戴兴社
刘向阳	田小俊	李云海	罗志勇	王庆礼		

1986 级预防医学（共 30 人）

赵启慧	盛 冰	沈建国	陈永忠	侯先存	范新芳	王晓虹
薛 娅	王立红	王 岩	张勤军	陈立凌	韦镇萍	朱染宇
沈月平	谈立峰	陆志荣	严召兵	王立军	莫志玲	王 静
朱 磊	钱珍花	平正舟	吴 坚	孙爱军	蒋效军	白 华
陶小伟	戚光跃					

1987 级放射医学（共 40 人）

李 旭	陈荣芳	邵秋菊	刘轶敏	李幼忱	宋英姿	王玉祥
董延武	唐 军	肖绍文	梁国华	张少江	金光华	高晓艳
王 冬	李 晶	陆忠华	张慕娟	刘怀文	陈 武	康红兵
陈 铭	张 斌	季明烁	高建军	周 力	赖天慧	朱若晖
宋 芸	刑 炯	黄 平	段胜林	余浪涛	刘春杰	王 平
刘 祥	戚伟明	华 威	卢建祥	王建平		

1987 级预防医学（共 30 人）

韩恒宽	杜国明	蔡俊超	顾雪松	朱 杰	张宜波	陆钟亮
周 丽	陈文兰	刘秀兰	洪志强	吴兴彪	张忠东	谢春华
高世同	朱金华	崔晓平	吴旭琴	万文辉	周晓忠	贾兆国
任福林	胥保辉	陈 涛	董世华	李卫东	王龙花	沈 蕙
管照秀	葛玉蕾					

1988 级放射医学（共 40 人）

肖　敏	杜　杰	于静萍	江菊芬	李　捷	李连云	俞剑新
王茂林	何勤弟	邓立春	李奠基	肖文星	郝　敏	何　娅
王　苹	刘随香	陈　霞	李　蓉	谭忠华	李佳宁	叶明昌
高松华	张坤强	麦　茂	常树建	叶万忠	范明霞	朱虹芸
王　娟	赵淑红	刘　玮	杜晓军	余永波	缪建军	边联龙
陈　谦	顾晓方	孙　清	周大庆	朱　巍		

1988 级预防医学（共 30 人）

周东明	闫红静	张　耘	陆备芳	罗时宝	耿万琪	赵　华
张毓鑫	秦立强	周　辉	周　萍	张玉芳	何　耘	韩力薇
史济峰	周　宏	瞿勇华	顾发庆	潘国才	戚桂平	郭韶春
薛　菲	雒丽红	王洪军	俞璐刚	袁　彦	吕　敏	李强龙
赵晓斌	高建明					

1989 级放射医学（共 18 人）、核医学（共 20 人，休学 2 人）

放射医学：

金　杉	易　琳	李文竹	张智策	殷大军	廖永綦	冯小兰
王建芳	张大平	吴　慧	张　胜	彭　逊	欧　涛	吉爱兵
唐晓鸿	赵　菁	傅烨生	张歌萌			

核医学：

郭玉英	赵于天	张　静	邢　浒	范义湘	王　敏	江旭峰
陈建伟	谢文晖	章　斌	王　泓	刘艳玲	李丽琴	张　洁
石卫民	高　博	朱旭生	罗朝学（休学）	曹　德（休学）		
任　鹏						

1989 级预防医学（共 30 人）

马 华	姚 铎	徐 军	张洪兵	焦青峰	周丹彤	邵 波
钱卫娟	林 洁	杨晓红	刘金红	莫志兵	高夫海	蒋跃明
张旭东	朱 民	姚 昉	袁菁华	魏 漫	李鸿志	袁德林
周 亮	钱隼南	赵凯军	黄 展	秦旭霞	赵晓华	伯小平
严 强	杨惠兰					

1990 级放射医学（共 25 人）、核医学（共 24 人）

放射医学：

彭宗玉	郝龙英	袁 平	周 海	梁 军	吴东平	邹陕西
胡 劲	曹 辉	唐文艳	朱向帜	马永忠	汤雪萍	杨 涟
文 艳	张 丽	陈昱明	袁孝军	张小涛	李正友	叶宏勋
赵永峰	宋 伟	刘亚洲	薛金俊			

核医学：

刘小冰	郭 学	尹彩虹	肖 徽	杨 凯	谷晓云	勒雅洁
丁 宪	于晓燕	陈奇峰	刘青茂	钟吉俊	朱 宝	张 奕
马丽莉	吕 宽	雷 勇	郭春朴	郑飞波	刘长江	段 云
邓艳霞	曾 磊	李 强				

1990 级预防医学（共 20 人）

张韵红	蒋秋萍	汤卫俊	谢 鹏	黄晓东	薛 渊	宁咏梅
张可扬	龚怀新	韩 卫	周一辉	王 纬	张 静	宓惠宏
曹 蕾	王 蕊	戴云山	丁 胜	苏国兴	万 旻	

1991 级放射医学（共 29 人）、核医学（共 21 人）

放射医学：

魏 萍	李珍莹	卢晓云	武新虎	胡建新	余飞龙	吴黎明
李军霞	马 玲	齐宇红	鹿 红	王 翔	何小江	王龙云

刘颂莲	徐进彦	翟小明	梁晓燕	彭娥英	周卫兵	叶道明
裘敏剑	周美娟	刘红兵	梅毅军	汪　洪	罗全勇	沈中梅
王　燕						

核医学：

黄　颖	李艳冰	刘　斌	张　云	苏玉盛	汤雷军	王朝点
常林凤	王明华	何　勇	李剑明	许　华	郑云芳	任　曲
陈维安	白天旭	张志勇	张芬平	许建林	夏兴江	苏　福

1991 级预防医学（共 20 人）

许　林	唐建华	张毅文	张鹏川	沈明亚	孙绪良	周正元
杜　敏	蔡　琰	李　静	杨礼毅	丁小平	陈宝玉	常　军
封卫娟	邹　艳	林　竞	沈晓青	朱洪新	徐　庆	

1992 级放射医学（共 29 人）、核医学（共 20 人）

放射医学：

洪　梅	王朝霞	戴幼艺	赖红华	赵　辉	李新华	耿会生
李文锋	秦颂兵	刘丽丽	叶小娟	黎世秋	张玉松	鄌孟洁
张雪梅	李宝欣	顾　松	李建璜	金建学	赵彩霞	向毅辉
周风娟	陆　洲	汤忠祝	高志刚	徐海亭	郑　华	周　路
张　泉						

核医学：

齐雪松	仇　健	陆相东	金沅武	桂文来	朱　然	王　林
杨才明	余大富	朱文茹	邓咏梅	庞　珺	杜国威	易　炜
刘晓虎	范益军	尤徐阳	蘩海东	卢殿蜂	刘进军	

1992 级预防医学（共 15 人）

王宏兵	尤继明	汪　婷	马　丽	范晓晔	杨　斌	李　浩
许　磊	周　烨	张　琼	庞憬毅	董　青	蔡如琳	潘建丽
周建人						

1993 级放射医学（共 30 人）、核医学（共 22 人）

放射医学：

崔凤梅	徐晓婷	李 莉	李 超	陆仲寅	李向阳	章 霓
汪 浩	张明霞	顾小伟	徐正阳	刘小玲	沈 艳	刘桂荣
蒋 军	宋慧胜	黄 培	舒中琴	吴 瑾	周莉华	吴柱凤
张竹强	王碧云	熊如涛	陈治宇	毛卫东	高 飞	顾文栋
刘成文	文明顺					

核医学：

胡旭东	陈海龙	鹿存芝	冯建林	谢秀海	陈立波	凌朝晖
高荣光	邓智勇	郑均友	张红红	季顺东	武玉妹	张国旭
倪雷春	汤 辉	强 寅	刘惊涛	惠晓莉	张王锋	许 铭
唐忠群						

1993 级预防医学（共 15 人）

姚 慧	陈小岳	顾 君	来亦超	杨秀鸿	任从容	张金龙
张巧莉	周文君	朱小军	张 博	梁 诚	盛 强	唐小丽
方 华						

1994 级放射医学（共 32 人）、核医学（共 25 人）

放射医学：

苏春霞	高素萍	封娟毅	任淑惠	陈胜东	邓 翀	陈良强
张 旭	乔惠萍	楼奕青	蒋淑年	张淑莲	马丽芬	郦守国
韩庆辉	黄成友	谢岳云	王毅川	王利利	张瑞菊	姚 琳
董 兰	郑春辉	付全威	张三典	高林峰	于 波	刘惠兰
向作林	白海涛	张永芳	彭小保			

核医学：

刘丽萍	王 玎	李启民	张 雷	赵洪民	昝 坤	吴光兴

赵晓燕　孙　静　叶智卫　程　超　宋武战　彭　燕　李焕斌
郝慧均　陈　卫　张闻瑞　顾爱玲　王　坚　黄占文　王　诤
昝　坤　赵小艳　彭　燕　曹征国

1994 级预防医学（共 16 人）

陈　银　朱晓明　许德中　陈恩品　关　键　吴　莹　朱洪鸣
徐雨虹　顾勤明　麦荣建　薛　莲　陆　艳　王　珍　胡运清
吕燕军　冯佩蓉

1995 级放射医学（共 35 人）、核医学（共 23 人）

放射医学：

李凌雁　冯莉莉　张　妤　梅　开　鄢胜刚　吴晓明　马红晓
金明根　郭金栋　陈桥晖　刘学芬　钟　丹　熊俊峰　白明华
范敏霞　沈　思　张　好　陶　华　张　霞　张东峰　肖　芸
邹勤舟　林白桦　郭冬梅　周　霞　伏瑞祥　蒋　义　威　婧
陈少平　蒋　云　于晓坤　范丽华　王婷娟　吕春燕　谭　华

核医学：

李凤霜　蒋　玲　潘张弛　顾震霞　张云鹤　谢智华　李　刚
孙志勇　任炳秀　顾　欣　梅小刚　蒋忠祥　甄作武　黄中科
石　亮　彭　冬　高　杰　汪福建　胡　笛　周　翔　张报义
张　俊　周亚芹

1995 级预防医学（共 24 人）

张　威　柏品清　张　胜　杨　波　梁　峰　刘　竞　王　莉
庚　勃　江　海　间　斌　汪　珂　王小慧　史丽敏　金文华
祝　勇　孙扣红　张　萍　吴纯奕　管　燕　金卫星　张梦恒
张久军　陈　香　刘海鸥

1996 级放射医学（共 36 人）、核医学（共 26 人）

放射医学：

杨 哲	夏 莉	贡志敏	陈 剑	施美华	娄鹏荣	雷 岩
张英军	叶万立	沈祖根	施 健	段雅剑	景 钊	王 伟
叶秀芳	蔡玉梅	吕仁明	江 云	范 强	沈云天	汪 健
戴建华	朱 忻	马 娅	冯玉华	赵蔚冲	杨宇舟	管天文
庞 强	许秀伶	郑声琴	刘 伟	蔡 凯	张力元	周传意
苏德文						

核医学：

夏 伟	贾 莉	秦颖然	吴 哈	任东栋	全江涛	周庆伟
张 红	屈 伟	曾小明	于 龙	谢来平	余 飞	刘兴锋
杨 仪	李 伟	邹惠峰	甘满权	周俊东	郭晓君	古志明
袁 羡	陈正国	郁春景	王芳军	王洪升		

1996 级预防医学（共 31 人）

朱伯林	唐建彬	闻卫英	刘 涛	张 恒	李学来	肖鸣云
李尚知	周 泉	章艳红	陈 延	王 强	于海江	吴向青
杨国强	杨永利	顾建华	高屹福	蒋金花	谭 雄	陈 敏
杨 连	王吉玲	王 俊	谢小英	郑 洋	白 燕	薛正才
冯 莘	冯 爽	杜 鹃				

1997 级放射医学（共 32 人）、核医学（共 24 人）

放射医学：

祁寒梅	李 毅	刘志远	苏颜灿	钱 杨	曲华君	安 静
章文成	吴鹏辉	徐凌勋	郭群煌	贺明鸽	车晓玲	张 敏
包睿康	杜 宁	李芙瑶	汪 瑞	曾越灿	徐国平	王晓燕
沈乐园	吴 琼	邹文蕙	罗加林	赵维勇	曹如波	杨 枢
孙丽云	吴海丽	樊继全	陈杰波			

核医学：

陈 杰	李凤棉	李春艳	闫 刚	张 炜	易战雄	范凌霄
袁建伟	杨 兴	孙建民	史国华	汤 磊	宗玉国	张晓辉
刘 琼	邹开力	聂 亮	段忠响	王 磊	陈金燕	张 勇
安雪军	沈 星	吴 予				

1997 级预防医学（共 29 人）

杨双喜	葛荣干	周 敏	姜琼敏	刘 琼	刘叶花	沈建华
奚锦汉	任晓智	宣志强	刘 英	王 平	陆晓静	杜小峰
张 兴	陈秋怀	郑双来	臧黎慧	任佩佩	麦 峰	赵之光
薛爱龙	盛 乐	朱 旭	张 苗	张建安	沈建彬	严丽萍
程海霞						

1998 级放射医学（共 36 人）、核医学（共 37 人）

放射医学：

陆绍华	沈勇君	何 清	宋 丽	王爱彩	翁成荫	沈 罡
梁 婵	乔 敏	陈岳兴	王 征	马 剑	郝菁菁	夏耀雄
吴 江	刘化科	田继红	文小倩	杨开华	曹 宏	梁 婷
刘爱红	董 芸	王晓阳	安 娟	潘兴平	蒲汪旸	胡传朋
陈 鹏	甘庆权	王风光	黄 燕	梁洪享	张正荣	邹中华
江 昊						

核医学：

林小敏	翟巨顺	汪梅花	万建美	钱晓燕	周 里	徐亚军
陆超宇	李艳翠	成 瑶	杨科亚	谈佳卿	樊 芳	曹彩霞
吴卫华	伍日照	汪太松	赵宪国	李益卫	宫美琴	张初苗
肖高勇	盛方军	刘晓杰	张 红	韩玉红	贾支俊	乔均晓
李镜发	房克霞	罗镇英	严 程	赵 炎	高明静	高钱纲
赵超前	张晓懿					

1998级预防医学（共29人）

周 慧	曹晓蕴	薛 景	卞 琛	蒋雪峰	周 璐	霍 伟
金 平	丁红云	施海娟	陈胜玉	韩小亮	徐 瑛	吴敬之
洪霜枫	钱 程	张晓蓉	钟文长	胡 丹	张珍真	张海江
靳雅丽	张燕杰	白明华	严新凤	王 科	彭柳明	陈 凯
陈 琴						

1999级放射医学（共37人）、核医学（共35人）

放射医学：

陈 莹	程远达	董 芳	葛小林	贡强君	胡艳文	蒋亚齐
蒯新平	李 莉	梁禅奎	梁琳春	刘 苹	刘慧娟	刘艳梅
潘 鹏	邵卫仙	宋建元	孙 娟	汤锐明	唐大川	王 乐
王 旋	王天昶	王晓慧	王月卿	吴欣欣	徐 俊	薛金才
杨百霞	于露彦	俞家华	张 烨	张立广	赵 金	赵 奇
郑广良	朱胜裕					

核医学：

曹晓征	陈旭可	陈雪民	崔景云	邓胜明	冯 玮	冯丽华
高建强	李 楠	李长兵	刘 辉	刘 琳	刘 滔	刘道佳
龙 斌	楼云龙	陆根华	罗坚文	罗作明	吕俊斌	倪海军
聂红洲	潘立群	任春玲	任瑞平	孙鹤云	唐 坤	陶子龙
王 玲	张伟军	郑玉民	周 敏	吴 凯	吴大勇	杨艳文

1999级预防医学（共31人）

丁薇薇	陈小卫	陆 焕	杨金兴	李 秀	许艳宁	谷红波
康国栋	徐晓倩	唐 忠	李丹华	夏 威	陈冯梅	许小燕
吴 艳	杨美军	于卫青	张 剑	陈海棠	沈伟锋	靳雨恩
强德仁	田建震	何海涛	卞建华	丁建松	朱 丁	张素萍
金顺亮	潘 峰	王建锋				

2000 级放射医学（共 41 人）、核医学（共 37 人）

放射医学：

张云雷	郭燕春	吴 申	王 顺	俞根华	许 愿	张洪岩
庄喜兵	汪朝歌	孙 涛	文小芝	黄晓菲	周春苗	杨典华
吴晓峰	董丽红	靳平燕	李芳娟	刘惠珠	车 俊	章 娴
李锄云	秦永春	李 梅	刘晓青	徐丽莎	朱 虹	杨 丹
李 丽	朱 静	林苏蓉	黄 翔	夏 怡	蒲燕燕	方 芳
何英杰	程久荣	臧乐乐	曹晓晓	林明钦	李 鹏	

核医学：

杨淑贞	丁雪梅	蒋灵军	杜晓庆	余 琴	刘 涛	徐 佩
李 伟	李承强	杨常青	张小镇	刘晓琨	董 麟	刘海芳
曾祥高	邵兴然	张姝嫔	李 婷	陈遐林	刘 英	周建明
李美华	陈萍萍	孟雅娜	刘 佳	黄 科	陈 柯	周永亮
蒋丹妮	李丽芬	丁晶晶	任艳丽	朱蓓蓓	彭 翔	舒洪灶
王月芳	廖晗迪					

2000 级预防医学（共 30 人）

戴晶晶	赵林辉	刘升学	金 意	仝 磊	薛黎坚	杨娟娟
孙 琳	杨小波	张宝津	沈 云	段培霞	高玲琳	姜文华
王 华	陈月兰	翟光晶	林 燕	易 潜	丁素琴	张 冉
孙志强	李凯燕	梁瑞静	徐 娟	张 卫	金宇星	孟谦谦
江 伟	魏新宇					

2001 级放射医学（共 20 人）、核医学（30 人）

放射医学：

陈 玲	余燕湘	宋剑平	季喜燕	万秀利	陈家伟	钱 超
夏玉凤	吴维蒲	姜 霞	刘 莹	王 鹏	王立东	张海波
汪 雪	陈 旭	周贤琦	何 奕	廖丽华	陈子木	

核医学:

刘国强	焦 承	高 磊	诸 玮	吉蘅山	徐 斌	池艳丽
张丽霞	金 磊	范秋萍	张文杰	胡群超	徐 君	王翔谕
魏之星	黄 娟	刘威平	倪春霞	冯选鹏	李彬彬	朱桂丽
莫 慧	南宇乐	刘秀霞	张刘珍	陶 星	路 兵	王 妮
施伟军	蔡轶良					

2001 级临床医学（放射医学七年制）（共 20 人）

晋 发	付金平	邵晓梁	朱惠平	陆玉峰	王 艳	许志平
倪园园	胡莉钧	周 俭	彭鸣亚	蔡晓君	李栋庆	章县明
陈雪松	李柳炳	陈 琦	彭晓梅	徐冬生	王 抒	

2001 级预防医学（共 31 人）

李 强	苏 瑶	徐 焱	程 静	徐 燕	于 亮	韦利海
董维波	郑 伟	单 良	刘 威	张 月	刘 华	徐 文
冉小华	吴文杰	高美伶	陈芳云	吴 刚	朱燕红	徐元春
覃敏兰	张文景	王 宁	秦 雁	韩晓希	周智钿	叶玲清
张 跃	杨恒炜	郭 璐				

2002 级放射医学（共 30 人）、核医学（共 21 人）

放射医学:

高 杨	毛筠蕴	金 俊	张军玮	顾小林	王明伟	胡 烨
纪 蓉	戴科军	程海子	杨志鹏	俞卫卫	王伟昌	赵晓峰
高红祥	刘 健	王 露	王良伟	钟发明	蔡袁君	韩舒文
魏坤杰	陈婷婷	富国祥	刘 京	郑响宁	桑 茹	季元红
傅 红	艾 莉					

核医学:

朱静净	姚 杰	沈锦霞	魏淑萍	仝宇梭	周丽娟	秦海峰

| 王国玉 | 张秋英 | 姜 鹏 | 魏丽晶 | 崔 盈 | 许雯煜 | 杨新鑫 |
| 徐 乐 | 李 琛 | 曾 静 | 周锡垒 | 李 婷 | 李卫春 | 李科斌 |

2002 级临床医学（放射医学七年制）（共 28 人）

李 飞	鱼红亮	包雍镝	娄 成	金新源	臧亚晨	杨斌俊
杨 勇	杨 伟	丁文秀	朱榕嘉	向亚东	陈 烨	潘晓松
周 芳	唐 艳	任 杰	王兴丹	唐 波	邹 莉	张 琳
孙 凯	唐 敏	戈 畅	叶 武	李晓庆	冀晓东	余 敏

2002 级预防医学（共 31 人）

於万靖	王 冕	杨 晨	吴昭昭	杨 凤	杨 光	滕辉彦
钱海东	李 瑞	李 婷	谢海波	张 永	谢庆平	彭 颖
言文杰	俞 浩	高 捷	韩祥增	庞振昱	陈淑琦	钟 铭
沈亦平	许娟娟	徐 茜	朱丹青	卑伟慧	张金玉	张爱宏
姜晓燕	王文敬	刘 君

2003 级放射医学（共 26 人）、核医学（共 20 人）

放射医学：

丁作林	齐宝华	聂国忠	陈广东	吕 博	王 婧	张亚玲
刘 莹	安晓杰	程 钉	粟 国	徐莹莹	孙秀锦	许晟儒
吴春锋	刘 晶	周媛媛	张惠美	史晓峰	陈 凤	刘海峰
程 洁	谢 滢	张万峰	邱 晶	戴振华

核医学：

曹 磊	郑爱国	灯 磊	仲汉彬	陈东方	王 津	邱 伟
王 璐	许远帆	冒 坚	蒙建文	唐 平	张孝军	谭好升
袁翠堂	马克敏	王 静	付 丹	陈 飞	赵艳军

2003 级临床医学（放射医学七年制）（共 28 人）

唐心宇	沈 健	蔡鹏飞	赵兰兰	徐 钰	卞华慧	冯玉爽
潘艳玲	杨建冬	何栋成	连利霞	林桂兴	张琪林	单 强
陈 赟	白 洁	金丽燕	马凯来	黎 珊	钱莉丽	胡 凯
江 庆	戴小磊	吴 勇	俞金国	卢志娟	李 彦	陈秋秋

2003 级预防医学（共 28 人）

王源源	徐尔松	季凤丹	雷 婷	蒋国钦	潘旭东	王 林
许丽萍	李旭东	刘银梅	王瑜亮	王金金	殷 帅	高颖阳
许大成	朱宏儒	胡晓情	严金锋	吴益明	訾 军	翟红月
宋 燕	柴 栋	张丽君	王加楷	陆 恒	张 倩	贺志龙

2004 级放射医学（共 24 人）、核医学（共 17 人）

放射医学：

李丽建	朱明杰	董海北	王丽君	刘 博	裘 淼	宋春雷
龚红霞	陈 勇	鲁 璐	张斯恩	傅丽蓉	曾 洁	杨 瑜
陈文强	孙红叶	俞 翀	娄 艳	穆伟祥	张昊文	何 超
倪双爽	崔 钰	黄信颖				

核医学：

张庆辉	刘小康	李凤斐	李永光	胡元元	陶艮坤	华 茜
姜文平	范向勇	王 颖	曾浪清	林 森	赵 琳	曾路路
段晓敏	汤志兵	庄菊花				

2004 级临床医学（放射医学七年制）（共 30 人）

邵英杰	陈 晨	周 辉	陈炜博	施宇佳	邓岩军	房小文
杨可佳	徐 红	蔡思洁	单海峰	姚怡敏	倪情影	牟 喆
王 磊	邓琦程	伍 理	吴 程	李和春	杨林译	邢鹏飞
刘振华	彭小波	杨美玉	刘 岩	耿 冲	马 燕	邵彦彦
黄华平	侍红泰					

2004 级预防医学（共 41 人，含卫生法学方向）

张瑞溥	刘秋燕	沈小冬	武 书	董美寒	吕 君	董燕华
沈 嘉	杨会棉	文 仙	张 婧	戈兆艳	夏小春	钱晶晶
刘 芳	刘 成	孙国伟	戎书芬	陈 菁	陈丽黎	张法奎
黄苏君	刘秀秀	许余玲	赵 瑶	陈 伟	李嵘嵘	骆文书
张 瑞	夏海玲	吴俊霞	陈东亮	邬志薇	薛先夺	李 静
徐肖雅	张 俊	刘景超	朱胜男	钱 臻	第晶晶	

2005 级放射医学（共 29 人）、核医学（共 23 人）、医学物理（共 23 人）

放射医学：

陈金平	陈 力	楚振宇	付 群	谷 庆	郝家颖	姬 磊
嵇建峰	揭永波	李 军	李 磊	梁和月	蔺 瑶	刘洪成
陆曹政	苗珺珺	沙艳杰	王丽娜	王优优	谢佳明	徐媛媛
杨 波	杨 洋	殷丽娜	张旭霞	张 政	郑 龙	周 平
朱丹文						

核医学：

易俊涛	许猛军	金春阳	姜宏伟	徐晓莉	肖志超	董 忱
任胜男	彰 金	尹 佳	翟智君	杨 剑	陈菩芸	胡 闯
方策永	姚丽芳	葛杨杨	范 洋	王 伟	郭 俊	李海龙
张 川	蔡怀卿					

医学物理：

曹顾飞	陈延明	董 江	顾 成	李树要	李 松	林 涛
凌 菁	刘 波	刘 欢	陆 乾	陆赛全	秦建军	王永翔
吴 佳	谢飞杨	波杨阳	殷旭君	尤 磊	袁 渊	张立波
赵 飞	周晔辉					

2005 级临床医学（放射医学七年制）（共 30 人）

陈 伟	杨晓岚	董云益	孙克康	徐恩赐	赵 澜	凌 萍
何 娟	吴承骏	肖 骁	邢 雯	朱凌霞	毕洁静	黄志超
李 蕾	张 静	陈 武	周效旺	邱亭婷	沈丝丝	李 艺
刘小金	郑 艳	高珊珊	杜函洋	王倩倩	温 健	杭 业
贾艳爽	刘 信					

2005 级预防医学（共 50 人，含卫生法学方向）

孙 真	骆宗仪	耿倩影	崔艳丽	尚 菲	张诗卉	王 川
曾 静	陆苊锟	王媛媛	蒋 霞	宋丽利	冯 笑	王若冰
叶家楷	刘 琦	严昕园	刘 宇	周 峰	卢文君	朱 钰
姚 岗	顾成忠	陶爱峰	柯建衡	黄永昌	韩玲玲	张 润
周 澜	凌国相	黄 亮	孙 磊	李 丽	陈晓明	左萌萌
彭 浩	蔡 伟	李 伟	林 珊	孙晓东	洪 斌	韩永洪
黄泽宇	肖筑胤	姜秉成	明方钊	雷兆敏	魏梦丹	邵沈华
薛 培						

2006 级放射医学（共 30 人）、核医学（共 31 人）、医学物理（共 29 人）

放射医学：

马辰莺	吴悦平	王宇隆	张萍萍	李辉靖	魏映虹	耿杨杨
汪宇洁	王 玮	朱 禛	闫 欢	袁小鹏	侯笑笑	王清清
高莉莉	王立莹	刘 笛	施一翔	张国顺	陆 彬	周玉香
孙佳星	张兵兵	聂亮琴	刘啸晨	崔溪溪	陈爱林	付佳美
王正辉	窦 雪					

核医学：

陈广杰	黄 莹	严娟娟	张明逸	孙江铭	阮茂美	徐 炜
刘红莲	施秀敏	李 波	胡 恒	祁 怡	张 舒	杨晶雯
罗柳飞	陆新凯	刘 宪	杨云云	章 明	杨 晖	李 觅
汪 静	龚莉凤	俞英麻	静 晓	刘 艳	辛科道	高仁元
戴 娜	鲁 璟	罗学臣				

医学物理：

李国意	曹丽媛	魏本飞	康锦涓	曹 翔	梁 挺	李 赟
孔 超	李世龙	腾云飞	蒋友芹	张 琴	王 洁	方 家
蒋 超	陈 纤	洪 荫	陆艳彦	樊 辰	杨童欣	李克新
孔 栋	申善威	韦珍珍	顾笑悦	邱治平	潘 晨	谷 丹
周宗凯						

2006 级临床医学（放射医学七年制）（共 29 人）

王 璐	石青云	李 强	时璐娜	王 兵	卢 静	吴 健
裴银霞	黄文章	赵 皓	吴兴宇	田 野	苗建青	曹 程
张 慧	刘 超	李平伟	周文文	魏 静	胡祺英	鲍而文
沙婧婧	任园园	徐建波	孙 彪	朱 卉	王一兴	张 英
陆长春						

2006 级预防医学（共 59 人，含卫生法学方向）

毛 琴	吴广正	韦 晔	李 丽	王 珂	周 蓦	吕 雪
许圆圆	徐红梅	蒋小源	王尚敏	李 亮	陈璐劻	迟文烁
周丰波	刘萌萌	计晨斌	翁 蕾	周 锋	李小芳	季佳咪
马翠鹏	刘智媛	林 浩	唐锦津	刘伟利	应 森	朱庚刚
许 琳	赵丽霞	范兆尹	林云山	韦晓淋	乔菁菁	戴丽娟
胡凤霞	刘飞雁	康 健	赵 娟	李龙位	徐 栩	杨 凯
董宏亮	徐雁君	施静静	石 瑀	刘海宝	朱惠娟	李 君
卜晓青	汤玲燕	戴 璐	孟 杰	郭兴珍	陈向宇	陈 琪
李维通	杜 辰	刘 晨				

2007 级放射医学（共 29 人）、核医学（共 33 人）、医学物理（共 35 人）

放射医学：

徐 静	刘淑娟	周云华	李 微	薛 姣	沈 晨	郭 宇
王 鹏	陆 旭	孙百超	施佳琛	俞辰道	包明月	顾丹华
赵舒怡	朱洪宇	汪 凯	解惠坚	陈远远	范 晶	丁 园

赵　强　杜孟华　赵　莹　刘　佳　许丹妮　徐　潇　伊免静
张璟荡

核医学：

沈　超　胡　锐　高　伟　李　洋　苗　丹　黄旻昊　华晨辰
芮银芳　宋结平　何　超　葛　琦　卢　洋　武玉芳　戴玲珑
钟娇艳　陈志明　程　凯　季丹丹　徐华林　郎梦圆　郝天宇
吕　靖　谢志康　巩连棒　于　军　赵子龙　陈　诚　蒙　锐
刘佳佳　张小娟　刘小龙　时　潘　刘胜莉

医学物理：

钱晓君　缪义华　崔强亮　吴　强　孙家敏　李江山　嵇卫星
吴梦瑶　葛彬彬　黄道夷　陈　健　陈晓慧　张　蕾　朱　航
杨　明　贾鹏飞　束晓文　刘　于　施　怡　魏猷飞　侯　赞
张汝婷　梁　旭　史玉峰　陆生杰　夏　灿　韦冬萍　蔡　尚
曹　乐　王亚芳　朱伟华　孙　阳　金　春　徐玥靓　刘　雪

2007 级临床医学（放射医学七年制）（共 30 人）

张　辉　邹　晨　徐　周　谢丽娜　申小章　王　燕　景　飞
周捷波　熊耀祖　赵　群　郭甜甜　恽一飞　陆　佩　王立松
刘风华　姚斌斌　赵　静　汤　尧　张　伟　谢　莉　钱丹琪
宁　君　袁　菲　戴以恒　贺　琳　张旭旭　吴光雨　周姝汇
许春生　陈菲菲

2007 级预防医学（共 41 人）

张剑飞　邵恒大　刘明星　吴佳慧　陆荣荣　徐红武　施伶俐
冯　刚　鞠秀峰　张　琪　王豪君　任呈瑜　徐林林　张昌磊
吴周伟　王　衍　陈　艳　宋　健　于　森　葛余辉　刘　露
陆玲莉　盛宇文　单翔翔　王　景　宋玉超　贾　睿　汤　毅
李丕业　颜新廷　林　敏　曾建才　孙岩桐　徐　玥　贾　茹
陆　慧　邵　彬　徐周洲　崔　丹　王小栋　苏园春

2008 级放射医学（共 50 人）、核医学（共 16 人）、医学物理（共 15 人）

放射医学：

章益飞	金　鑫	徐美玲	黄　萍	顾正亮	丁晓冬	张奇贤
汤　威	殷　俊	姜卫娟	陆佳伟	蔡全佳	毛义翔	胡　静
包　赟	王　鹏	龚筱钦	秦海婷	胡　艳	朱云云	陈清清
许秋燕	董德左	高　叶	徐　岩	高艺莹	孟　颖	韩婧超
里　尧	孙新宇	陈俊生	高艺莹	孟　颖	韩婧超	里　尧
孙新宇	陈俊生	程侠菊	易　玄	姚明禹	郭艺航	唐　菲
何　燕	王冬辉	姜　楠	仲芝瑶	董原利	姚平平	陈春如
邓言波						

核医学：

陈文涛	杨　旭	邵寿鹏	朱明琪	陈　飞	颜文彬	马　立
洪　凡	庞奇峰	邓　圆	陈　意	陈健康	李雄飞	顾慧宽
金蕴菁	孙彬彬					

医学物理：

杨文漪	刘伟彦	孙志新	沈　阳	陈　乐	张晓俊	刘　海
蔺勇龙	郭　威	潘　登	齐雨虹	崔碧霄	韩婷婷	沈晨天
王普之						

2008 级临床医学（放射医学七年制）（共 30 人）

晁晓峰	汪凌骏	卞文艳	陈冬梅	戴骏琪	吕广霖	晁晶晶
许　雯	肖　帅	汪　淼	任　航	孔　月	盛文炯	王　骁
陈　隽	李　晨	申文豪	左学勇	秦立成	陈冬阳	顾　培
李霞玲	张慧文	姚亦帆	彭培清	王彦苏	喻冰琪	罗炳辉
樊孙甫	鲍淑文					

2008 级预防医学（共 46 人）

董晓晓	李天天	侯　飞	朱晔昕	裴　吉	周　凯	陆姝婷
刘　艳	仲崇科	严　晟	吴士尧	黄　萍	梁　柱	贾松泉

刘 清	夏 伟	徐志燕	冯 健	戴逸磊	汤雨潇	杨少春
许小翔	朱 敏	莫黎敏	石 锋	王 岚	王 静	陈金秋
邰晓晨	赵天旺	杨 海	卜 思	宿瑶瑶	宁士龙	王自超
张宏伟	刘文迈	瞿 艳	张段段	栾明明	林海丹	王 启
朱天驰	顾 鑫	农璐铭	吴小波			

2009 级放射治疗（共 46 人）、核医学（共 18 人）、医学物理（共 15 人）

放射治疗：

向孝勇	李辉虎	印 慧	胡 敏	姚文艳	沈培佩	张 陈
钟 力	董爱静	陈 辰	王江枫	王浥霏	冯 婵	曹宜人
芒苏尔江·阿布都热西提		奚 南	卢雁薇	闫红彬	王邑迪
刘志敏	吴昊昊	张 琦	刘倩雯	陈宇桦	王玉红	陈树壮
普巴次仁		朱 卿	朱梦琳	张 朝	董百强	王 棚
张欣宇	时 欣	李 茜	丛 瑛	金翔月	宋燕林	童日娟
凌宝勇	王艺璇	李 杰	王大权	袁林杰	牛锦云	
托力干·对先						

核医学：

吐松江·吐鲁洪		张佳佳	刘 稳	袁小帅	丁佳南	汤元翔
周 青	何 千	赵天涯	黄玉霞	张凤仙	陈 迪	严 伟
曹迅铭	侍晓芹	彭啟亮	朱寿龙	胡宇霞		

医学物理：

戴 维	郭凯琳	顾伟华	卞国林	徐 剑	吉明山	吴 魏
毛广敏	刘 婷	封 晓	樊文慧	王 超	吴海健	杨 阳
张鹏程						

2009 级预防医学（共 39 人）

夏婷婷	沈 姝	濮雅娟	高雨蒙	刘雪梅	付文磊	潘国涛
周玲美	张文良	张锡彦	周逸鹏	张培培	邵 歌	顾玲莉
李雪骥	罗霜艳	翁伟彬	陈瑶瑶	曹靖宇	蒋 英	王艺颖

陈舒琪	唐玲玲	陈 涛	许 倩	李艳华	徐丁亮	黎书炜
谢芳霏	李春春	钱 洁	张 恒	田芸凡	王玉琢	杜 楠
邱琳雅	解玉阳	王学敏	张亚楠			

2010 级放射治疗（共 43 人）、核医学（共 15 人）、医学物理（共 15 人）

放射治疗：

王海霞	许雯雯	狄 璐	杨 颖	林 琳	诸文晔	葛岳刚
黄一帆	安冬雪	王 蕾	焦琛琛	徐王磊	丁小凤	顾煜倩
张 琎	黄丽芳	郑琳巾	江 梦	贾惠敏	项 楠	刘彦彤
庄 源	努尔波勒·阿斯力别克		陆永林	朱嘉敏	石 永	
阿不力克木江·阿地力		张宇峰	张 洁	王秋雯	张 磊	
麦庆菊	周 宁	肖雨霁	宋 星	吴 成	谢 欣	何海萍
加尔宝·吐尔德		姚雪婷	徐世英	黄浅漪	刘华江	

核医学：

王天宇	刘 涛	徐 赛	张玉峰	倪建春	赵腊梅	郑贝贝
代 琦	朱 琳	陈柯旭	沈文忠	杨 微	丁 森	唐冬雪
华珺妍						

医学物理：

曹玉蓉	张梦迪	张 炜	石明祥	顾新明	王梦姣	管 建
杨 硕	苗紫欣	徐 晶	邵丽华	陈 猛	朱莹莹	伍丽华
赵培培						

2010 级预防医学（共 49 人）

王梓奕	仇 静	潘 腾	高 雅	钟 姣	刘 丹	丁 焕
朱凯锦	胡文珠	臧 霞	张蓓蕾	宋荣维	叶 超	许 炜
张 茹	姜婷婷	张 舟	华天齐	卢思琦	张佳玉	张晨光
陈非儿	靳 哲	刘 博	米拉迪力·图苏托合提		王文瑜	
赵 鹏	王 硕	古丽努尔·阿卜杜热合曼		陈 趣	李婧珏	
阿迪拉·托合提		张 瑜	黄燕瑶	孙雅琴	麦嘉成	陈 彬

张宏博　卯　丽　皇甫新凤　　　朱正保　王　晶　郭　轶
李艳梅　吴丹东　张　蒙　刘亚东　杨夕雅　方昱生

2011 级放射治疗（共 34 人）、核医学（共 15 人）、医学物理（共 14 人）

放射治疗：

孙佳讯　许新颜　王　璐　周成良　朱运佳　张宝财　王雪珂
么一丹　戚宇锋　谢文晶　王雅妮　张恺铄　刘　洋　汪　洁
姚　丹　曾　娅　韩晓静　章　慧　俞　靖　朱雪婷　龙泉宇
殷　欣　郭　辉　刘　浩　雷　瑜　范婷琳　郭　彬　黄宇豪
王　俊　刘亚亚　旦增卓嘎　　　艾力牙尔江·艾尼宛尔
索朗旺堆　　　努热古·阿热甫

核医学：

陈梦遥　张晨杰　汤　鑫　吴　兰　吴　彬　郑丹妮　吕　行
王　栋　史云梅　黄家秀　刘　俊　罗世文　李济萌　张梅森
徐　干

医学物理：

翟舒炜　何　叶　袁　芳　刘贝贝　陈芳元　刘　禹　孙　莲
王广桃　翟　鹏　梁元元　赵国新　李明明　施　洋　耿丽君

2011 级预防医学（共 31 人）

张成云　崔　鹏　侯　闯　石梦瑶　裴冬慧　俞红倩　王　也
曾妮美　赵贝贝　董媛媛　姚　敏　王子阳　张　翔　陈　鑫
邓　姚　伊秋子　刘　飞　巩秀娟　陈　烨　魏雨露　韩　萌
刘　丰　王媛媛　邱臣全　邹　敏　李　盈　孔　超　吴方楠
哈尼扎旦木·吾斯曼　　　阿瓦古丽·吐尔孙　　　周　娅

2012 级放射治疗（共 35 人）、核医学（共 17 人）、医学物理（共 15 人）

放射治疗：

文钧淼	郭凤虬	万栋恺	范少楠	陈健	尹修平	王雪
周思雨	张青	查昳琳	佟君羽	高若玲	朱佳星	丁文
姚希娟	张莉丽	郑利军	顾嘉程	张焱杰	施文玉	韩亚轩
冯阳	郑旺	施敏燕	陈倩萍	朱琳	雷雨田田	
张姗姗	毛远程	蒋利红	桑旦旺姆		杨雪娇	贾慧敏
索朗普赤		阿不都赛买提·牙库朴				

核医学：

何坤炼	袁炜烨	母昌洁	赵颖	孔维唯	戴迎初	于晓璞
卜婷	雷宇	陈小玉	张露露	姜思远	徐苗苗	邱晓雯
郜静	史鹏程	周兴国				

医学物理：

陈伟	吴雯玉	林海涛	张梦阳	钱昆	戴佳琦	韦洋洋
唐天	夏菁	刘昊	李文杰	唐刊	熊祥智	宋善博
王一帆						

2012 级预防医学（共 31 人）

孙雯	陆英杰	陆璟璇	祁月	杨旭	何昱	李斯怡
陈吟	曾叶凤	周伊婷	朱坤	陈琴	赵淑婷	文玉凤
任凯文	迪力那儿·阿曼	塔吉古丽·阿卜杜赛麦提			潘红红	
伍诗佳	刘怡瑄	李德明	盛志杰	夏昕	侯兆玮	郭思梵
杨晓林	刘倩倩	武艳虎	王广丽	江滟波	钱程恺	

2013 级放射治疗（共 37 人）、核医学（共 20 人）、医学物理（共 15 人）

放射治疗：

孙壮	杨莹	肖倍倍	王姣姣	顾媛	魏小凡	王茜
吴衍娴	张茉郁	董晓荷	许琦	范雅文	王雪莹	李俊彦

吴丹丹　　徐　冰　　贾程浩　　周羽川　　王　扣　　朗　月　　陈　茜
毕彦平　　李　婷　　韩　枫　　代　彪　　苏维玲　　李玉琴　　赵向荣
马　远　　陈湘莹　　黄宝兴　　周　越　　杨小慧　　王　天　　胡　楠
阿曼尼沙　　　　　阿曼古丽

核医学：

色　珍　　李小敏　　周丹丹　　周天浩　　俞雯吉　　翁晓峰　　舒　晔
鱼文韬　　苏　娟　　王　恬　　刘　瑒　　李　琳　　李圣日　　张　兵
王　楠　　黄培莉　　李沈华　　莫　韦　　次仁曲珍　　　　　贾恩丽生

医学物理：

李梦瑶　　汪　涛　　王　苹　　邹济平　　周　毅　　曹　誉　　白蕙琳
李　燕　　顾怡锋　　顾黎明　　郭浩翔　　毛秋莲　　张　鹏　　岳　敏
黄　皓

2013 级预防医学（共 37 人）

车碧众　　张天翊　　靳亚飞　　敖　磊　　于　骁　　钱一丹　　王　娴
王　萍　　杨旭晗　　袁探微　　沈　毅　　张　萍　　姚　琳　　计　叶
梁晓芙　　赵双萍　　龙　丽　　杨文怡　　黄韦存　　王　骋　　董广柱
沈苏文　　谢雪雪　　杨明仙　　张婷婷　　赖林卉　　吴雨蒙　　苏日娜
王　侠　　阿力木江·艾尼　　蒋晨晨　　王　红　　李　赞　　熊苏婷
刘爱平　　麦尔合巴·库尔班江　　刘畅昌

2014 级放射治疗（共 41 人）、核医学（共 18 人）、医学物理（共 15 人）

放射治疗：

温冬香　　张樱子　　李潇萌　　潘琪慧　　储银颖　　王　婉　　郭洪娟
叶　晶　　杨　龄　　蒋钱伟　　马　灵　　倪　菁　　徐以明　　赵　健
顾正鹏　　张丽蓉　　宋嘉航　　王　鹏　　马一夫　　王钧辉　　赵　燕
关梦达　　苗　佳　　张语桐　　孟　然　　宋延伟　　郭州博　　王玉民
柴　蓉　　张誉曦　　帕提玛·麦麦提　　向秋罗追　旦增珠扎
阿旺晋美　　　　　戴允鹏　　唐家馨　　曹婉悦　　李啸天　　姚　磊
杨佳宝　　张凤麟

核医学：

刘颖桦	胡龙飞	陈 婉	舒银银	姜鸿媛	赵子璇	白 冰
洪谢东	石小林	齐重远	陈 浩	符国强	曹松松	宋卓润
岑香凤	顾 佳	高 芸	徐依多			

医学物理：

管若羽	叶珠静	周 豪	王 进	魏 璇	蓝挺曦	何玉瓶
刘沛霖	龙慧强	肖江鹏	任黄革	谢宇渊	花静雯	杨 楠
李 扬						

2014 级预防医学（共 47 人）

顾雅新	金楷憶	李文婕	仇沁晓	李 斐	班明莉	陆亚玲
徐 倩	徐秩美	尤心怡	韩莉敏	张雨萌	林振南	赵儒花
张 瑞	黄菲菲	高智琦	袁 洁	热沙来提·那斯尔		曾金锋
许 锐	罗秋林	刘文亚	虞少博	陈 琪	谭 洁	张雅丽
冯安萍	戴安迪	王茜茜	陈思玎	杨嫔妮	李朝菲	林 峰
陈凯格	江佳艳	沈 思	陶怡舟	翟兵中	任锦锦	张菁华
陈娇珊	马玉莲	努尔阿米娜·阿不都热合曼		周曦倩		周 萱
沈文石						

2015 级放射治疗（共 51 人）、核医学（共 30 人）、医学物理（共 15 人）

放射治疗：

钱云飞	王议贤	陈叶萌	胡 创	马晓婷	殷卓然	王艺锦
张雅妮	吴 玥	盛云婧	朱韵菁	朴美娜	胥庆青	奚可迪
章雨晨	邱新宇	任嘉溦	张志森	顾 鹏	李佳辰	王彦浩
夏 璐	陈 笛	袁芳琴	董 帅	赵 敏	周 舟	朱 雯
张 磊	赵宇豪	洪志强	张艳香	李 琼	艾依丁	谢毛毛
鲁海燕	王榕泽	黄裕乔	李富鹏	许佳何	吴晨曦	祖 鹤
陈静文	刘雨欣	王 肥	潘多卓玛		王睿云	其美卓嘎
王淳雅	罗辰宇	缪 暄				

核医学：

高 芸	杜 岚	邱 娴	单佳露	卢双双	王羽丰	缪敏倩
王 宁	陈爱红	刘一桐	宗旭敏	邵世龙	李振妍	朱 钰
宿 晨	粟敦慧	吴海欣	周 怡	陈 静	张 蒙	张天天
李嘉南	沙珊毓	蓝海屹	刁 娅	安 怡	胡添源	刘 畅
林 雪	张茹茹					

医学物理：

潘凯程	陈梦萍	罗发坚	于涌铎	周凯笑	祝子斌	赵 刚
于江坤	周子健	武顺杰	陈思蕊	张欣悦	邢郁婷	马婷婷
杨 赛						

2015 级预防医学（共 59 人）

张海龙	王 赞	王优一	郑萍佐	买迪娜·阿布都斯力木
汪亚男	朱吟玮	李 田	窦媛燕	孙路路　洪 婷　周 悦
石 喜	洪月莹	王星辰	陆玉瑛	陆 奇　刘 晓　朱含赟
戴 航	严婉铭	丁 昕	许志伟	杨凯鑫　李 悦　袁 婷
张淑怡	朱钲宏	程 慧	王子言	林彬彬　赵明明　王 迎
张 颖	祝雨舟	王梦洁	葛金卓	张帅领　段鸿宇　杨秀梅
鄂小红	王仕文	芮雨琦	陈军霞	冯 苑　杨 帆　梁世琪
热沙来提·不来提		李孝雪	李 茹	邓 然　姜明兰
热则耶姆·阿卜力米提		朱齐凤	单 珊	梁启慧　范建楠
买尔哈巴·麦麦提吐尔孙		吾尔克孜·乃比江		

2016 级放射治疗（共 49 人）、核医学（共 37 人）、医学物理（共 15 人）

放射治疗：

杨 宜	殷瑞琪	杨 旸	余梓瑞	靳晓娅	闫玉洁	徐 笛
许筱炎	王 冰	黄 琳	金晓旎	喻滟翔	宋冬梅	吕 璐
孙萧玥	胡文蝶	赵芳冬	曾庆连	刘李帆	韩健芳	袁天测
肖粲然	邓轩邦	林荟娴	许宇凡	张琨岚	王伊旻	陈荣铮

肖羽淇	赵 琦	周啸宇	金 鹏	丁晓峰	周应乾	周 健
钱泽湫	郑海萌	张琳梦	刘 冲	唐雪莹	高 鹏	杨斯茗
武西瑞	李 达	张 桢	徐一弓	桑厚翼	肖月春	

阿卜杜库杜斯·伊敏尼亚孜

核医学：

姜文珩	朱洁丽	崔星月	赵文玉	杨志敏	李雪晴	任 娜
宋佳音	顾 维	孙 婧	王艺凡	米博宇	周 岍	李宇奇
陈 华	王 宇	欧金波	吕正忠	崔 迅	陈 雨	孙超萍
陈 明	安子恒	孙 冉	杨 杨	王靖雯	王宏霞	林 龙
徐梦婷	胡裕心	张 洵	杨继良	王剑桥	周正阳	花榕翊
白玛卓嘎		格桑旦增				

医学物理：

张诗忆	刘龙娇	钱思玉	吉 莉	肖晓棠	张 建	梁茂林
任同心	张文越	崔适文	李昭君	蒋杰栋	杭方圆	云剑鹏
李 婕						

2016 级预防医学（共 62 人）

王彦博	火 媛	钱 鑫	孙海橦	张莹舒	陈 艳	王嘉祥
刘婕好	张 悦	曹文珊	鲁嘉楠	郁轻舟	刘楷凡	张 宸
覃敏钰	田仁甫	聂启航	陈雨茜	杨 昊	郭淋莉	董兴璇
夏 骛	张珊珊	黄天生	季昊阳	李盈辉	邓小东	翟 珂
张 莉	陈秋宇	张倍源	陆颖枫	倪 洁	管梓璇	陆加文
黄董伊	储 莉	耿侯跃	方芊芊	郭楠楠	万方昱	朱雅文
陆 恒	翟羽佳	李如一	李润楷	沈文韬	李书恒	景 钰
刘 言	简国浩	雷雅婷	党 颖	吴昕晟	马陈西南	
尤建华	王蕊蕊	施 杨	梁 倩	邓仲意	王 涵	陆烨灵

2017 级放射治疗（共 44 人）、核医学（共 40 人）、医学物理（共 26 人）

放射治疗：

徐 沙	梁海生	屠佳依	宋 帆	王 晶	黎晏卿	郭佳音
黄天缘	陈 阳	李珺言	朱颖洁	王钰炜	应宇辰	卫 蔚
宗 莹	张惠珍	戴 薇	庄冯辉	匡 泰	张 意	林 蔚
陈禾田	周星宇	季颖瑞	王 林	段菁菁	王子萌	张香香
张育溪	陶 婵	杨 凡	刘沅鑫	张蕊娟	张肇恬	李梦婷
雷 玲	赵桐欣	旺 珍	张婷婷	刘莹莹	石旸滨	刘逸凡
梁翼飞	旦增罗布					

核医学：

陈雪瑶	雒家玲	姚建伟	吴云鹏	黄晓婷	徐逸君	张 磊
张尚格	甘芳连	杨思捷	李芙蓉	叶曹庆	胡栩莹	符吴康
孙 康	刘丽昉	丁 皓	缪梦妍	李成琪	冯金宝	施亚丹
辛琪琪	孙佳喆	王 曼	罗 意	李亚敏	陈 婷	谭少波
刘斯林	廉俊洁	罗晓旋	郑周航	何朝晖	綦 悦	田思琦
李治楷	董 艺	李晨泽	康家其	黄琰俨		

医学物理：

高 稳	窦 峥	张浩博	李铭扬	王 程	黎佳蓓	柯 塱
刘永顺	沈希南	张安琪	蒙禾彰	徐 驰	顾鹏诚	左 莹
杨梦梦	谭慧玲	李书月	朱俊飞	周湘楠	徐维娜	马嘉慧
郝鹏飞	赵 涛	郑佳蓉	许书凝	张佳月		

2017 级预防医学（共 66 人）

孟舒悦	景杰翔	高士林	刘 婷	冒婷伟	王雪琪	管锡菲
刘家碧	陈天赠	乔钲芃	丁亚玲	蒋英曈	甘占虎	丁 聪
朱真铮	王梦祥	陈皓阳	倪亚娟	陈 霞	钱家伟	蔡佳洁
秋古鲁克·帕尔合提		杨 杰	吴昊雨	肖文艺	肖 靓	
姚海萍	孙慧颖	冯海峰	刘之琛	范科迪	陈潇艺	侯娇娇
黄 丽	苏让让	程静静	冯茹桢	余俊浦	赵玄玄	颜楚涵

武一帆　金可心　陈丹丹　荣　欣　杨露瑶　张　芮　王　兴
闫皓宣　张瑞萍　伊丽米莱·地里夏提　　唐　薇　王　轩
马艺杰　张晨晖　李艳蓉　陈　稳　赵诗雨　罗　婷　方　珂
温　越　韩　啸　张皓丹　成　昊　符立发　钟国强　许婉青

2018 级放射治疗（共 33 人）、核医学（共 32 人）、医学物理（共 17 人）

放射治疗：

史加欣　马芹芹　徐馨雨　陶奕帆　杨莎莎　徐鹿鸣　史熙龄
周琪怡　张宇萌　王瑾烨　许　璟　朱逸娴　张　雨　赵　越
陈海锋　邢中旭　李　云　郎　朗　梁淇皓　黄范萱　姬炜炜
赵亚薇　朱亚威　靳淑红　郭雨函　王笑菲　胡妃妃　陈　清
李大中　张家齐　特列克·叶尔波力　刘芬芳　李文蔚然

核医学：

李　悦　高羽烜　邱乐然　荣　玥　包乙涵　水润杰　史津宇
陈逸豪　吴　霖　何　芬　范龙飞　夏　鑫　陶思旭　狄　青
谢俊彦　杨旭璐　任像鲲　高宁远　王　芸　周家宇　张立玮
范旭晨　干若秋　宋墨竹　苑文森　安亦扬　侯曼柳　闫燚涵
王　峰　路浩通　陈伟武　顾钱家乐

医学物理：

易　婷　吴　霜　葛晨捷　吴雅婷　蔡淑炜　鹿天越　严紫莹
徐嘉宁　吴　云　郭　璇　张世翔　许馨月　李劲哲　张　振
林建志　陈明宇　蒋贻青

2018 级预防医学（共 78 人）

张涵潇　徐钰雯　丁　锐　孙家敏　汪义涵　彭小灵　于小淇
贾雯玥　李　婕　沈皓月　鲍昕怡　陈雨亭　刘泽婷　郜沁文
朱紫璇　田月祥　郭世祎　于利洋　孙以恒　吴　越　环冬香
吴佳浩　尹欣叶　梁　睿　黄　岚　丘雪薇　田美娟　蔡可意
沈　悦　黄君瑶　许　垚　章欣韵　陆坚杨　邹　丹　杨雨晴

聂悦越	吴小燕	黄芯瑜	王思敏	陈丹萍	沈 蒙	林佳琦
涂又丹	袁岳泉	赵媛阳	贾浩奇	郭昱菲	王聿品	庄新龙
陈海畅	张恒彦	付晓雅	罗星晨	金雪怡	王文壮	商嘉玲
崔爽楠	李 祥	马凯威	齐婉清	周加先	王 超	龚 津
魏 莹	葛媛媛	刘 杨	付奕霖	袁鹏程	彭云龙	江果恒
柳剑楠	赵 悦	倪辰一	徐 溯	冯 爽	郁佳梅	潘远航
李思杭						

2019 级放射治疗（共 42 人）、核医学（共 44 人）、医学物理（共 38 人）

放射治疗：

李嘉欣	王 睿	吕雨航	薛小宇	高志飘	张晓煊	王茜茜
叶程颖	杨 晓	何静怡	陆思雯	许世琪	潘夷然	苏永强
陈鸣宇	韩真媛	王雨薇	卜庭承	汤天璐	易 晨	张传毅
何向阳	王 茜	胡诗悦	黄嘉辰	胡珂华	裴寅清	杨乐童
张鑫宇	覃虹瑜	范燕丽	张峪绮	崔依琳	杨雯雯	任一凡
李文卿	孙行健	张辰硕	刘尚海	陈家峥	洪源鑫	李大中

核医学：

沈 艺	梁思齐	徐安辰	布麦热也木·艾克木		杨雨晨
曹梦钰	卞茂名	苏比努尔·迪力木热提		王 凡	马航宇
司 想	蒯 靖	夏泽亚	王嘉旭	苗泽昊	唐瀚龙	张 煜
雷 磊	吴美佳	刘曹锐	陈俏潼	周奕成	张 杰	袁天一
白金鹭	黄嘉雯	辛 敏	王 哲	辛梓赟	周纡涵	吴佳雯
张永元	李涵齐	李林蓉	刘羽芃	吴旭东	万 勇	邱水燕
杨嘉莹	徐思颖	张敏杰	田 朗	胡梦悦	陈 龙	

医学物理：

刘 琦	钱泳睿	柴嘉祎	梅 婕	翟旺松	曹 佳	朱书越
陈 瑶	王 睿	金 童	姚雨婕	韩 宇	张子怡	刘 楼
农桂芳	秦 贤	安睿婕	李雨欣	张金明	李栩佳	梁郁敏
彭文轩	田中泽	邵宇洁	黄子衿	王谦雯	黄颖仪	石 昱

| 何　佳 | 冯敬尧 | 姚得淼 | 武晨雨 | 姚　鹏 | 史君笛 | 张　茵 |
| 周　霖 | 郝珺瑶 | 周　杰 | | | | |

2019 级预防医学（共 103 人）

张馨文	赵晨宇	李欣然	陈　韵	沙　彤	李亦佳	杨思琦
杨昕影	戴浏露	薛鹏宇	高可欣	王少鹏	谭雯艳	刘玥彤
戴晓茹	安珺哲	杜梦娇	彭心雨	杨谭宇	陈　希	姚　娜
夏建聪	王骏侥	吴　玥	胡悦彤	黄秋佳	谢冰玥	王心雅
吴　研	毛元贞	李　彬	杜国霞	周嘉雯	马文斌	张家欣
吴屹淳	周雨桦	岳雨萌	沈艺恒	肖丽菊	顾思宇	张徐彤
高雅雯	杜默然	周　璇	罗　莹	罗开欣	胥　雯	卢子璇
卡米郎·阿木提江	陈柄男	马　洁	高　尚	刘全芳	李子萌
朱　琳	毛　澄	李玥臻	朱蔓婷	张颖颖	张艳孜	陈云皓
王敬源	黄海宁	姜雨芩	李成龙	耿　杨	郑俊逸	慕羿江
孙未一	高梦妮	牛浩致	钱依琳	董　香	李玉洁	王周玥
张美霞	徐安祺	曾昱涛	肖佩琳	董　雨	甘梓莹	金月洁
汤伟轶	胡宇辉	姜东娟	谢冰云	田文博	唐　琳	戴之瑄
王佳琪	徐文昕	王嘉铭	孔维雅	黄心语	龙佳宁	周　婷
沈品瑄	沈宇枫	李　强	褚欣磊	盛馨柔	开佳妍	

附录六 硕士研究生校友名单

1982 级（共 1 人）

孙保福

1983 级（共 3 人）

殷建林 夏 芬 宋振铎

1984 级（共 4 人）

黄汉贤 胡启跃 雷魁 耿永志

1985 级（共 4 人）

任诚文 徐映东 伦明耀 赵山川

1986 级（共 3 人）

陶 峰 黄 正 杜泽吉

1987 级（共 4 人）

曹建平 许玉杰 程亦陵 于 嘉

1988 级（共 8 人）

凌 翔 曹 霞 赖冠华 胡春洪 岑建龙 温晋爱 常学奇
李金泉

1989 级（共 2 人）

顾国浩 岑建农

1990 级（共 2 人）

李建祥　龚向东

1991 级（共 2 人）

张占英　陈　新

1993 级（共 4 人）

严惟力　李　元　阮玉华　陈仁鹄

1994 级（共 8 人）

邵　源　徐永忠　邬洪梁　孔向蓉　周华云　朱　民　申立军
周建华

1995 级（共 8 人）

张　郁　高俊明　刘永彪　涂　彧　秦立强　沈月平　朱金华
宋爱芹

1996 级（共 3 人）

刘建军　韩晓枫　陆肇红

1997 级（共 8 人）

刘玉龙　林　岐　殷志凯　张友九　沈　伟　胥保辉　王　静
穆正明

1998 级（共 14 人）

郝福荣　吕兑财　卢红梅　刘松涛　王　峰　王明月　陈　端
姜　平　朱　巍　余宁乐　李勤学　张增利　赵　涛　徐　军

1999级（共9人）

白海涛　张永芳　盛小燕　张　积　高　超　李新莉　杜玉珍
邵光方　沈建国

2000级（共13人）

许建华　孙翠凤　徐承敏　张宜明　李冰燕　朱　然　崔凤梅
孙俊杰　魏伟奇　陶小伟　沈　蕙　周伟杰　叶志坚

2001级（共14人）

陈　剑　周献锋　郭　丽　王利利　张明芝　李尚知　王　洁
薛　莲　张力元　徐　军　洪承皎　扬　辰　王利群　王春雷

2002级（共48人）

陈　杰　黄　辉　罗加林　宁　萍　肖　锋　章文成　程海霞
林　琴　王艾丽　王　珍　杨　烨　郑双来　苗　超　藏黎慧
仲恒高　孙　静　肖　灿　徐国斌　刘仁平　徐燕英　宁咏梅
刘　芳　衣同晔　许　磊　苏国兴　沈　璐　宋晓英　张晓逸
陆志荣　陈小岳　陈雪琴　邵景东　周正元　贾智强　耿万琪
顾　君　钱珍花　倪川明　徐小乐　高凤明　唐小丽　曹维娟
曹　蕾　龚　政　温洪波　谢剑峰　黎春虹　薛　娅

2003级（共44人）

徐国千　冯　爽　盛方军　杨科亚　张瑞菊　潘秀花　靳彩玲
薛　景　岳　凌　周　慧　曹晓蕴　陈立凌　杨汝艳　程璐茜
周　宇　苏世标　聂继华　汪　珂　文小倩　王春生　赵全勇
朱小军　沈佩莉　唐建华　顾勤明　万伟忠　凌　红　芮秀文
张梦恒　张　耘　张晓宏　孙东晓　崔国静　仲伟爱　蒋培余
倪　攀　陆　艳　陆仲寅　张可扬　李　骏　施　健　徐雨虹
张　洪　石阶瑶

2004 级（共 47 人）

水振宇	陆明康	赵红光	李 明	刘 敏	李 翀	郑玉民
潘 鹏	蒋亚齐	宋建元	李 超	吴 迪	王军英	张桂芳
靳雅丽	王建锋	方菁嶷	康国栋	马 静	范玉波	陈冯梅
唐 惠	胡 伟	杨跃新	黄文琪	李丹华	丁薇薇	夏 威
张素萍	丁建松	万建美	白明华	沈文同	史肖华	王 俊
卞益华	汤忆眉	李令保	何志强	张 钧	张 殷	张 瑾
邵金花	胡运清	崔喜文	谢小英	薛 华		

2005 级（共 50 人）

车 俊	陈 菊	黄晓菲	姜文华	刘中华	秦永春	饶志高
孙志强	汪梅花	王天昶	王小强	王永青	王宗站	杨学琴
张 玮	张晓军	王 强	崔国红	金 意	梁亚军	刘升学
刘仕俊	申井强	王 华	张言敏	花 威	孟谦谦	王小慧
张 卫	仝 磊	舒洪灶	唐大川	陆宏虹	葛荣干	吴 俊
王海涛	孙 丽	薛爱龙	丁栋兴	张振方	何龙英	陆 晔
朱洪鸣	周 靖	史克咏	吴 楚	陈佩琴	姚 骏	杜国明
张海红						

2006 级（共 67 人）

刘 杨	王 旭	郑传城	陈 玲	陈遐林	董玉金	宫晓梅
李 娜	李义杰	梁晓芳	乔惠萍	王 彬	翁婉雯	吴纪霞
武文娟	许 哲	杨 倞	袁文佳	张刘珍	郑慧芬	程庆林
郭 璐	贺天锋	凌良健	漆 波	王 宁	徐 文	殷淑琴
于 亮	张 欢	张荣艳	郑 伟	庄晓伟	高美伶	苟 勇
孙难民	张丽丽	秦 薇	王小花	杨 晶	刘海云	陆敏霞
武彦文	吕 敏	朱 容	朱 蔚	朱 磊	刘 亚	许俐颖
麦 峰	李国培	李锦华	杨 俊	吴锦山	沈建彬	张 平
张培男	茅雪琴	钮美娥	夏中法	顾 斌	钱晓燕	徐 文
徐晓明	曹 雷	韩 蓉	蔡晓琴			

2007级（共59人）

郭根武	宋百锋	苏　锋	褚薛刚	陈婷婷	郭文秀	韩琴芳
纪　蓉	李清华	刘　萍	桑　茹	孙美玲	赵超前	陈　梅
刘　娜	潘兴强	彭　颖	王莉莉	王　冕	徐　波	杨　晨
俞　浩	王文敬	杨　凤	李　伟	陈宝林	郝　莉	吴昭昭
徐　茜	沈珺琛	曹丽丽	潘春燕	陶子龙	曾　静	李　海
丁　胜	丁　勇	万启军	马小颖	马宇航	王晓莉	朱　艳
刘笑明	祁加俊	孙小咪	李　超	杨定登	肖　洁	沈乐园
沈　沁	陆爱明	陈　黎	宗健阳	秦真响	夏燕蕾	郭红霞
蒋政纲	靳雨恩	薛裕钧				

2008级（共59人）

陈　凤	陈美玲	封　阳	孙华丽	孙秀锦	王翠兰	王　璐
王淑伟	吴晓芬	薛秀家	杨　丹	尹小祥	张永芹	周仕香
周媛媛	王源源	赵静珺	贺志龙	胡健伟	蒋国钦	李旭东
刘　梅	刘银梅	于明润	张丽君	朱宏儒	惠晓萍	雷　婷
聂宏伟	卢　平	赵　继	梁保辉	丁晓飞	杜厚兵	靳宗达
纪春艳	童　星	唐　平	张玉富	詹　蔚	于进晶	孔芳芳
刘　萍	许寒冰	李　蓓	吴　叶	吴晓军	张乐一	罗晓明
赵林辉	饶春平	闻　俊	顾闻钟	唐　华	黄　峥	蒋银芬
谢　天	蔡丽萍	潘英姿				

2009级（共103人）

田小梅	孙彦泽	冯贞贞	汤新星	王慧宇	刘蕴莹	魏召阳
张昊文	赵　琳	陈　娜	陈　勇	肖海楠	韩祥增	夏小春
翟小刚	陈　洁	孙军霞	武　书	杨百霞	胡群超	马　亮
郭玲玲	申琳棱	王　磊	胡文斌	刘景超	刘　雯	骆文书
赵　瑶	刘　洋	高　昕	张晓龙	梁　辉	秦雅楠	夏海玲
刘静容	姜　旭	邬志薇	吴　琳	董加毅	张敏婕	冯晓青
朱胜男	刘　建	王大朋	周　振	刘华清	胡志勇	陈志海

吴　燕	张　玲	孙延祯	丁　胜	王素青	王　菊	韦利海
吕冠明	朱　伟	江成功	孙　蕾	苏文彬	李志雄	杨正丽
杨　丽	肖　勇	吴小明	吴　刚	吴　燕	邹志红	汪　娴
沈志耘	宋　军	张文景	张雪莹	张敏芝	张　鹏	陆妹娟
陆美华	陈芳云	陈鸣宇	邵　顺	罗　毅	周柯蓓	周铁华
赵柳华	胡志杰	胡茂文	胥　萍	袁华平	徐德武	高玲琳
谈如蓝	黄金渊	黄　琼	曹志瑶	龚　瑜	章亦康	蒋文君
韩晓希	程　静	潘红英	薛　浩	薛黎坚		

2010 级（共 118 人）

倪　婕	刘瑞芳	苗　利	薛　影	赵　飞	李海龙	李申篯
葛杨杨	杨　洋	胡丹飞	徐媛媛	蒋　昕	李　磊	刘　静
吴　伟	卢祖坤	李　敏	崇　羽	顾　源	段广新	丁晋飞
黄泽宇	李　伟	彭　浩	叶家楷	丁　一	冯　佩	郑艳敏
张诗卉	陈国崇	朱秋荣	陈益欧	蔺　瑶	刘建烽	孙佩君
蒋　霞	范丽丽	牛晓虎	巩宗林	姜秉成	金洹宇	尉　红
刘　星	黄　芳	高　翔	宋　瑜	张　洁	刘　鹏	颜博秋
许文黎	杨　雪	曹　磊	王为民	王庆庆	王剑云	卞　琛
方　林	包睿康	朱丹青	朱冬梅	朱永敏	朱　旭	朱苏敏
朱迎春	朱裕飞	朱　静	刘叶花	刘　君	刘　涛	江　海
江流芳	许　力	孙亚军	严冠敏	李　彬	李　磊	杨小波
杨文红	汪　超	沈明亚	张　宇	张志芳	张建安	张　秋
陆晓露	茅辉军	季顺锋	周江宏	周思远	周香君	周演铃
赵　亮	赵　强	胡志俭	胡朝友	段　慧	闻伟虹	姚小燕
姚庆完	袁赛阳	耿政祥	顾　勇	顾　艳	钱王峰	徐志明
徐　波	徐　茜	徐　斌	凌　琳	高　明	郭　锋	陶继来
黄　莹	黄　斌	阐玉英	韩　颖	樊先权	滕　波	

2011 级（放射医学与防护学院，共 26 人）

毕　梦	陈　纤	封士成	葛　欣	谷　庆	蒋友芹	李大伟

李东梅　李　莉　刘　畅　刘　伟　马辰莺　　唐益庭　王冠杰
王　洁　王秀娟　文　玲　夏　颖　许　莹　　杨　磊　张燕娟
张圆圆　郑璐琳　顾熹豪　孔　栋　刘胜堂

2011 级（公共卫生学院，共 90 人）

卜晓青　王　珂　韦　晔　刘小艳　刘玉萍　　刘萌萌　汤玲燕
许熙国　杜俏俏　李书贤　吴　晶　汪　漪　　张鹤美　陆维晨
陈小玲　陈玉之　陈向宇　陈丽莉　陈春晓　　周　蓦　宗春燕
贺金奖　顾　超　高四海　韩　迪　王　曼　　韦晓淋　赵　华
顾淑君　曹艳梅　丁　芸　丁鸿娟　丁琴丽　　于卫青　王凤平
王　莉　王　悦　王慧虹　文金宁　尹　觉　　司马骏　吕晓梅
朱轶姁　朱　萃　刘晓琨　江东潞　江　伟　　汤　熙　安艳芳
孙　琪　李　青　杨益群　肖　翔　邹荣云　　沈　洁　宋艺斌
张苏萍　张宏春　张　诚　张　娜　张晓露　　张乾宇　陈　奕
陈晓斌　陈雁珏　林朝旸　金　倩　金　祯　　周　凯　赵　碧
须莉燕　莫岳妹　徐里强　徐利新　徐闻杰　　徐　洁　徐振兴
陶凌红　曹巧璐　眭文洁　屠　蕾　彭肇强　　董民华　蒋　军
谢小青　谢雪彦　翟红月　薛荣华　戴嘉诚　　魏庆锋

2012 级（放射医学与防护学院，共 24 人）

嵇卫星　李　威　束晓文　王孝娃　楚立凯　　樊　辰　耿杨杨
顾　成　顾思毅　黄　翔　马洪鸽　彭超军　　齐丹丹　乔江华
施　怡　田文倩　王　叶　徐华林　徐　静　　薛　姣　尹晓明
俞辰逍　袁小鹏　周　娴

2012 级（公共卫生学院，共 127 人）

马　园　王　萍　孔凡龙　吉永新　朱晓炜　　刘红亚　闫　宁
孙金鹏　孙　斌　纪雅慧　苏　静　李英杰　　李　昂　杨　旭
杨　勇　吴佳慧　邱映华　闵　婕　张建伟　　张　莹　林　相

周云华	袁雪薇	贾　茹	钱丽萍	徐　娟	凌睿哲	海　波
傅　颖	解惠坚	戴琳琳	付　群	孙　平	杨　果	沈丹萍
施佳琛	颜博秋	丁朋礼	马小丹	马庆华	牛丽艳	文　仙
方　伟	孔玉林	冯天阳	朱　红	朱春艳	朱　鹏	刘　成
刘　芳	刘　晓	刘祥光	刘唯一	劳雅琴	苏纪元	杜焕艳
李会林	李　军	李　欣	李　娜	李　莉	李　梅	李　磊
杨江涛	杨　尚	杨维维	杨琴凤	吴　特	吴敏娟	吴强山
吴　滟	沈　丹	沈　思	沈　锷	怀明玮	宋　锐	宋　飚
张传木	张　丽	张晓剑	张　雁	陈玉雯	陈东亮	陈　英
陈　思	陈淑琦	陈善豪	陈　瑜	陈筱㵘	陈　曦	杭　惠
杭晶晶	罗恩培	金宇星	周晓明	周　群	单志雄	宗　磊
孟　兰	赵玉丽	赵　瑾	柏佳明	夏　岚	夏莹莹	顾宇静
顾　辛	顾　静	钱　波	钱俊华	徐阳智	徐高洁	徐　琳
徐　鑫	奚静娴	高　飞	高瑜璋	黄　琴	龚雪美	盛莉君
葛海兵	董亚男	蒋　杰	蒋国彪	蒋　珍	蒋　涛	谭丽萍
戴　军						

2013 级（放射医学与防护学院，共 23 人）

赵晓岚	刘佳佳	敖楠楠	程侠菊	何　燕	高　阳	林温文
戴春艳	杜傲男	王龙晓	任丽丽	李晓俊	杜　杰	华　松
叶华建	孙　阳	易　玄	武士想	叶天南	李　东	董　萍
李　根	顾宗林					

2013 级（公共卫生学院，共 122 人）

马　旭	王小娟	王　旭	王　岚	朱惠娟	朱　震	仲晓燕
仲崇科	刘利芝	刘　艳	汤海波	苏志刚	李美芳	李菁玲
杨少春	邴鹏飞	何启娜	沈月明	张云艳	张晶荧	张　薇
陈佳红	陈　星	陈　能	范　伟	周莉婷	夏　伟	徐光美
郭建峰	黄　萍	梁　柱	蒋　薇	焦　俊	谢金明	裴炜炜
车可可	卞超蓉	刘明星	齐娜娜	李　龙	辛柏青	宋丽娜

陈秋艳	陈科锦	周静雯	崔春雪	丁永娟	丁加干	马 亚
王均华	王怡静	王 奕	王 智	王瑜亮	叶 茜	包连燕
吕元楷	吕 钦	吕 莉	朱 凯	朱思千	朱桂菊	朱晓玥
刘春兴	许 娟	许 敏	孙 丽	孙 俊	花 磊	严一成
李升华	李 杰	吴 茵	吴惠平	吴颖洁	吴鑫翰	何圣阳
何国红	张 旭	张 希	张 亮	张 彬	张 敏	张 鹤
张 燕	陆义萍	陆沄鹏	陆 莹	陈 炜	陈桂凤	陈基炜
陈慧敏	林小鹏	周宝芹	周 盈	周靓玥	周 超	庞丽娟
赵 杰	胡漪璐	侯江婷	施 冰	姚剑峰	袁海浪	夏美华
顾成忠	顾敏华	钱 好	倪 强	徐洁沁	徐晓波	殷向志
郭 俊	席晓燕	黄 艳	崔 桦	韩志东	韩秀岚	赖 怡
蔡 伟	颜 瑜	薛 慧				

2014级（放射医学与防护学院，共26人）

余 枭	樊文慧	曾亚楠	张钰烁	曹津铭	郑云峰	董爱静
陈碧正	倪小虎	许小梅	袁 芳	李保玉	赵志伟	张丽霞
桂大祥	杨列程	程慧颖	鹿伦杰	曹倩琳	李素素	李向阳
徐瑞君	赵明晓	吴晨洁	郭 萍	史盼影		

2014级（公共卫生学院，共116人）

马书杰	王艺颖	邓晗依	卢晶梦	田芸凡	付文磊	许 倩
孙玉龙	李玖玲	李春春	李雪骥	何 培	沈 超	张 航
张培培	周志伟	周玲美	周逸鹏	庞 幸	赵春华	侯永凤
高雨蒙	郭飞飞	陶立静	黄欢欢	程金波	谢芳霏	裘巧燕
潘国涛	宋晓超	张孟希	陆 芹	林志家	姜自启	钱旭君
龚 纯	盛云峰	路珊珊	于新国	万芸希	万爱军	马冬亮
王云飞	王毛俊	王书兰	王晓红	王高亭	王 菲	王 蓓
王慧芳	仇志清	方岁妹	邓志勇	占建东	叶 军	史蓉蓉
冯耀宗	兰广玉	边国林	吕 巍	朱文杰	朱 波	朱 晔
任凤然	刘伟强	刘秀秀	刘 览	许 斌	苏 靖	李俊波

李晓平	李蓓蓓	杨志杰	杨俊生	杨　雯	沈延婷	宋　恺
张雨茗	张艳丽	张晓娟	张　焕	陆文杰	陆　玮	陆晨昊
陈水玲	陈东辉	邵　阳	卑其欢	金石园	周　静	周德智
赵忠辉	赵　晴	胡小君	胡辰乾	施可恩	施慧慧	祝允博
顾颖慧	黄银银	梅　娜	曹　晶	龚利强	龚海燕	彭　磊
葛婳姣	蒋　敏	韩华兵	景　晨	谢颖珏	詹　诣	管晓芸
缪志强	缪益红	缪维芳	薛　丹			

2015 级（放射医学与防护学院，共 37 人）

崔甜甜	管　建	王君辉	原　茜	谭　雯	刘颖颖	李林林
马　季	牛锦云	徐王磊	张惠军	任　峰	刘航航	白转玲
孙　瑞	谢　健	黎　清	韩小丽	饶佳明	严　荣	陈　磊
蔡雅雯	马东芳	张连学	姜欣欣	杨　森	吴仁飞	陆黄杰
商　军	潘　璐	陈　飞	陈怀远	谷蒙蒙	刘永明	来　枫
周　红	吕　雪					

2015 级（公共卫生学院，共 106 人）

丁　焕	王文瑜	王会敏	王新亚	仇　静	叶梦璇	乐　聪
朱正保	芮业华	巫文威	宋春丽	张宏博	张佳玉	张　茹
张　峥	张蓓蕾	张　蒙	陈成龙	陈　彬	陈　趣	周　旭
周绪凤	宗　林	胡文珠	皇甫新凤		钱登娟	倪一平
高　雅	郭依晨	郭　轶	薛　庆	卢思琦	李金成	沈　燕
范　丽	杭　蕾	钟　姣	堵庆苏	韩静静	王佳丽	王晓蕾
王　琼	王　琼	卞丽娜	孔　燕	艾红珍	石青青	卢　琳
申　敏	田　翠	朱　剑	朱艳清	朱晓力	刘世庆	刘庆倩
刘　洪	许　丹	孙冬芹	孙　俊	孙　野	纪　宇	严　芳
苏粉良	吴文秀	吴娅文	邹婷婷	沈　洁	沈　敏	宋　琦
张　明	张春娟	张莉婷	张　婧	张　婷	陆　军	陆康健
陈香凤	邵沈华	周　杰	周　蓓	单桂萍	赵玉琴	胡一河
钟玉婷	洪秀秀	耿　雪	夏衍君	顾小江	顾鸿儒	倪　敏

徐　航　高凌云　郭凤芹　唐敏珠　黄瑞雯　曹瑛瑛　常椿眉
葛　伟　董　琴　董　楠　韩晓瑜　鲁　静　窦德虎　樊　霞
滕　晖　魏　畅

2016级（放射医学与防护学院，共44人）

徐　英　刘　璐　殷娜瑞　张茜蕙　李一秋　李文翔　王亚娟
柴　林　张书源　徐术娟　彭逸茹　李　阔　郭子扬　肖雨霁
钟　力　张雅瑞　潘书贤　鲁　伟　解　婷　马　楠　蔡苏亚
徐　超　陈　璐　夏华伟　黄　倩　张　珂　高　锦　王子阳
唐志成　石　岑　李晓艳　王香香　费兴书　吴春芳　王秀秀
秦刚强　王安娜　李　杰　丁丽华　汪　遐　韩要宝　邱珊珊
刘　红　张景云

2016级（公共卫生学院，共35人）

王　进　王　洁　王婷婷　方丽君　邓　姚　吕梦莲　刘　露
纪敏涛　严　锐　李晓印　杨欢欢　邱佳琰　张陈欢　张　翔
陈嘉平　陈　鑫　金红梅　郑小巍　徐继明　徐　森　高　振
梁景宏　蒋　飞　曾妮美　蓝　蕾　魏雨露　瞿心远　王　珊
刘纪廷　李孟阳　李春晖　郭　蔚　唐　惠　蒋　芸　薛素妹

2017级（放射医学与防护学院，共43人）

熊赛赛　吴　荻　唐小峰　葛暄初　李占鹏　周冬冬　王一迪
葛剑娴　吴涵旭　杨翠萍　蔡婷婷　江文雯　贾慧敏　郑利军
冯　阳　朱　琳　袁炜烨　周兴国　丁佳楠　高艺莹　高若玲
闫红彬　杨雪娇　戴迎初　赵　颖　席　悦　赵淙钊　王　璐
张　楠　喻　欢　钱　昆　徐玥靓　魏雪蕊　陈　骁　王　涛
何林玮　潘艳霞　陈　磊　刘　政　高银佳　崔倩亦　陈锡健
张瑜港

2017 级（公共卫生学院，共 50 人）

广　丽	毛佳渊	冯玥溢	任　斐	江滟波	许　力	孙丽丽
李德明	杨胜益	杨晓林	吴荣昆	吴倩倩	余晓凡	张玉霞
张　瑞	陆雯歆	林　波	周伊婷	贾瑞霞	凌晨洁	郭倩岚
盛志杰	章　红	彭　丽	景　阳	谢　文	裘　晨	薛雅琪
凡亚云	王　帅	王宋之	王英全	卞梦羧	付姣姣	朱雪睿
杨金荣	何嘉辉	应曜宇	闵晴晴	黄　亮	曹晨蕊	万嘉璐
史晟玮	孙珍珍	邱琳雅	陈　琴	周恩宇	徐晓晨	高海泉
蒋　鸪						

2018 级（放射医学与防护学院，共 59 人）

陈俊畅	关静雯	马琳琳	梁城瑜	张伊静	蒋志林	程丽崴
陈玉中	李　募	谢荣臻	蒋添燕	郑艳会	覃皓明	张誉荞
薛惠元	肖昌浩	罗桂冰	洪　敏	谢仟仟	钟　静	李仲阳
辛　杰	刘　强	袁梦嘉	汤　薇	李友云	赵　睿	谢雪洁
吴　春	李　想	陈　洁	雷晓彤	施　颖	李道昌	史梦柯
顾黎明	莫　韦	黄　皓	王　茜	毛秋莲	周丹丹	鱼文韬
李圣日	黄宝兴	杨　莹	许　琦	郎　月	吴衍娴	施秀敏
吴卓君	翁晓峰	杨　颖	徐　冰	顾　媛	修增赫	陈　龙
曹　誉	甘　泉	周　磊				

2018 级（公共卫生学院，共 70 人）

卫昕童	王　伟	刘　芳	孙杨华	孙娇娇	李佳钰	何梦婷
沈苏文	张　琳	张敬琪	欧阳楠	周欢欢	周慎敏	聂雪菲
夏海璇	顾金成	钱雨曦	钱思凡	徐　青	堵雅芳	曹桂珍
章　宏	章婉琳	尉淑慧	熊苏婷	樊彩云	于　佳	王文慧
王鲁娜	王馨婧	由伟静	史　平	冯青婷	冯贵娟	成星学
任丽云	刘乾乾	刘静红	何定留	邹惠莹	张烨锋	胡　浩
娄心琪	祝　韬	钱　晟	钱琪钰	徐凌凯	高　慧	黄玉洁
崔志贞	董晨悦	王　臣	文玉凤	左秀玉	刘珈显	严丽莎

李 钊	余佳勉	沈 毅	张 楠	陆英杰	陈珂慧	周甜宇
是子豪	徐 荣	黄韦存	董晨章	蔡 畅	薛雨星	郑 娟

2019级（放射医学与防护学院，共68人）

张晓晴	龚仕成	薛巽文	朱红芹	李 藏	李 倩	马 洁
白尧尧	印 佳	朱 冉	黄文鹏	董海玥	张玉财	丁伯洋
张 硕	米品鸿	孙绮雯	洪 昇	张思达	王玉民	石培珩
陈梦圆	云宝凤	姜 杰	康若楠	陈颖婷	杨 悦	姜 丽
侯振宇	高宇楠	王 慧	曹若琪	寇丹丹	李红宇	高 韩
吴晨晨	倪 菁	郭洪娟	刘颖桦	李沈华	龙慧强	唐家馨
叶珠静	姚 磊	王 恬	何玉瓶	赵 燕	周 豪	顾怡锋
郭浩翔	杨 楠	齐重远	蓝挺曦	张 川	戴允鹏	花静雯
周 毅	张琪轩	张丽蓉	苏 娟	袁佳鑫	舒银银	崔超翔
吴曼冉	石小林	陈 婉	宋卓润	顾 佳		

2019级（公共卫生学院，共70人）

马胜旗	王翠翠	孔 齐	玉 静	田 顺	任锦锦	刘秀秀
刘思源	许 洁	杜紫璇	杨友静	杨嫔妮	吴 静	邱沁蔚
邱晚晴	张 亚	陆亚玲	陈晓玉	段程成	骆 澜	倪菁菁
徐 倩	高 媛	陶怡舟	黄国新	崔 源	彭思敏	覃丽蓉
鄢德瑞	臧宇菡	翟雪迪	熊孟非	魏园杰	王晒晒	白云斌
乔亚南	孙业秀	麦尔合巴·库尔班江		李 林	李 静	
杨雪娇	余秋夫	宋瑞娟	陆梦兰	陈永浩	孟琪琪	胡庆京
耿向甜	贾蓓蓓	徐 瑞	梁剑书	董昊裕	韩莉敏	蔡 明
管 侯	滕皓玥	刘 双	孙 月	孙玉丽	李梦莹	杨颖怡
时 婕	汪槟榕	郁云兰	赵 敏	徐闪闪	徐 梦	郭 蕾
黄丽婷	惠文焕					

2020 级（放射医学与防护学院，共 79 人）

邱新宇	张茹茹	王淳雅	张艳香	安　怡	陈梦萍	董　帅
高　芸	洪谢东	洪志强	李佳辰	李振妍	刘一桐	罗发坚
缪敏倩	任嘉潋	王　宁	王议贤	武顺杰	杨　赛	于江坤
张志森	赵　刚	周凯笑	周　怡	周　舟	朱　雯	祝子斌
宗旭敏	李文杰	王　进	顾正鹏	苗　佳	王钧晖	任黄革
王天姿	徐　颖	永威鹏	祖　鹤	刘　畅	尹玲玲	唐林峰
陆　宽	张天天	赵　敏	罗辰宇	耿晓敏	武福奇	辛　晔
张慧琳	梅　森	纪丹丹	杜传盛	张程方	陈福龙	何清玲
孟凡璧	韦舒泉	曾鸿雁	郑　青	瞿智颖	郭　琦	王超逸
刘慧杰	李文艳	杨双玉	张　港	李熙萌	姜　月	冯雅丽
徐晨安	杨　哲	李宛时	台　博	李小琪	宋怡婷	杨　钱
陶　冶	刘　坤					

2020 级（公共卫生学院，共 128 人）

于学婷	马一鸣	马　泽	马琪瑶	王天赐	王　迎	朱吟玮
朱含赟	闫闪闪	孙　茜	孙路路	李昌浩	李欣雨	李　怡
李　茹	李倩敏	李雪婷	李　锐	李慧君	杨文卿	杨春宇
吴江雪	吴晶云	汪　玉	张佳羽	张育玮	张洁英	张晓云
陆燕强	陈立楠	单　珊	赵夏浩	侯春娜	费文静	贾一鸣
徐　赫	殷　焱	郭雅馨	曹佳宇	盛怡慧	梁永超	景　楠
褚嘉栋	蔡沐坤	缪梦媛	丁　洁	王军荣	王苏丹	王咪咪
王　禹	方崇泉	卢　莹	朱光伟	刘方华	刘　羽	刘建俊
许邱婷	许　颖	孙梦涛	杜吉刚	李石兰	李国琛	李胜男
李　洁	李晓涵	杨逸群	肖　月	吴　迪	吴　倩	吴　颖
邱　栋	何宇然	何舒晴	何　谦	邹宏梅	沈昊翀	张　可
张　齐	张明轩	张　莹	张钰怡	张博雅	陈玄立	陈海燕
林　珂	罗凌风	郑家阳	胡　伟	柳　笛	修　璐	洪从林
耿瑞瑞	耿毅然	顾漫漫	徐诗涵	唐　帆	曹溪园	崔杨晨
梁　飞	梁苏南	葛文鑫	董福达	蒋利丽	蒋　慧	韩白雪

鲁晶晶　褚开淼　潘金晶　薛如羽　吴昀宣　赵心宁　叶子昊
叶亚思　邢晓婷　刘凯利　孙　悦　李婧雅　李儒强　杨笛帆
时贯宏　吴芷君　邹　赫　张一璐　周凌芸　翁晓颖　康鹏举
蒋敏慧　买迪娜　阿布都斯力木

2021级（放射医学与防护学院，共85人）

孙嘉宇　吴雨田　赵中晟　赵富强　孙庭峰　尹丁锐　赵玉婷
王俊人　张文越　高婷婷　周书锋　沈江燕　董顺成　陆俊豪
林姝婧　秦丹妮　尹欣欣　马仲麟　徐佳慧　刘季沅　董　宵
张姝雅　尹禹臣　毛雁锋　谢宇渊　陈叶萌　顾　维　梁茂林
李　婕　宁佳雨　陆星宇　贾其瑞　安子恒　许　佩　王文莉
武西瑞　张　彩　徐一弓　孙超萍　黄钰鑫　金晓旎　施江南
李雪晓　方少芬　郑海萌　金　硕　杨荔荔　韩健芳　高一凡
袁　楠　李文琳　肖月春　王博彦　薛雪菲　陈　华　吕正忠
谢毛毛　钱泽湫　王泓钊　李昭君　朱洁丽　胡雪兰　孔祥慧
郭　梓　程保亮　杨　旸　杨　瑜　于涌铎　沈佳琪　崔金斌
吴婉仪　李月萍　孙　婧　张文曦　赵晓芳　曹德瀚　李语林
李智芳　周根秀　范家达　陈慧琳　杜永欢　张佩毅　张明宇
杨　兵

2021级（公共卫生学院，共130人）

丁彩华　马天驰　王奕楠　火　媛　孔闻宇　东勇飞　付　婷
任子妍　向泓姝　刘民歆　刘冰玥　刘芮彤　刘楷凡　刘漫钰
刘璐瑶　李　叶　李同兴　李晓晓　杨　清　吴正丽　吴陆颖
汪　越　张珍涛　张　煦　陈雨茜　范文秀　易文杰　单文萍
赵启港　姚梦馨　聂祖娇　高　雪　高常哲　黄天生　黄海茹
曹若虹　曹瀚文　程　雄　谢亦莎　翟羽佳　燕　晴　于志丹
万国峻　马孝香　马鑫玲　王丹丹　王　东　王　宁　王艳菲
王玺超　王雪莹　王　淇　白　璐　冯兆龙　成方如　毕玉聪
华　典　刘玉杰　刘诗驿　刘昱辰　许　多　许　鹏　李玉婷

李林蔚	李明哲	李佳雯	李梦圆	杨卓乔	杨　昊	杨　惠
肖晴晴	吴　旋	何其达	辛宜蓉	张可心	张　帆	张晓丽
张晓慧	张笑鸣	张海峰	张德娣	陆　恒	邵丽萍	武嘉鑫
尚晓静	周　艳	周　萌	庞宇涵	郑　娆	孟　进	胡志强
俞佳纯	姚佳玲	姚家桢	柴　杨	钱庆帆	徐小杭	徐青云
奚晓岚	彭晓琨	彭晗琪	韩竣宇	程羽珩	裘佳远	薛婧琳
马　婧	王凌峰	朱星辰	李轶楠	李　颖	杨普宇	吴鹏程
宋　艺	宋旭坤	张金华	张　晋	陈勤龙	邵睿臻	苗峻峰
范静波	段瑞宇	姜　云	洪　雨	贺敬超	秦张辉	高荣荣
崔阳阳	揭小倩	葛平平	惠光耀			

附录七 博士研究生校友名单

1987 级（共 1 人）

胡启跃

1990 级（共 1 人）

杨占山

1991 级（共 1 人）

杜泽吉

1992 级（共 1 人）

田海林

1993 级（共 2 人）

付　强　邹华伟

1994 级（共 1 人）

肖　东

1995 级（共 2 人）

赵雨杰　胡晓磬

1996 级（共 3 人）

赵雪英　张占英　张建华

1997 级（共 3 人）

古桂雄　孔向蓉　徐永忠

1998 级（共 3 人）

张军宁　周建华　楚建军

1999 级（共 4 人）

涂　彧　周菊英　孙　亮　周华云

2000 级（共 3 人）

凌春华　张旭光　曹建平

2001 级（共 8 人）

王明明　孙茂民　李　岭　胡春洪　张友九　苏　伟　王国卿
傅春玲

2002 级（共 7 人）

赵红如　朱　斌　杜玉珍　张增利　金泳海　许玉杰　胥保辉

2003 级（共 9 人）

刘玉龙　李新莉　杨鲁静　崔凤梅　高　博　胡　笳　邹建伟
王鹏程　李建祥

2004 级（共 7 人）

焦　旸　孙　斌　徐乃玉　曹　毅　周正宇　王建平　王小平

2005 级（共 9 人）

俞泽阳　章　斌　顾红英　周卫芳　朱　虹　董　亮　李红美
王艾丽　张明芝

2006 级（共 9 人）

李冰燕　左雅慧　宁　萍　薛　莲　朱　巍　叶　侃　焦　阳
牟　英　孙　静

2007 级（共 12 人）

张素萍　胡旭东　赵宏林　王　珍　于静萍　鞠　忠　朱　然
范玉波　游本刚　杨　辰　濮翔科　刘仁平

2008 级（共 13 人）

车　俊　刘海燕　张耀东　陈　菊　王利利　郁春景　岳　凌
刘升学　石阶瑶　彭延波　王胜利　肖　灿　聂继华

2009 级（共 11 人）

王忠敏　徐加英　翟小明　张玉松　周俊东　法逸华　李妮娜
汪桂艳　汪　胜　冯　爽　秦粉菊

2010 级（共 16 人）

陈光烈　罗居东　杨　倞　万建美　胡晓云　秦颂兵　薛　景
刘一鸣　乔惠萍　刘扬　于　波　邵　平　申井强　朱小红
高芬芳　邵光方

2011 级（放射医学与防护学院，共 6 人）

马长升　赵　琳　张昊文　徐晓婷　邓胜明　周晓峰

2011 级（公共卫生学院，共 5 人）

　　朱顺星　沈欧玺　周　慧　徐　添　靳宗达

2012 级（放射医学与防护学院，共 4 人）

　　陈　娜　黄　培　刘　敏　邰国梅

2012 级（公共卫生学院，共 5 人）

　　王大朋　陈志海　耿国柱　彭　浩　程庆林

2013 级（放射医学与防护学院，共 7 人）

　　宋建元　陈　磊　崇　羽　黄建锋　邓　磊　陈　杰　宋　曼

2013 级（公共卫生学院，共 6 人）

　　卜晓青　朱　虹　刘　星　杨　晶　张恒东　钱晓燕

2014 级（放射医学与防护学院，共 8 人）

　　薛　姣　段广新　文　玲　夏　宁　杨　韬　杜江锋　沈丽萍
刘胜堂

2014 级（公共卫生学院，共 4 人）

　　朱晓炜　杨敬源　徐　茜　童　星

2015 级（放射医学与防护学院，共 9 人）

　　程侠菊　杜　杰　徐志明　杨　超　易　玄　俞辰逍　顾宗林
朱　琳　方　舸

2015 级（公共卫生学院，共 5 人）

王炳花　　仲崇科　　陆益花　　陈国崇　　Khemayanto Hidayat

2016 级（放射医学与防护学院，共 12 人）

裴炜炜　　张　浩　　瞿述根　　唐　波　　毛卫东　　吴安庆　　尹秀华
徐　琳　　尹雪苗　　钱　骏　　刘　伟　　Padala Sravani

2016 级（公共卫生学院，共 3 人）

丁　一　　何　培　　胡志勇

2017 级（放射医学与防护学院，共 14 人）

桂大祥　　董百强　　孙志强　　曹津铭　　褚薛刚　　王婷婷　　马荣林
张钰烁　　赵　梦　　李保玉　　闫思齐　　何　蕾　　张连学
Yasser Farrag　　　Ali Abdelallah

2017 级（公共卫生学院，共 3 人）

朱正保　　张　峥　　郭道遐

2018 级（放射医学与防护学院，共 14 人）

任　丽　　周　红　　叶舒岳　　任　峰　　肖雨霁　　郭子扬　　陈慧芹
姜　军　　徐术娟　　杨　森　　陈　磊　　李　杰　　谢　健
Khan Muhammad Shoaib

2018 级（公共卫生学院，共 6 人）

王　鹏　　李　静　　杨欢欢　　杨乾磊　　郑小巍　　高　艳

2019 级（放射医学与防护学院，共 25 人）

陈兰花 申文豪 唐益庭 王秀秀 徐 英 王 璐 石 岑
高 锦 张雅瑞 郑利军 方 晶 刘航航 周 慧 李 明
汪 遐 韩攀利 葛剑娴 纪敏涛 刘 曦 夏亚男 裴 佩
楚云鹏 李自宣 Afshari Mohammad Javad Nadia Mape Njome

2019 级（公共卫生学院，共 7 人）

王 进 严 锐 李孟阳 张凯欣 陈财龙 凌睿哲 曹蓉蓉

2020 级（放射医学与防护学院，共 21 人）

盛道鹏 戴迎初 杨 颖 黄 皓 周丹丹 王 茜 渠梦男
何林玮 周海琳 史更生 张 源 王安娜 吴 荻 喻 欢
冯 阳 韩要宝 陈 磊 张瑜港 陈 灿 刘 鹏 李家颖

2020 级（公共卫生学院，共 9 人）

王 萍 车碧众 刘 东 孙 娜 李德明 余星皓 沈俊杰
陈 金 侯小文

2021 级（放射医学与防护学院，共 23 人）

郭洪娟 张 硕 舒银银 程丽葳 寇丹丹 郭一睿 吕小立
谢仟仟 韩孟晓 张宇洋 王一迪 顾黎明 梁城瑜 王玉民
施秀敏 唐家馨 顾 媛 孙拾进 王四霞 张君彩 王文文
叶 文 陈俊畅

2021 级（公共卫生学院，共 9 人）

王娜娜 李丹琳 杨嫔妮 何泽银 但懿琳 张 琳 金庭旭
韩 嫱 谭思悦

后记

六十年，五次易帜。1964年苏州医学院成立卫生系；1979年改名为放射医学系；2000年苏州医学院与苏州大学合并，放射医学系改名为核医学院；2002年更名为放射医学与公共卫生学院；2011年拆分为放射医学与防护学院和公共卫生学院两个学院。六十年，三次迁址，人民路48号苏州医学院二号楼（1964—1984年）、竹辉路62号放射医学系大楼（1984—2005年）、仁爱路199号苏州大学独墅湖校区402号放医学院大楼（2005年至今）。

六十年，潮起潮落。"放医人"不忘初心、风雨兼程、持之以恒。经过数代"放医人"的共同努力，放射医学与防护学院广聚贤才、厚积薄发，现已成为国内最具声誉和最具鲜明"核"特色的学院，成为我国培养放射医学专业人才和开展放射医学科学研究的主要教学、科研基地。

六十年，人才辈出。学院培养放射医学本科生3 246人，其中临床医学（放射医学七年制）225人；培养预防医学本科生1 309人；培养硕士研究生969名、博士研究生270名，还为我国培训几万名放射工作人员，并且涌现出了像詹启敏院士等一大批优秀毕业生，他们在我国的国防、核工业系统、疾控和生态环保系统、医疗卫生、应急救援等领域默默耕耘，贡献他们的青春和智慧。

六十年，不忘初心。"放医人"从早期建系创业时具有革命经历的奠基者，到心怀家国从海外归国的青年才俊，践行和发扬"两弹一星"精神和科学家精神、教育家精神，赓续家国情怀、事业为上、责任至重、以核报国、以医报国、为党育人、为国育才已经成为一代代"放医人"所传承的使命。

　　六十年发展，离不开各级领导、兄弟单位和社会各界的关心和支持。借此，谨向长期以来关心和支持放射医学教育发展的领导、专家、学者以及社会各界朋友表示诚挚的感谢，向情系母校的海内外校友致以亲切的问候。

　　六十载辉煌，在新的征程起点，我们不仅要传承六十年顽强拼搏、敢于争先的精神，更要与时俱进，不断点燃动力、形成合力、增强实力，朝着新的发展目标努力进取，筑梦"放医人"的未来。

　　本书编写组成员有曹建平、王成奎、陈赞、芮秀文、秦立强、朱巍、许玉杰、涂彧、崔凤梅、俞家华、朱然、朱本兴、易剑、徐加英、王加华、陆鸣、饶永华。其中，第一章负责人：崔凤梅、朱然；第二章负责人：朱巍；第三章负责人：俞家华；第四章负责人：俞家华；第五章负责人：秦立强、饶永华。其他成员分工协助各章编写工作。全书由曹建平、朱巍、王成奎统稿。本书撰写得到了顾钢、何寿春、夏东民、张学光、蒋星红等各位领导审阅建议以及关心和帮助，校友名单、教职工名单由易剑、周丹丹统计，朱本兴承担了科研、人才统计和照片收集方面的大量具体工作，档案查阅由王加华、易剑具体开展。访谈学院教师方面苏州医学院校史办顾闻钟做了部分工作。在此一并感谢各位老师的辛勤付出！本书的撰写是全体编写组成员的一次精神洗礼和升华，在放射医学的发展中感知并领会创业者的开拓精神、感悟并共鸣推动者的求实创新，让全体成员接受了一次生动的历史教育。本书撰写时参考了《苏州大学校史：1900—2019》《苏州医学院简史》（顾钢、王馨荣著)、《苏医报》、《苏州医学院学报》有关放射医学系的建设发展内容。本书的付梓得到了苏州大学出版社孙茂民老师的全力支持和帮助。再次一并致谢！